はじめまして。料理人の、たかせさと美と申します。

本書は、

ごはんを作ることができないほど疲れきっている状態から

↓

やる気に満ちた新しい体を手に入れるまで

を目的に据え、レシピを構成しています。

もともとスープ本の企画を進める予定が、「新し [illegible] という当初考えもしなかった本になったのは、私の身の上話を編集者さ [illegible] とがきっかけでした。

料理学校を出て以来、フレンチの料理人として [illegible] こなしてきました。体力には自信があったのに、30代半ばごろ、ひどい [illegible] されたのです。

当時の症状をざっと記すと……

・日常的な倦怠感
・空腹時や満腹時のイライラ
・低血糖の症状（フラフラする）

・肌荒れ
・便秘
・肩こり
・腰痛
・キレやすい（情緒不安定）
・急激に起こる睡魔

などなど。

原因はおそらく、育児をしながらのハードワーク、忙しさによる食生活の乱れ、人間関係のストレスだったのでしょう。

当時はフレンチのレストランに勤めていました。朝6時に起きて7時過ぎには家を出て保育園に子どもを送り、8時に出勤。そこから一心不乱に働き、夕方店を出たあとは「ひとつの信号にも引っ掛かりませんように！」と、車を飛ばして保育園へお迎えに。帰宅すると子どもの世話をしながら家事をこなし、子どもを寝かしつけたあとにシフトを組んだりレシピを考えたり残った仕事を片づけます。寝るのは毎日深夜1時近く。そんな生活を続けているうちに、「いつも体調が悪い」状態になっていました。

体調だけでなく思考も定まらず、「やらなくちゃ……」と思っているのに体が動かない。

自分が考えていることがわからない。常に脳にうすもやがかかったような感覚でした。

ある日、10代からお世話になっている美容師さんが、私の体調の変化に気づいてクリニックを紹介してくれました。そこで出会った先生が、グルテンフリーや白砂糖カットの考え方を教えてくれたのです。

アドバイス通り実践したところ、まず腸の状態がよくなり、ひどい便秘が改善しました。次に頭がすっきりはっきりして、冷静にものを考えられるようになりました。

心と体の変化は一進一退でしたが、それでも1年で抱えていた不調がほぼ消えました。かなりまじめに食生活の改善に取り組んだので、体重も10キロほど落ち、まさに「新しい体」を手に入れる体験をしたわけです（54〜55ページに詳説）。

これをきっかけに、グルテン、白砂糖、食品添加物による影響について勉強しはじめたところ、「食べ物と体の関係」への興味がどんどんわいてきて、薬膳、漢方、メディカルハーブ、アーユルヴェーダにまで学びが広がりました。


肩こり、倦怠感、気持ちの落ち込み、便秘や下痢……。どれも「未病」と呼ばれる病気以前の症状です。これらの症状は慢性的ですので、「毎日、なんとなく具合が悪い」となりますよね。現在体調が悪い方が求めているのは、不調を解消することでしょう。

しかし、この本ではもう一歩先に進みたい。

不調を解消した先に何があるのか、というところです。

不調を解消するというゴールに待っていてくれるのは、「やる気に満ちた体」ではないかと思いました。体調がよくて活力にあふれている状態です。


やる気があるとき、気持ちは明るいでしょう。

情緒が落ち着いて、自分にも他人にもやさしくいられる。

いやなことがあっても、引きずらず切り替えられる。

頭が冴えていて、冷静な判断ができる。


この本で目指したいのは、そんな体の状態です。

やる気は「心」の問題と思われるかもしれませんが、「体」の問題です。

不調を抱えていると、頭と体が通じません。「頭ではわかっているのに、体が動かない」という状態になります。「やらなきゃいけないのに、できない」という状態は、怠けた心が原因ではなく、体ができる体になっていないということなのです。

ほかにも、体が冷えていたり、腸の状態が悪かったり、肩こりや腰痛に悩んでいるときに、体から「やる気」は出てきません。

体に働きかけるのは、やっぱり食べるものだと思います。それも毎日の食事です。

食生活を変えることで、「やる気が出る体」を作るのが、本書の最終目的です。

しかし、「不調を抱えているなら食生活を変えましょう」……と、言うのは簡単ですが、実行するのはむずかしい。特にかつての私のように、慢性的に体調が悪くて活力を失っている状態だと、「よし！　食生活を変えるぞ！」なんて、一念発起することはハードルが高すぎるのです。

ですから本書では、読者のみなさんが、ほんとーーーに疲れきっているときでも、作ることのできる料理をご紹介しました。グルテンフリーや薬膳を学んだ私が、料理人の視点で考え抜いたレシピです。


私がたどった回復の道のりのように、少し食生活を変えることで、まずは腸を元気にする。腸の状態がよくなって頭が冴えてきたら、食習慣をまた少し変える。

そして、少しずつ少しずつ体と心が変わっていく。

できそうなこと、簡単なことから、はじめてみてください。

きっと、1年後には、今より元気になっているはずです。

本書の在り方

・すべてグルテンフリー&白砂糖カットのレシピです。

・疲れている人が少しずつ元気になっていくことを想定して構成していますので、本の前半は手順も少なくあっさり味、後半になるにしたがって油分と手順が増えます。

・手順の多くを写真で示しました。体調が悪いときは文字を読むのもつらいもの。写真を見てから文字を読むとラクです。

・工程を少なくしました。疲れきったときでも「ごはんを作ろうかな」と思えるよう、調理へのハードルを限りなく下げたプロセスです。

・すべて薬膳知識に基づいたレシピですが、効用を記していない料理もあります。知識に縛られすぎると苦しくなることがあるので、「なんとなく体にいいんだな」くらいのゆるさで作ってみてください。

＊本書の計量単位は、大さじ1杯は15㎖、小さじ1杯は5㎖です。

＊野菜の切り方について特に表記がない場合は、お好みの大きさで料理してください。

目次

第2章 やめてみる

第3章 回復のスープ

第6章 ワクワクするメニュー

第１章

どん底状態の体を救う

○半日断食↓白菜の梅煮
○米と塩で土台を立て直す
○梅干しの力を借りる
○疲れない調味料を使う

半日断食、そのあと白菜の梅煮スープ

まずはじめに。

もしも今、心底疲れきっている状態でしたら、次のことを試してみてください。

①半日断食

②白菜の梅煮スープを食べる

6時間ほど何も食べないことで、内臓疲労を回復させます。そのあとで水分の多い白菜と梅干しで体をやさしく整えます。

食べたあとは油物を控えて、水分を多めにとって早めに床につきましょう。翌朝、体が軽くなり、頭が少し冴えているはずです。

「新しい体を作る」はじめの一歩です。食べないことで内臓が休まり、ラクになる体感を得てほしいと思います。

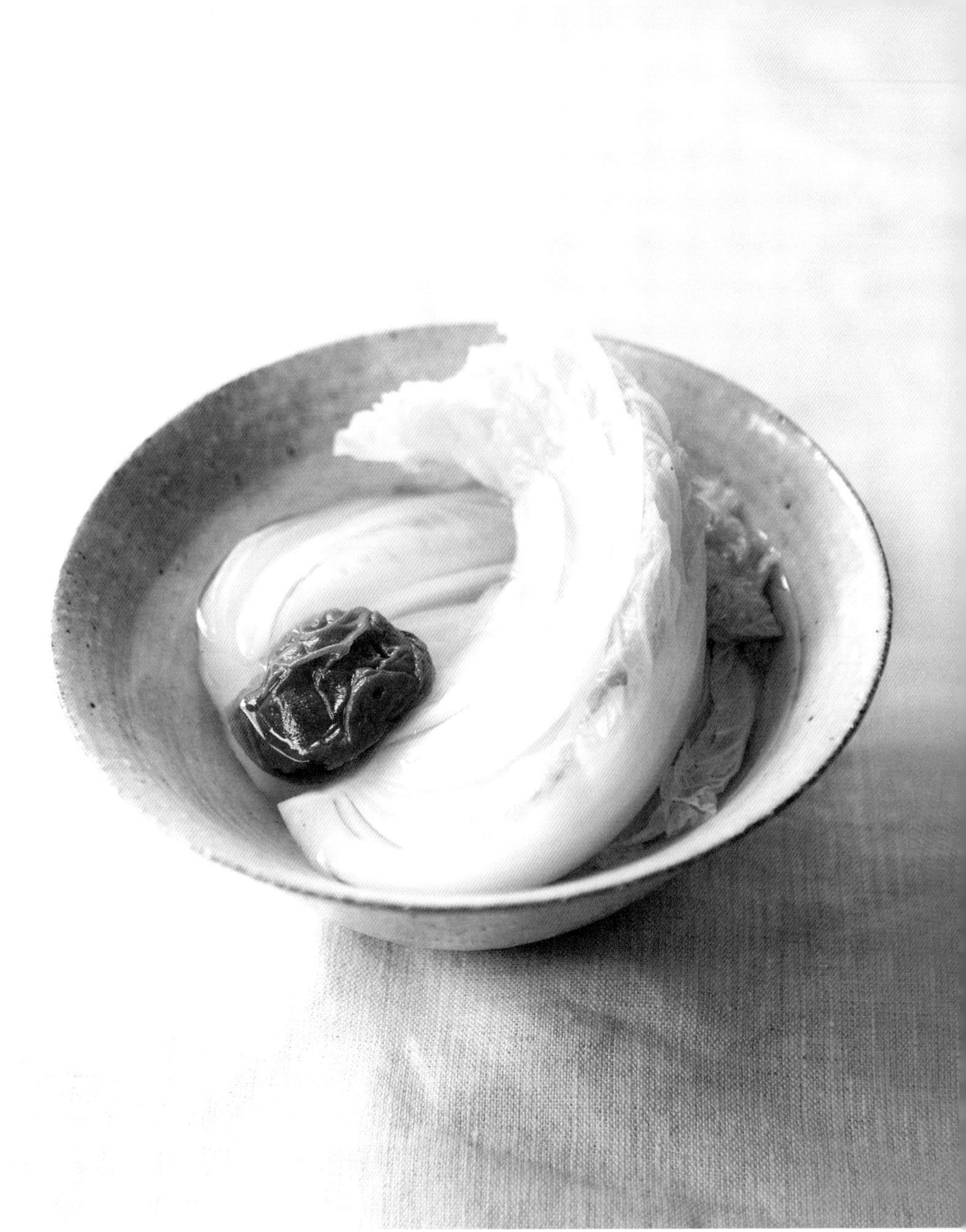

作り方は次ページ。白菜の梅煮の代わりに、梅湯・具なしみそ汁でもよいでしょう。

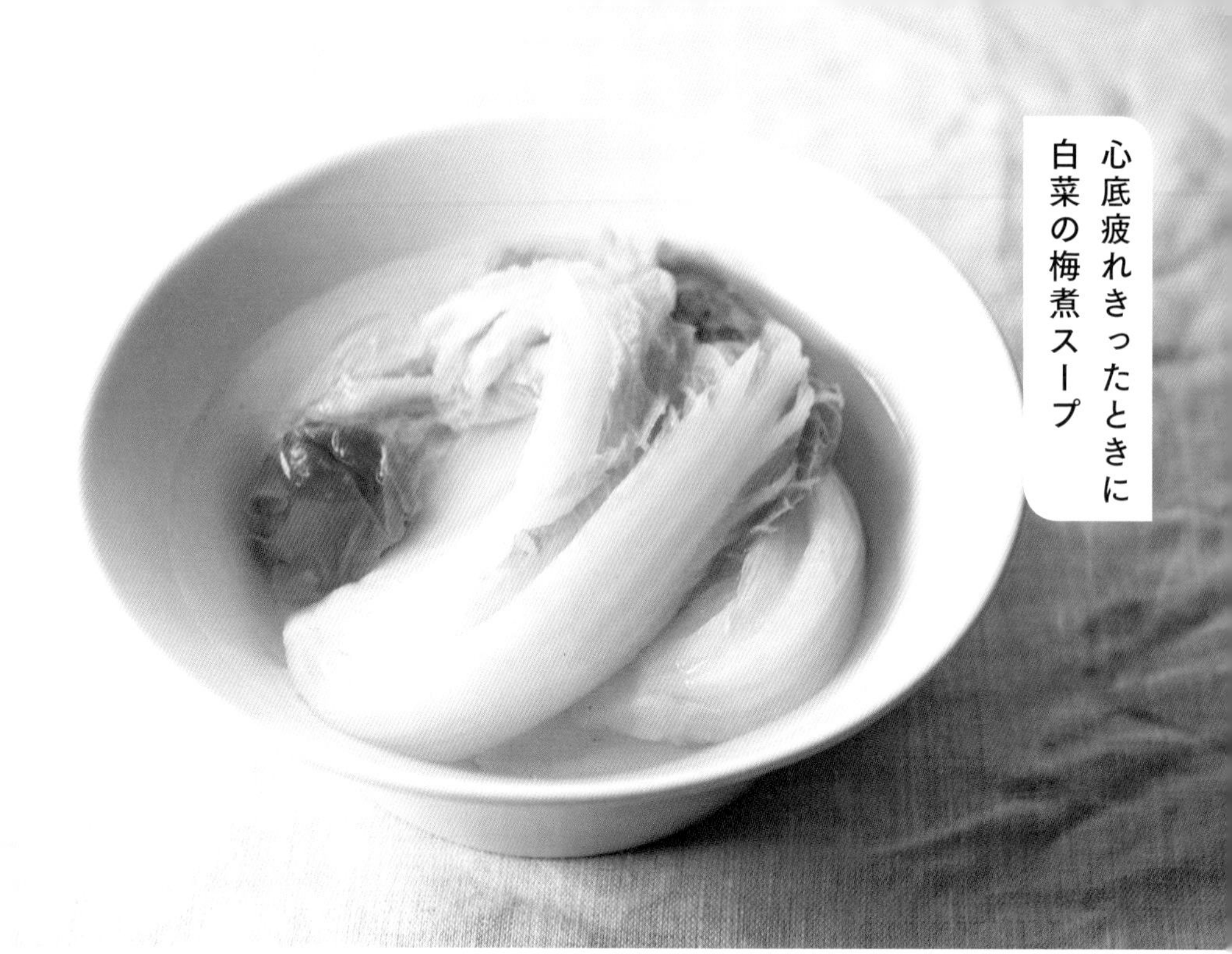

心底疲れきったときに
白菜の梅煮スープ

半日断食したあとに食べると、翌日体が軽くなり、頭が冴える

・できたての状態では、味が薄いと感じる程度で大丈夫です。白菜の甘さを感じてみてください。
・時間をおくとうま味がなじみます。塩気も濃く感じられますので、梅干しの入れすぎには気をつけましょう。

材料［2～3人分］

白菜……1/4個
（500g程度）
梅干し……2個
水……800ml

1 白菜を縦に切る（4分の1個を4等分程度）。

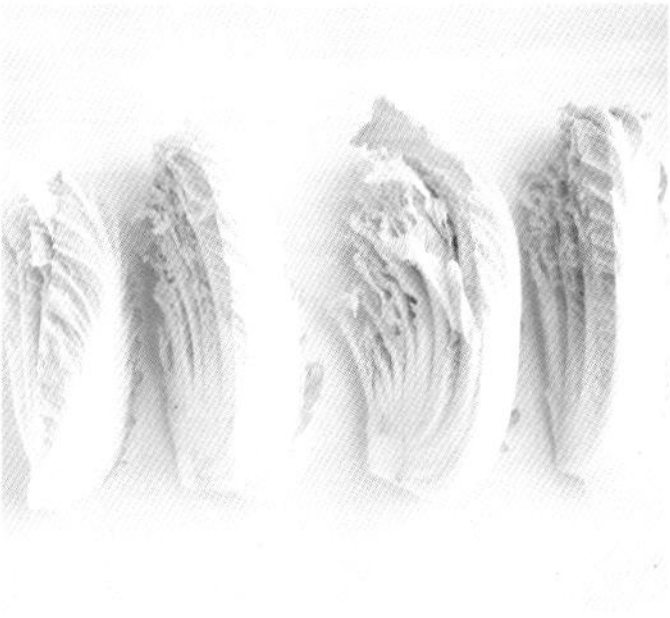

2 鍋に分量の水と梅干しを入れる。

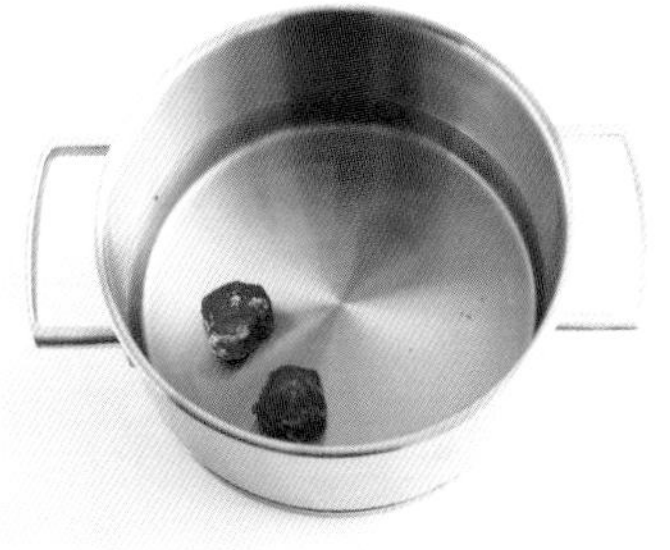

3 白菜をたいらになるように並べる。

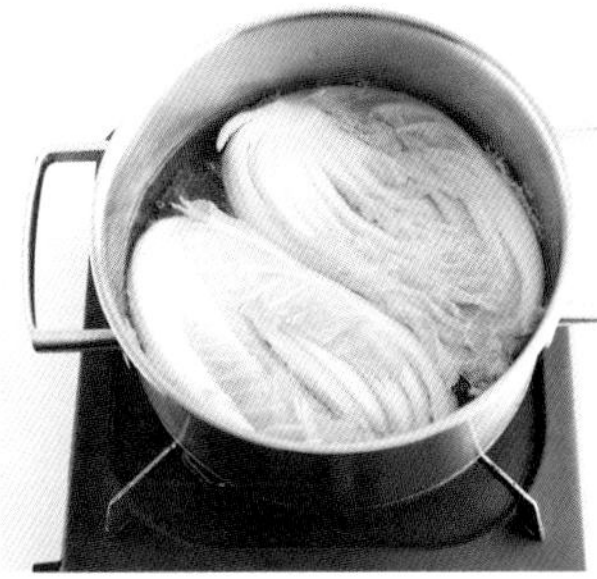

4 中火にかける。

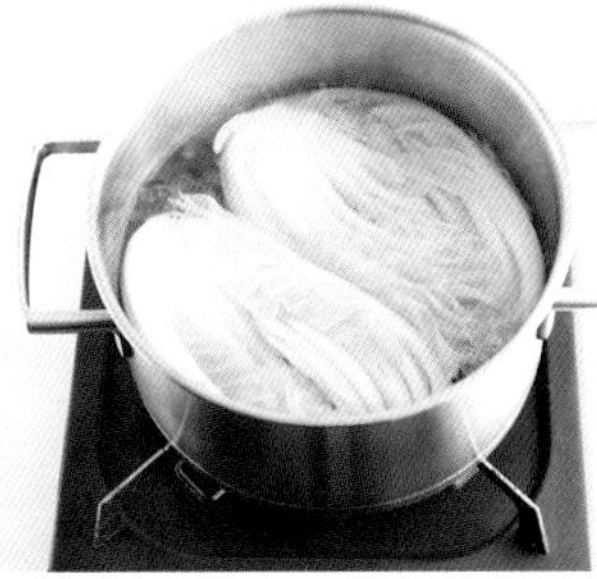

5 煮立ったらフタをして中火で15分煮る。

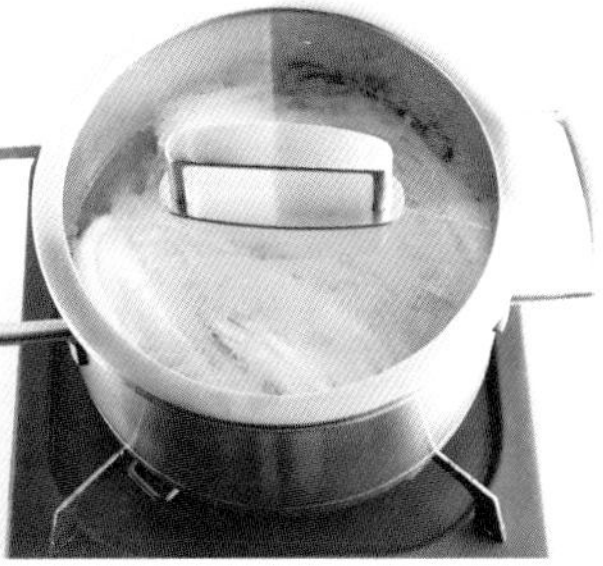

6 できあがり。

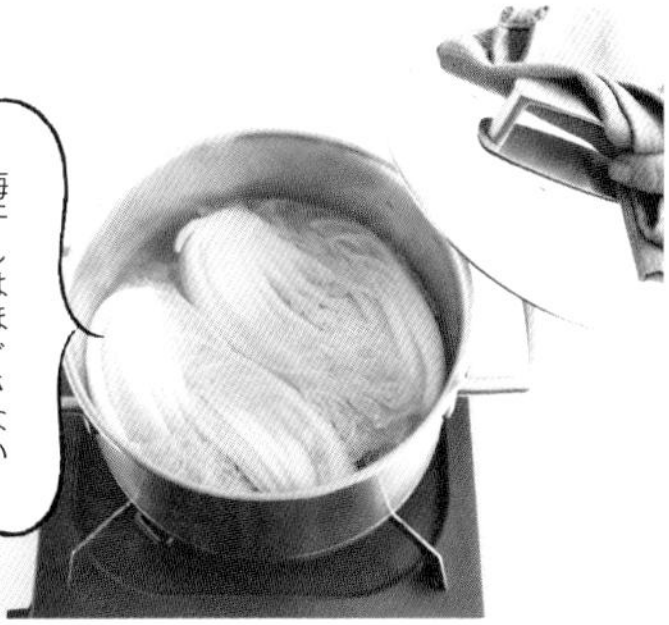

＜旬のメモ ＞

夏から秋にかけては、白菜の代わりにモロヘイヤを使います。白菜と同じく消化がよく、夏、体にこもった熱を冷やしてくれます。

米と塩で体の土台を立て直す

米と塩。このふたつが、本書で提案する食生活の土台になります。

炭水化物は体を動かすガソリンで、必要不可欠な栄養素です。なかでも米はビタミンバランスがよく、胃腸に負担をかけません。炊きたてのごはんを食べたときのおいしさは、「自分を安定させる幸福感」です。驚きや興奮を伴うおいしさではなく、じんわり効いてくるおいしさで、人の心と体の土台を作るような力がお米にはあります。

また、疲れた体を回復させるときに、塩は欠かせません。薬膳では副腎疲労には良質な塩を用います。塩の力は強大で、やる気がない、気力が出ない、朝起きてもぼーっとするというようなとき、一杯の塩水が動き出すスイッチになることもあるほどです。

さらにひと手間かけたおむすびは、日本のソウルフード。作る相手のことを思って結ぶおむすびには、相手を幸せにする魔法がかかっている気がしますし、自分のために結ぶことは、自分をねぎらい、慈しむ行為です。

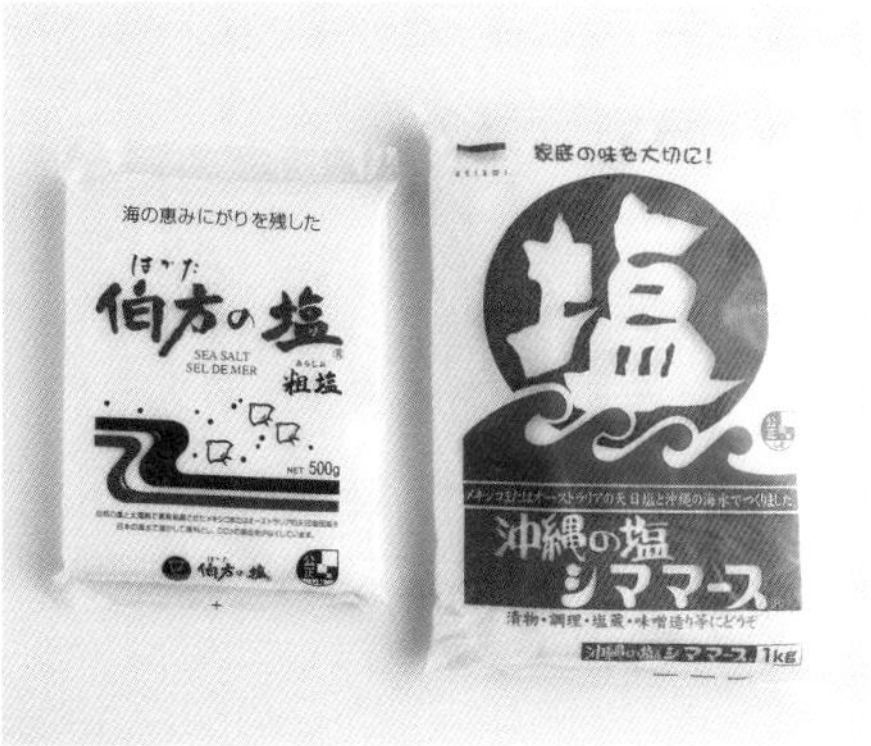

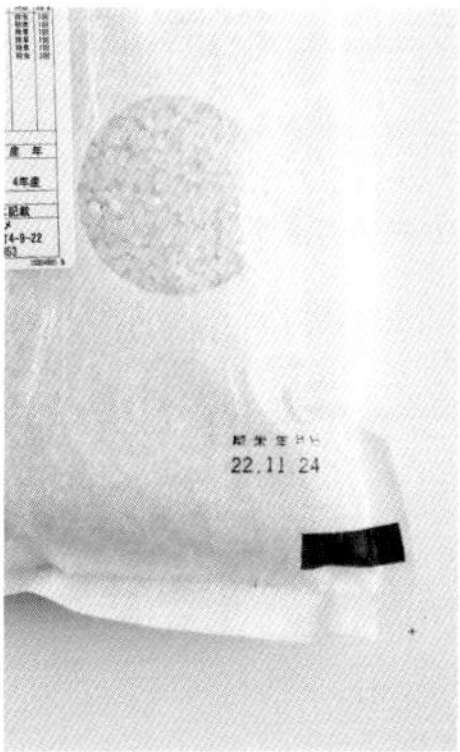

【米の選び方】

特別栽培米、減農薬、無農薬のお米を求めることができるならばそれがベストですが、家計を考えるとなかなかそういうわけにもいきませんので、精米日がごく最近のものを選びましょう。お米の袋に「精米時期」という表記がありますので、確認してみてください。

玄米が体にいいというイメージがありますが、外側のぬかは油なので、疲れているときには消化負担が気になります。まずは白米を。

【塩の選び方】

上は手に入りやすいおすすめの塩です。天然塩で、なめてみておいしいと思えるものなら、何を使っても大丈夫です。

パッケージに、「天然塩」もしくは、「海塩」と書いてある自然のものを選んでください。外国産、国産にはこだわらなくてもよいと思います。大事なのは塩化ナトリウム99％の精製塩を避けること。精製された塩は体を疲れさせ、もともと持っているミネラルを奪います（76ページのコラムもあわせてお読みください）。

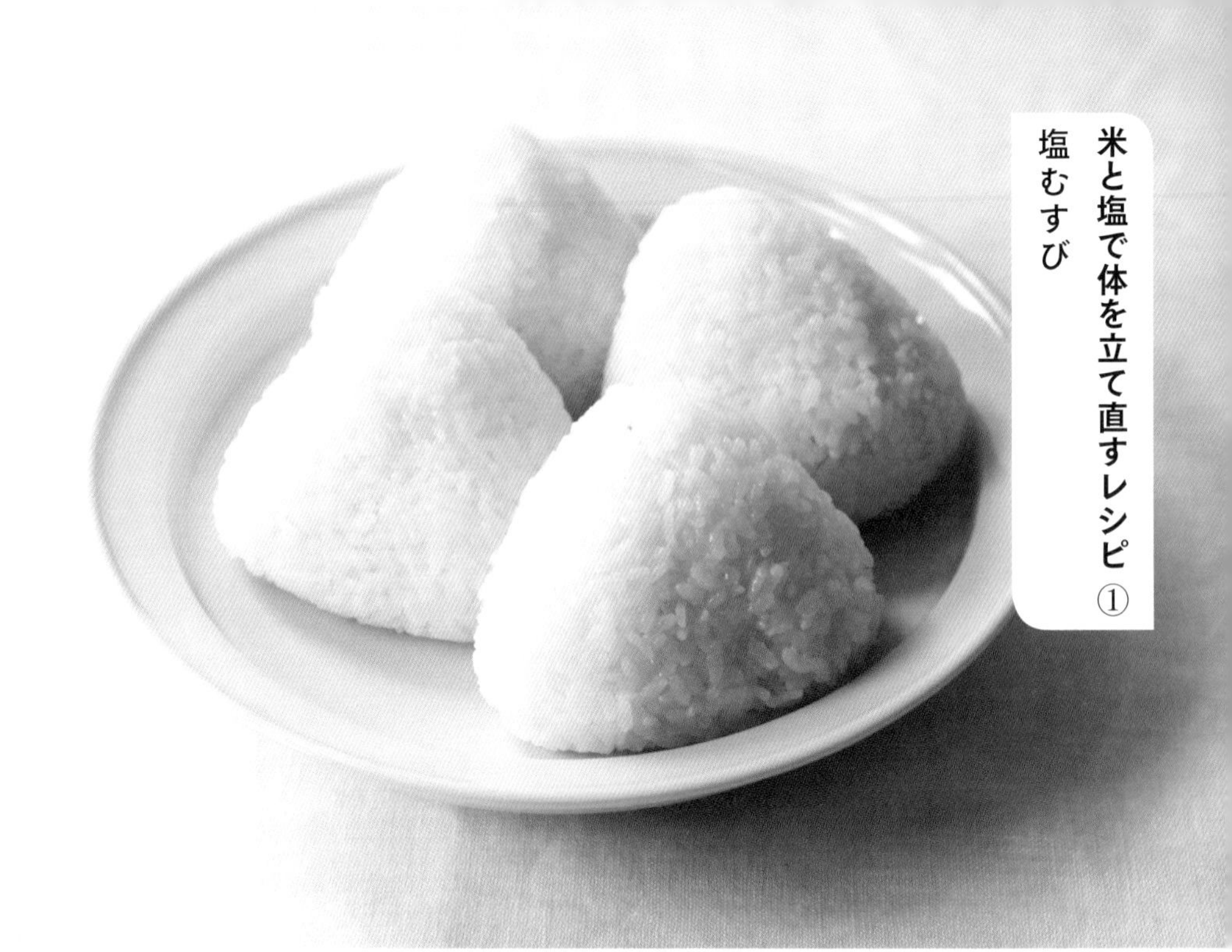

米と塩で体を立て直すレシピ①
塩むすび

ふんわりにぎってやさしい味

・やさしくにぎると、冷めてもおいしいおむすびになります。
・外で食べる場合は、少しだけギュッとにぎりましょう。
・天然塩を使いましょう。

材料［大きいおむすび4個分］

ごはん……2合分
天然塩……4つまみ

❶ごはん（2分の1合）を、お椀にふわっと入れる。
❷水でぬらした手に塩をひとつまみすり込み、お椀のごはんをそっとのせ軽くにぎる。

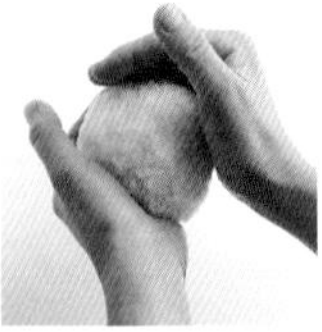

お米とお米のあいだに空気を閉じ込めるイメージです。

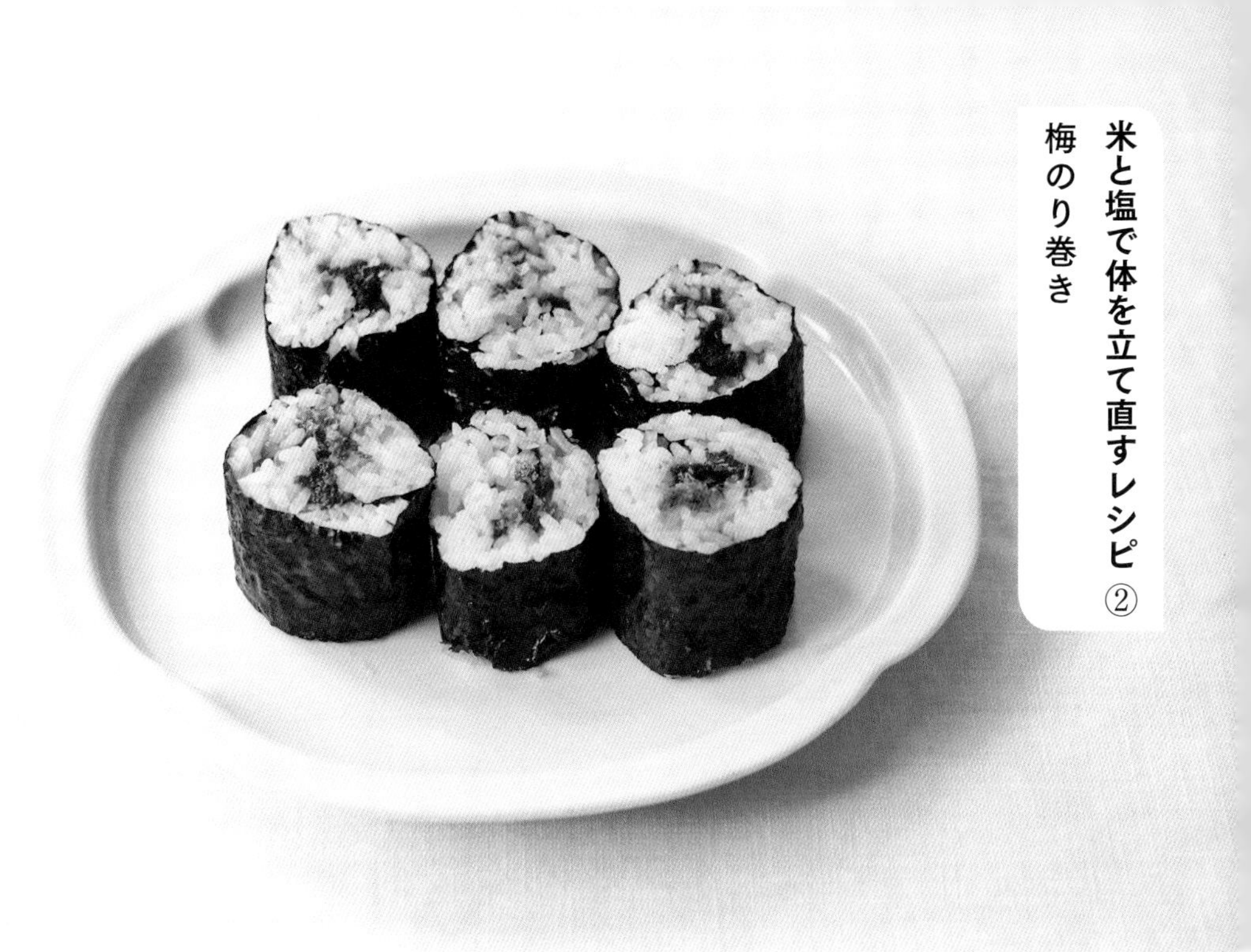

米と塩で体を立て直すレシピ②
梅のり巻き

基本のパワー食材をひと口で

・米、塩、梅干しの最強トリオ。朝食べたら体が目覚め、元気が出ます。
・子どものおやつにも、病み上がりの食事にもなります。

材料［1本分］

ごはん……茶碗一膳分
焼きのり……1枚
かつおぶし……2パック(5g)
梅干し……1～2個
しょうゆ……5滴
天然塩……ひとつまみ

❶ のりにごはんを広げる。上辺をあけること。
❷ 種をとった梅干しをちぎって、ごはんの上に散らす。
❸ 塩を振り、かつおぶしをまぶし、しょうゆをたらす。
❹ 手前から巻いていき、6等分に切る。

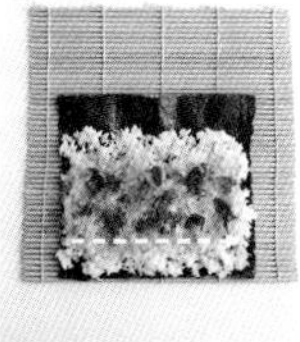

塩としょうゆは横一直線に振る。

梅干しの力を借りる

米、塩に加えて、もうひとつ本書の基本となる食材が、梅干しです。料理をする気力もないようなときに、梅干しをパクっと口に入れると、それだけで元気になります。梅干しにお湯を注いでゆっくりすするだけでも体調がよくなるほど、梅干しの滋養はすごいのです。

体が弱っているときは特に、梅干しを調味料のように考えて料理に用いましょう。スープの塩味として梅干しをひとつ、ゆで野菜に梅だれをかける。簡単ですが、食後に体がすっきりします。

梅干しはかならず無添加のものを。添加物は体を疲れさせますし、せっかくの梅干しパワーが半減してしまいます。

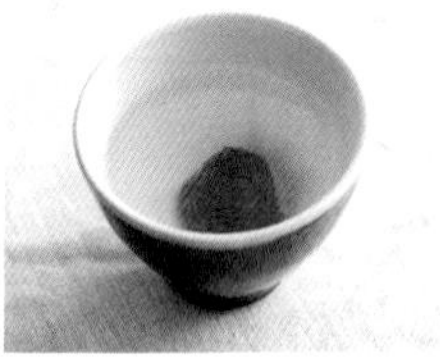

梅湯。梅干しを入れてお湯を注ぐだけ。お湯をつぎ足しながらゆっくり飲む。

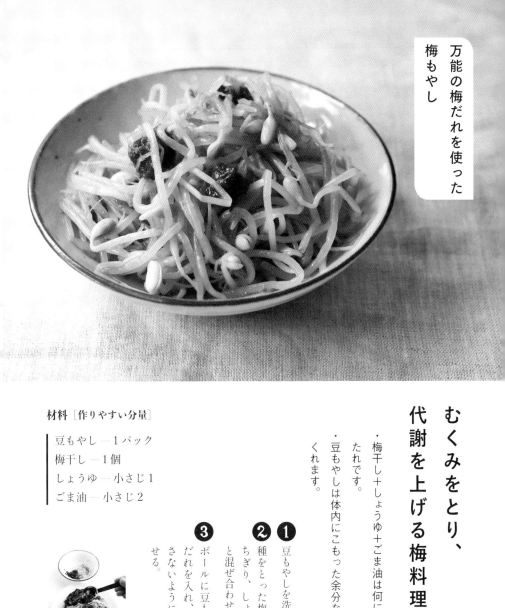

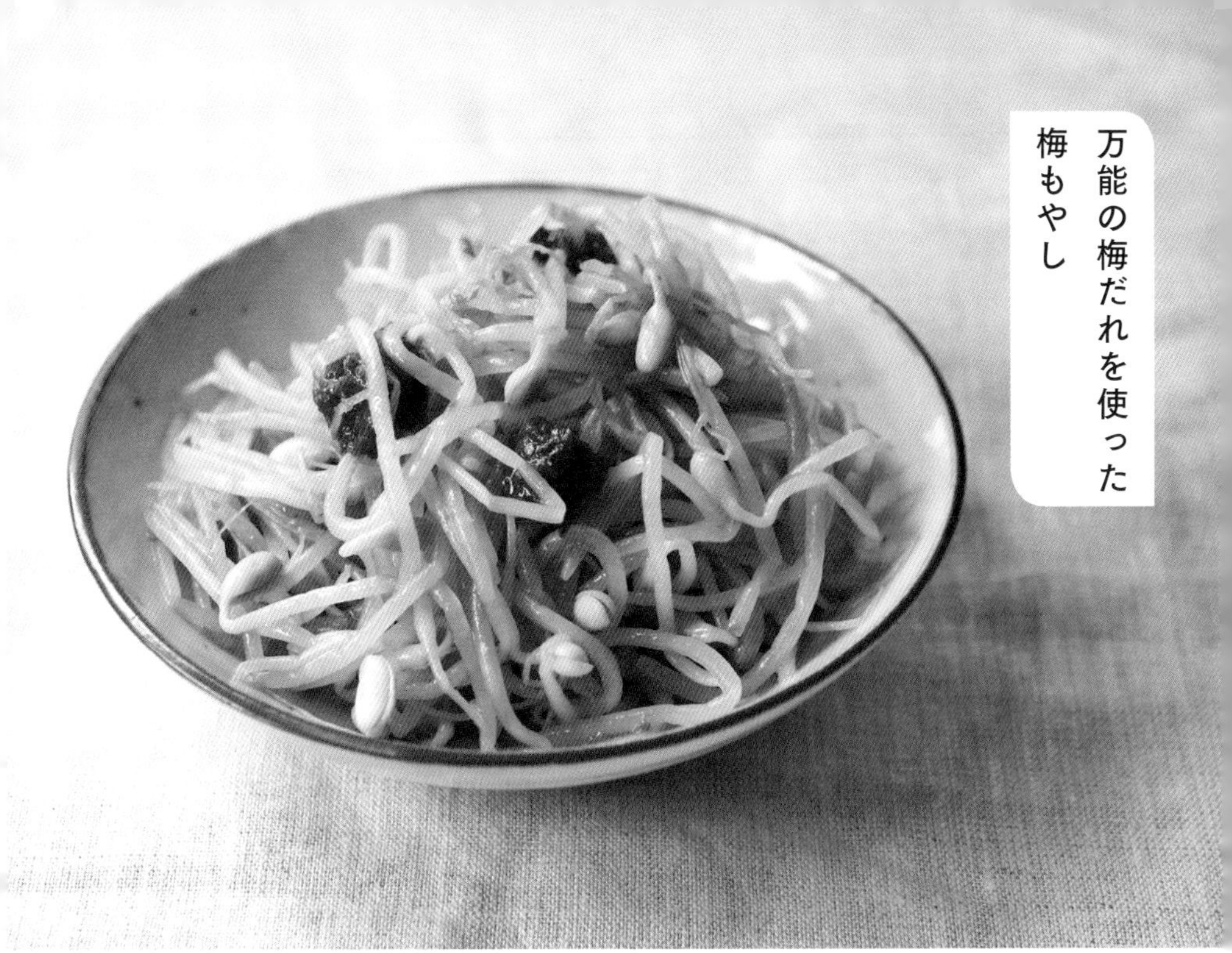

万能の梅だれを使った梅もやし

むくみをとり、代謝を上げる梅料理

・梅干し＋しょうゆ＋ごま油は何にでも合う万能たれです。
・豆もやしは体内にこもった余分な湿気をとってくれます。

材料［作りやすい分量］

豆もやし……1パック
梅干し……1個
しょうゆ……小さじ1
ごま油……小さじ2

❶ 豆もやしを洗ってゆでる。
❷ 種をとった梅干しを小さくちぎり、しょうゆとごま油と混ぜ合わせる（梅だれ）。
❸ ボールに豆もやしと②の梅だれを入れ、もやしをつぶさないように和えてなじませる。

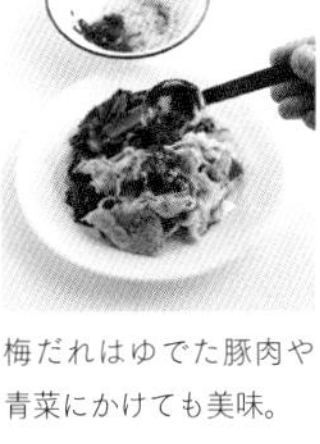

梅だれはゆでた豚肉や青菜にかけても美味。

元気になったら梅干しを漬けてみましょう

「かならず無添加の梅干しを」と前述しましたが、身近なスーパーで塩と梅だけで作られた梅干しを買うのはむずかしく、ネット販売されている無添加梅干しは割高です。体調の悪いときは無理かもしれませんが、少し元気が出てきたら、ぜひ自分で漬けてみましょう。経済的ですし、自分のパワーの源を自分で作るというのが、何よりすごくよいことです。

私は毎年10キロ〜15キロくらい漬けて、友人知人はもちろん、はじめて会う方に名刺代わりに差し上げています。梅干しは、私からの愛とパワーをこめた手紙なのです。

自分で漬けはじめたころ、NHKの料理番組の藤巻あつこさんの梅干しの回を録画して、何度も繰り返し見ていました。愛おしそうに梅干しの乾燥を確かめるしわのある手から、愛情をこめて漬けることを学びました。

梅仕事は愛をこめて

手間ひまかけて梅仕事をしていると、干している梅がかわいらしく思えてきます。各家庭ごとに「わがやの味」があるのも手作り梅干しのいいところ。私の梅干しの特徴は、完熟梅を使うこと。大きくて皮の薄い梅が好みです。

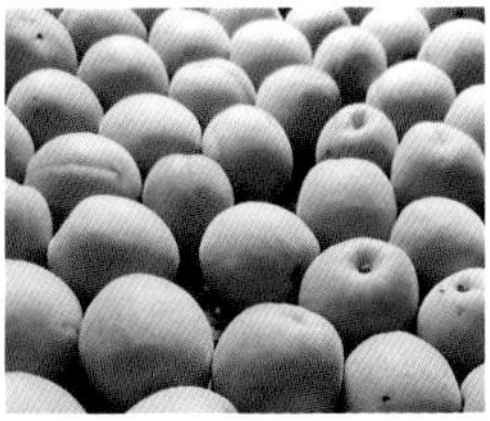

青梅をザルにそっと広げて追熟させます。このときのいい香りがたまりません。

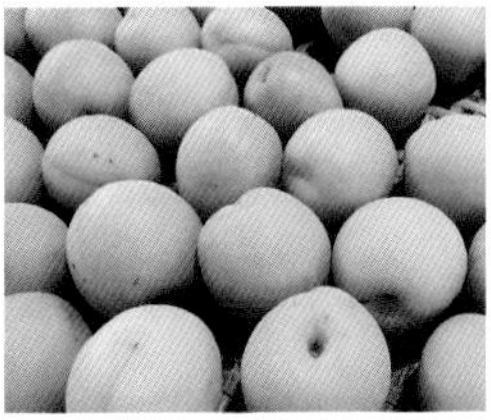

黄色くなってきたところ。

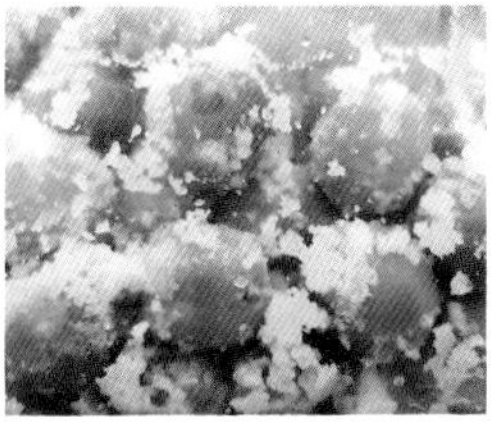

塩はミネラル豊富な海塩を使います。

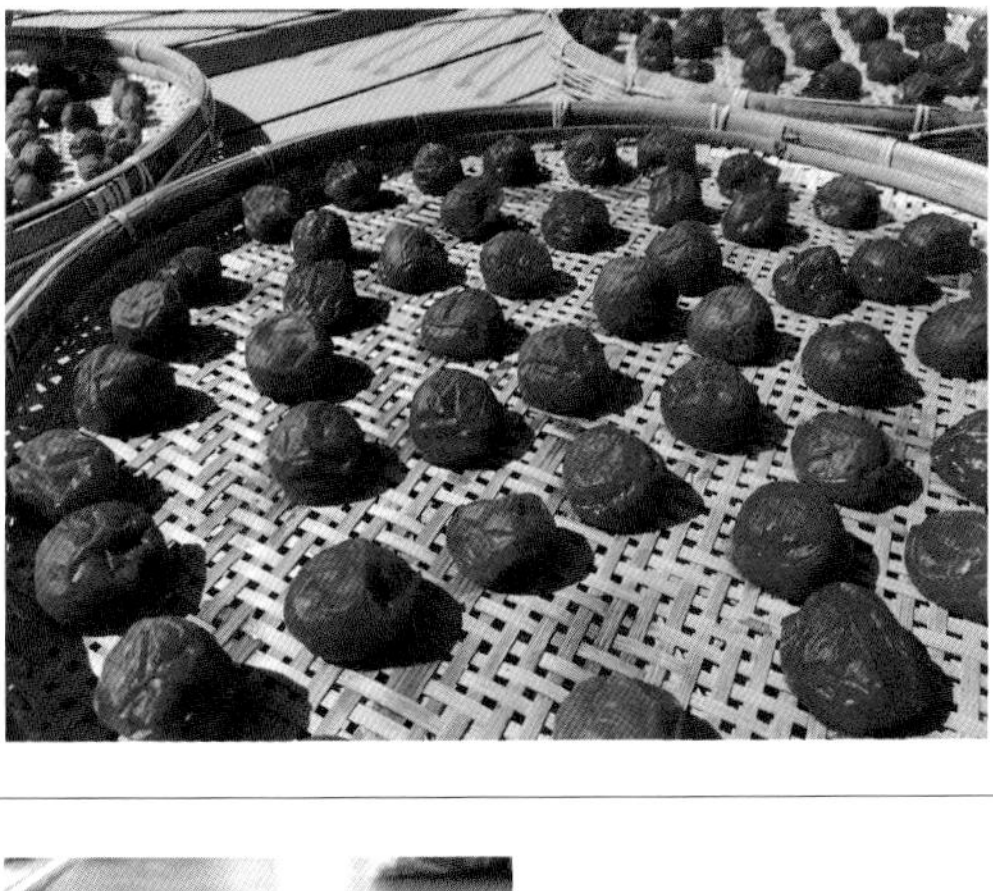

梅酢があがったら赤しそを入れ、8月のカンカンに晴れる3日間を狙って干します。このタイミングの見極めが大切！

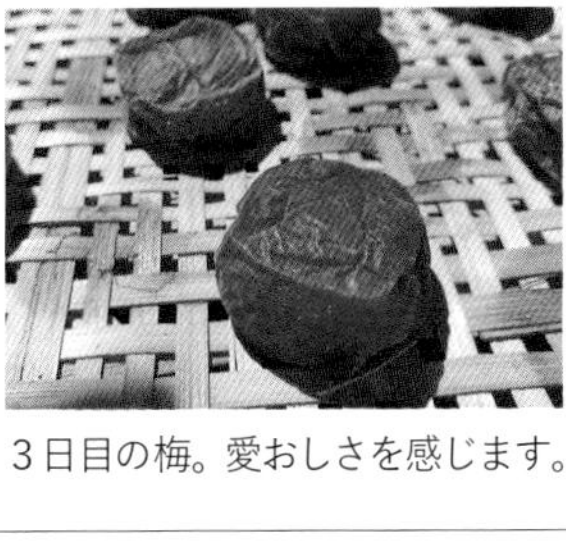

3日目の梅。愛おしさを感じます。

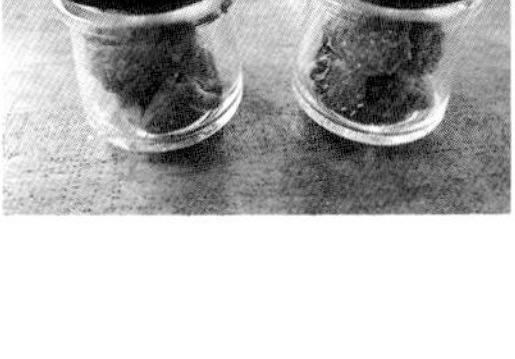

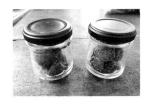

1年中いつでも贈り物にできます。風邪を引いた方へ差し入れて「梅干しのおかげで元気になった！」と言われてひそかにガッツポーズすることも。梅干しの効用＋愛情が効いたのだと思います！

疲れない調味料

「疲れない調味料」とわざわざ定義するのは、「体を疲れさせる調味料」があるからです。精製塩はもともと私たちが体に持っているミネラルを奪います。高血圧にもなりやすいですし、舌が痛くなることもあります。

添加物の多い調味料や食品をとると体が疲れます。コンビニのお弁当やスナック菓子などを摂取したあとの体の状態を観察してみてください。重だるくなるのではないでしょうか。心もだるく、やる気を奪われたようなぼーーーっとした状態になります。これは内臓が添加物を解毒しようと必死になっているからです。

一方、自分で作ったごはんを食べたあとは、さわやかな食後感があり、飽きません。

忙しい人や料理に苦手意識がある人ほど、疲れない調味料を使いましょう。調味料さえ用意しておけば、料理はどんどんラクにおいしくなり、体もどんどん回復します。

【しょうゆ】

●選ぶときの条件

・原材料は大豆、小麦、塩のみ
・添加物(保存料、着色料)が入っていない
・だしが入っていない

・天然醸造

なめてみて「おいしい」と感じるものを選びましょう。「自分のしょうゆ」に出会うまでいろいろ試してみるのもおすすめ。旅先で出会えることも多く、私も下総醤油さん（千葉）や正金醤油さん（小豆島）など各地にお気に入りがあります。

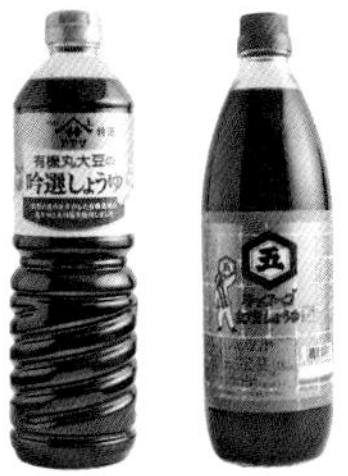

（右）東京・あきるの市のメーカーのキッコーゴを愛用。

【みそ】

●選ぶときの条件

・無添加
・材料が大豆、塩、こうじのみ
・だしが入っていない（本物のだしではなく○○エキスといった添加物が多いものが含まれていることがある）

みそには水分代謝の改善や鎮静作用の効果があり、湿度の高い夏に体が重だるいときにも、寒い冬に体が冷えているときにも体を回復させます。まさに日本の万能薬ですね。

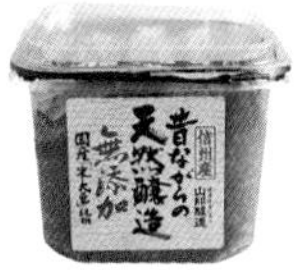

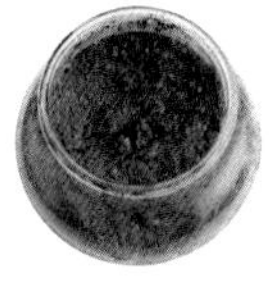
（下）毎年手作りしています。

【みりん】

●選ぶときの条件

・米こうじで作られている
・本みりん（みりん風調味料は×）

なるべく砂糖を使わないようにするため、料理の甘みは、みりんに助けてもらっています。味に物足りなさを感じるとき、みりんを加えると甘みやコクが増し、いい働きをしてくれます。お気に入りは三河みりん。料理に入れても、そのまま飲んでもとてもおいしいのです。

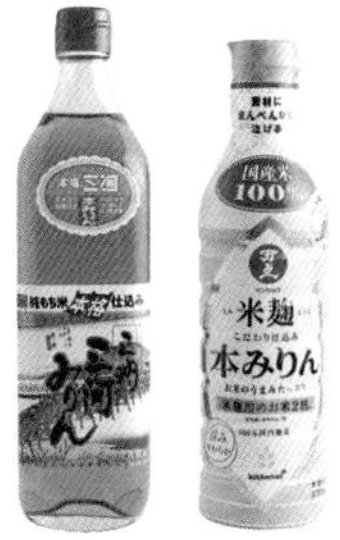

【酢】

●選ぶときの条件

・原材料は米のみ
・添加物が入っていない

私が料理に使っているのは米酢です。米酢は酸味がマイルドでうま味があります。ワインビネガーは酸味が強く洋食向き。バルサミコ酢は酸味だけでなくコクがあるので、焼いた野菜にかけるだけでおいしく食べられます。しょうゆと同じくキッコーゴの米酢が気に入ってます。

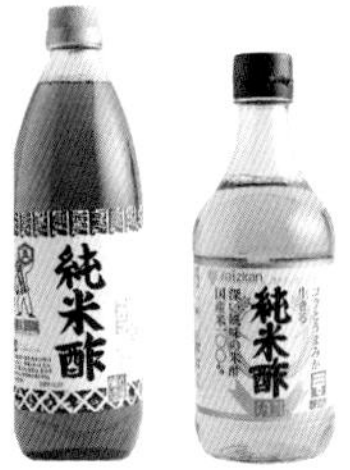

【酒】

●選ぶときの条件

・純米酒（米だけで作られる酒）
・添加物が入っていない

アルコールが添加された料理酒はなるべく避けましょう。甲類のアルコールで原材料にグルテンが含まれることがあるのと、きび砂糖由来のものが多いためです。

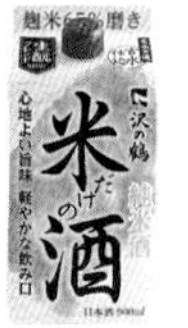

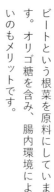

【砂糖】

●選ぶときの条件

・てんさい糖
（白砂糖や三温糖は避ける）

精製された白砂糖は体を冷やし、疲れさせます。砂糖自体なるべく使わないほうがいいのですが、用いるときはてんさい糖を選びましょう。てんさい糖は砂糖大根と言われるビートという根菜を原料にしています。オリゴ糖を含み、腸内環境によいのもメリットです。

【油】

●選ぶときの条件

・太白ごま油
・オリーブオイル
・ココナッツオイル
（サラダ油を避ける）

サラダ油を使う頻度を減らし、オリーブオイルや太白ごま油に変えると、疲れやすさが改善されることがあります。お菓子作りにもバターではなく、太白ごま油を使っています。

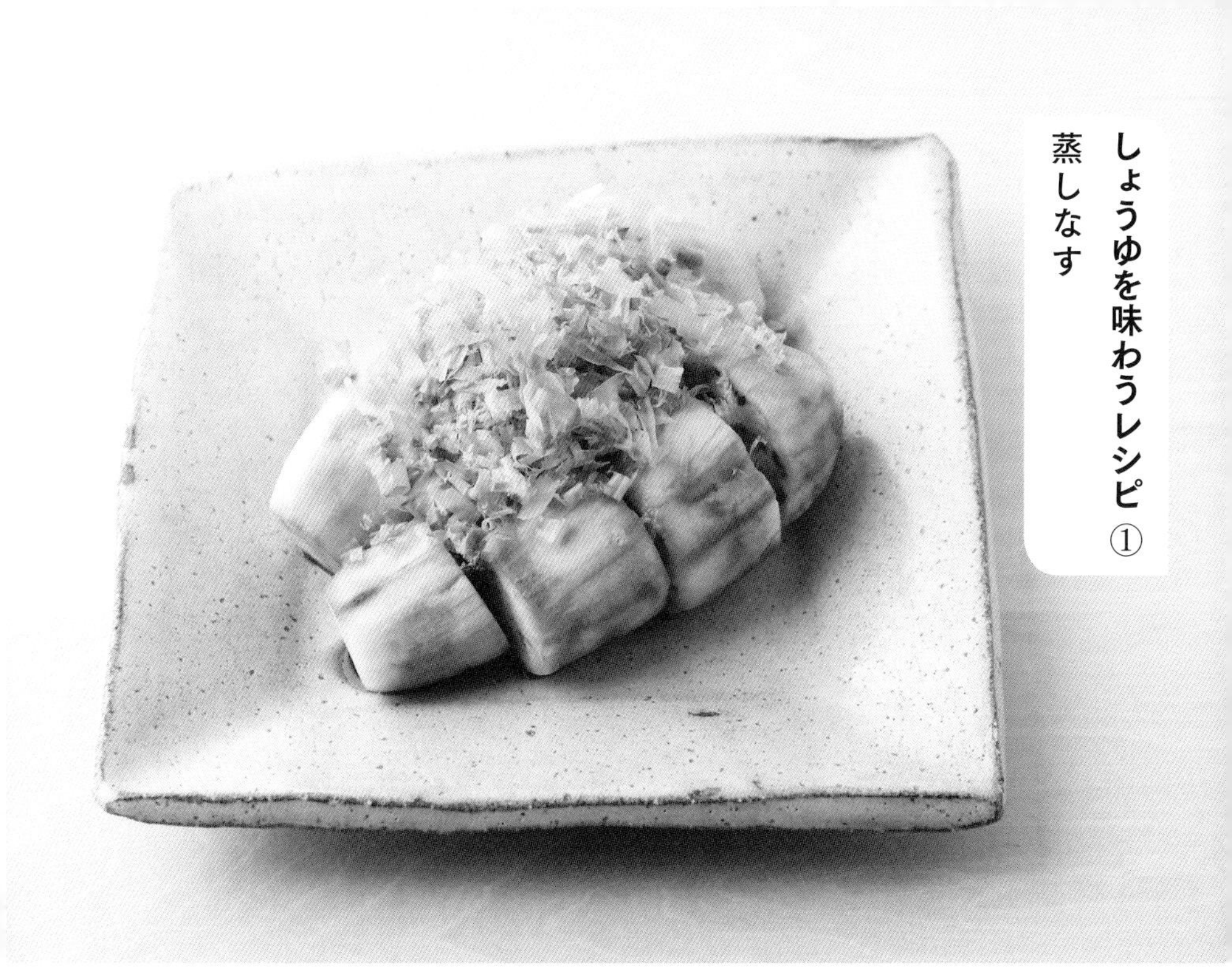

しょうゆを味わうレシピ①

蒸しなす

ふわっとした口どけとしょうゆの香りを楽しむ

・しょうゆのおいしさが際立つメニューです。美しく蒸し上がったなすの色から「翡翠《ひすい》なす」とも呼ばれています。

材料［2人分］

なす……2本
かつおぶし……1パック(2.5g)
水……100ml
しょうゆ……大さじ1

❶ なすの皮をむき、4等分に切る。

❷ 鍋に水となすを入れ、フタをして弱火で10分蒸し煮に。

❸ なすを取り出し、しょうゆを回しかけ、軽く和えてうつわに盛る。

❹ かつおぶしをそっとのせる。

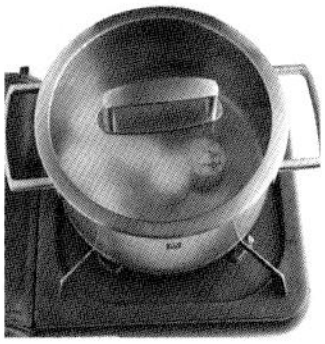

弱火で10分。水がなくなると焦げてしまうので注意。

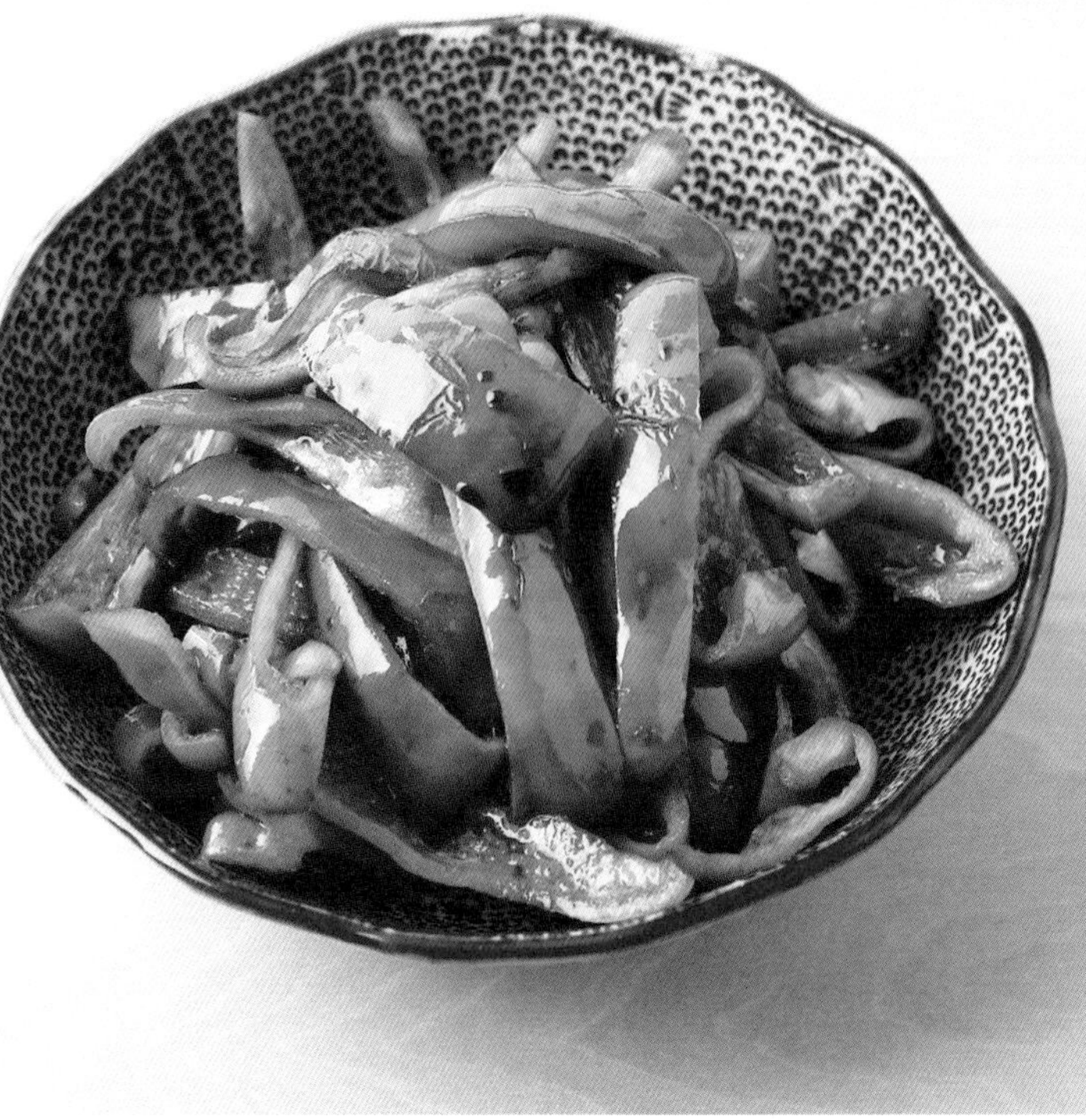

しょうゆを味わうレシピ②
ピーマンの焦がし炒め

香ばしさで気分が上がるお弁当の鉄板おかず

・母のお弁当の定番おかず。いまだに姉と「あのピーマン、おいしかったよね」と思い出しています。
・前ページの蒸しなすは生のしょうゆの風味を味わうレシピで、こちらはしょうゆの香ばしさを味わうものです。

材料［2人分］

- ピーマン……5個
- しょうゆ……大さじ1/2
- オリーブオイル……小さじ2

❶ ピーマンのヘタと種をとり、タテに太めの千切りにする。

❷ 熱したフライパンにオリーブオイルを入れ、ピーマンを強火で2分炒める。

❸ 少ししんなりしたら鍋肌にしょうゆを回し入れ、軽く混ぜて火を止める（フライパンにこびりついたしょうゆをからめとるイメージ）。

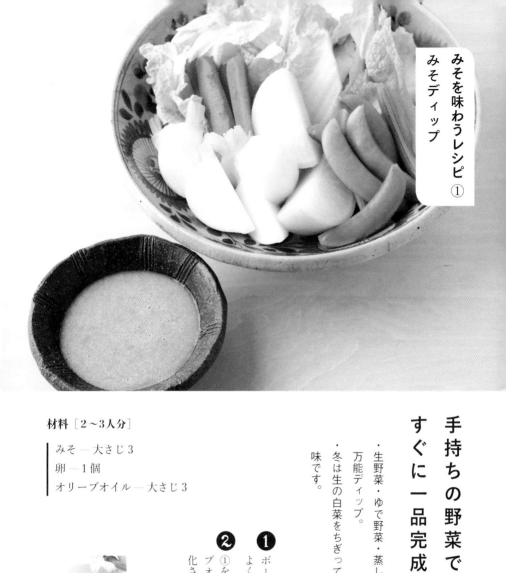

みそを味わうレシピ①
みそディップ

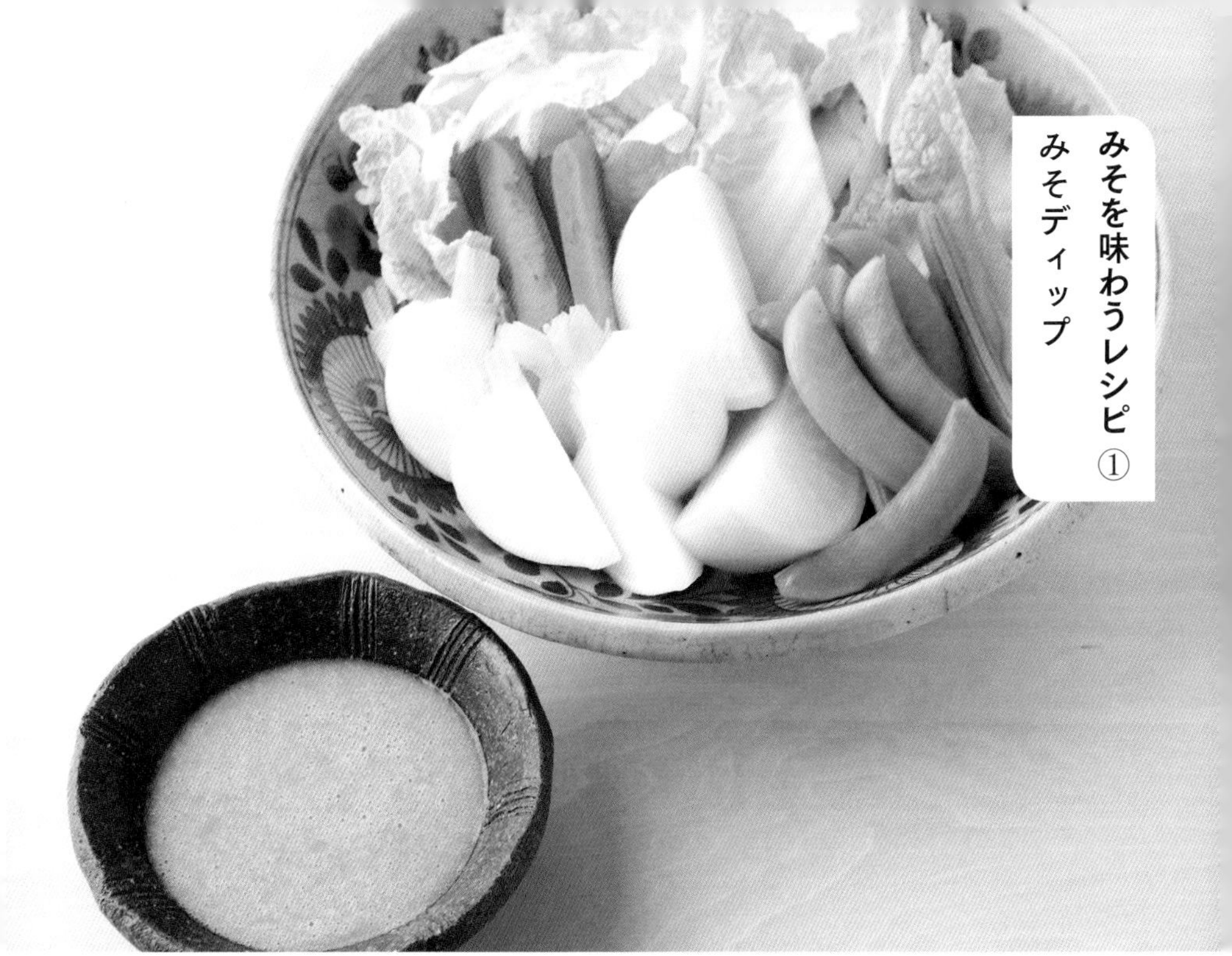

手持ちの野菜ですぐに一品完成

・生野菜・ゆで野菜・蒸し鶏など、何にでも合う万能ディップ。
・冬は生の白菜をちぎってつけたら、驚くほど美味です。

材料［2～3人分］

みそ……大さじ3
卵……1個
オリーブオイル……大さじ3

❶ ボールにみそと卵を入れ、よく混ぜる。

❷ ①を混ぜ続けながら、オリーブオイルを少しずつ入れ乳化させる。

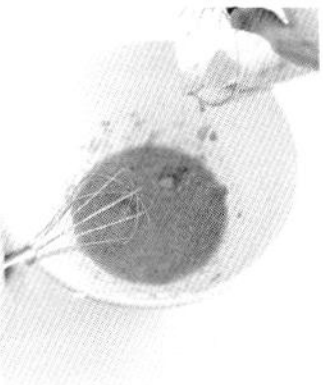

泡立て器でしっかり混ぜると乳化する。日持ちは冷蔵庫で1週間ほど。

みそを味わうレシピ②
のりのみそ汁

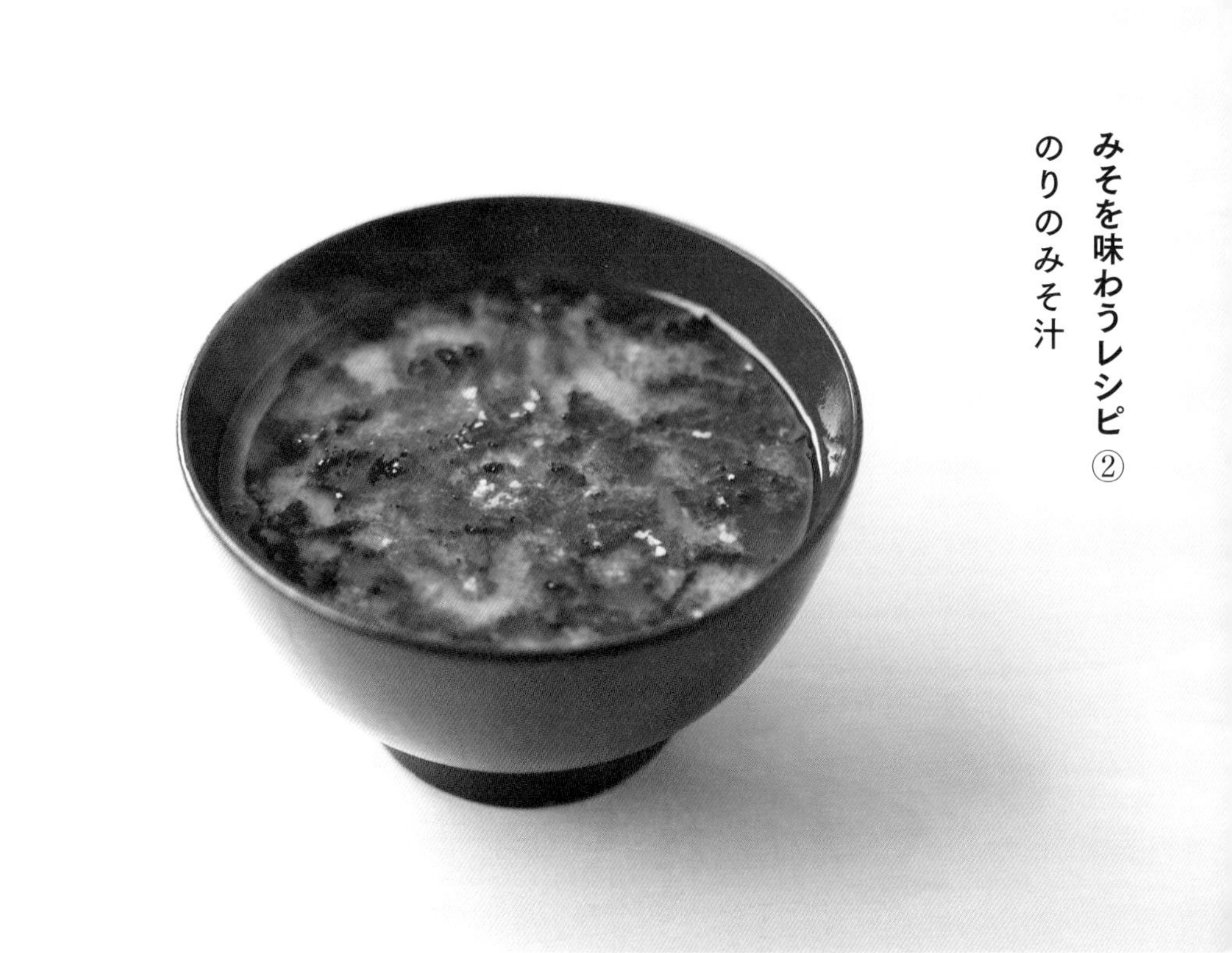

鍋もだしもいらないのに体にしみわたる満足感

・インスタントのみそ汁を買うくらいならこのみそ汁を。簡単なのに滋養があります。

❶ お椀に焼きのりを小さくちぎって入れる。

❷ ①に湯を注ぎ、みそを溶き入れる。

材料［お椀1杯分］

焼きのり……2分の1枚
（厚みのあるのりを選ぶと香り高い仕上がりに）
水……200ml
みそ……大さじ1

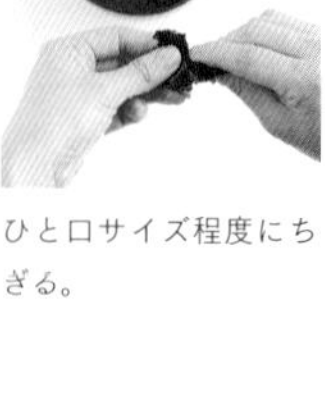

ひと口サイズ程度にちぎる。

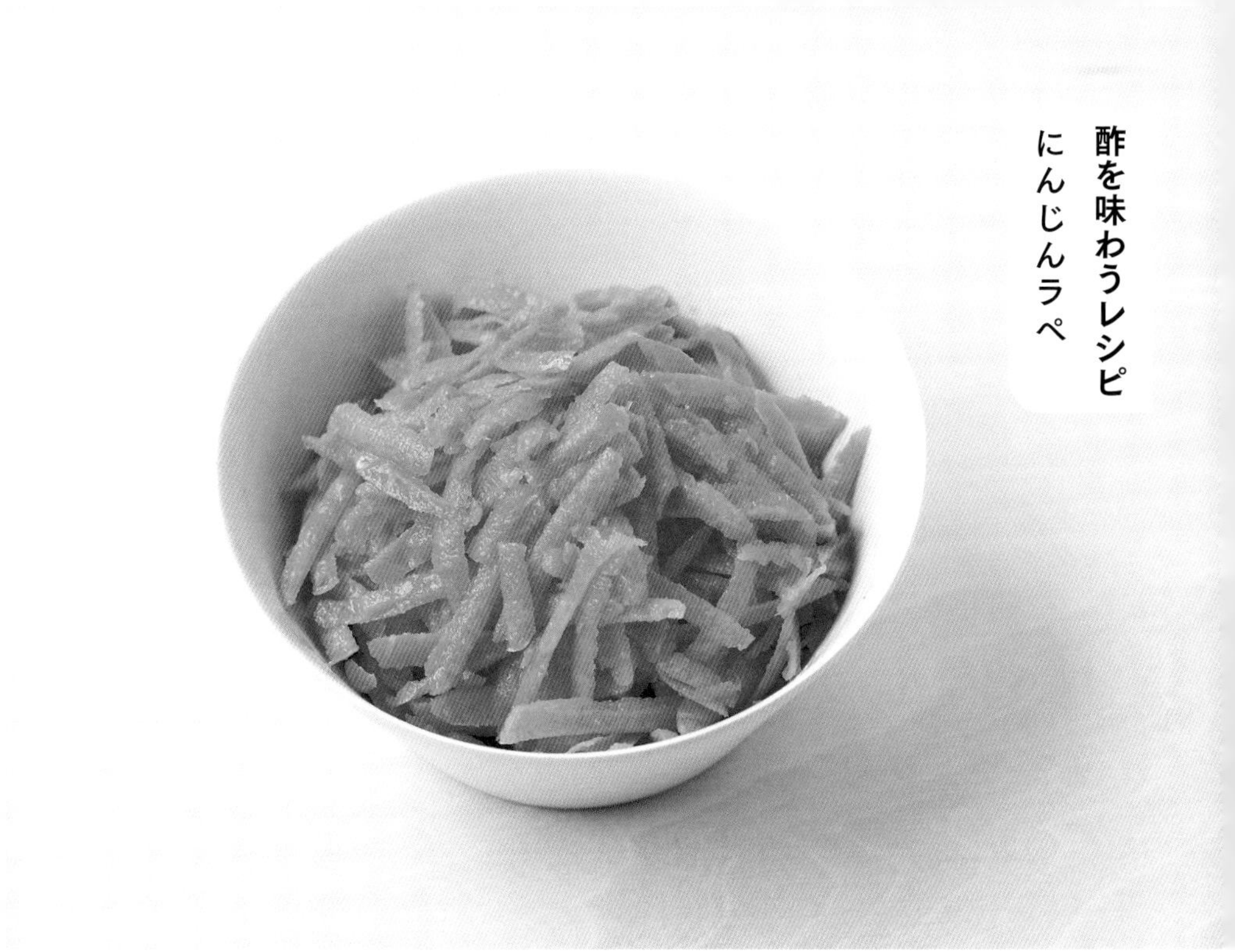

酢を味わうレシピ
にんじんラペ

体がシャキーン！やる気が出る料理

・酢の力で疲れがとれ、「よし、もう少しがんばろう」と気力がわきます。

・冷蔵庫で1週間ほど保存可能。日ごとに酸のかどがとれまろやかな味に。冬はお弁当に入れても◎。

材料［2人分］

にんじん……1本
米酢……大さじ1
塩……小さじ1/2
オリーブオイル……小さじ1

❶ にんじんをチーズおろしですりおろす（チーズおろしがない場合は粗めの千切りに）。

❷ ①に塩・米酢を入れ軽く混ぜてなじませる。

❸ オリーブオイルを入れ、和える。

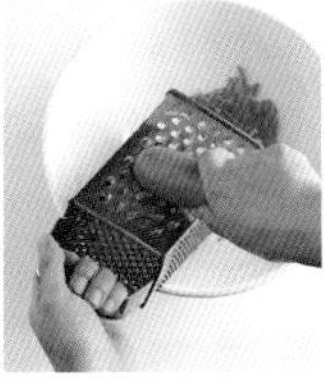

チーズおろしがあると何かと便利。

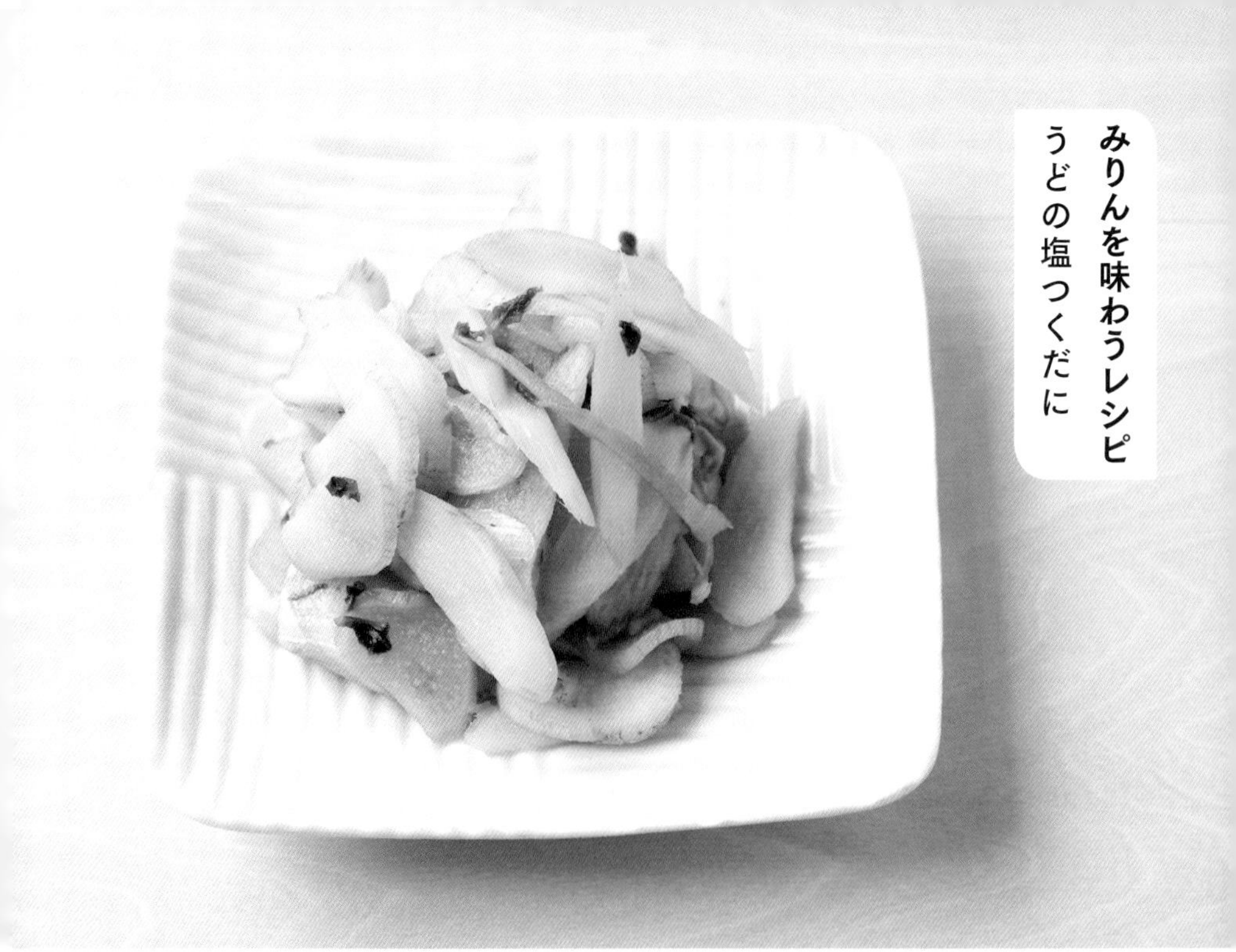

しょうゆではなく塩を使うのでうどの香りが引き立つ

・うどのない時期はきのこ・ごぼうがおいしい。
・ゆでた鶏むね肉と和えると食べごたえアップ。
・冷蔵庫で2週間ほど保存可能。

材料［作りやすい分量］

うど……1本
本みりん……大さじ3
塩……小さじ1

❶ うどの黒くなっているところを取り除き、繊維を断ち切るように薄く切る。

❷ 鍋に材料を入れ中火で水分がなくなる寸前まで煮る。

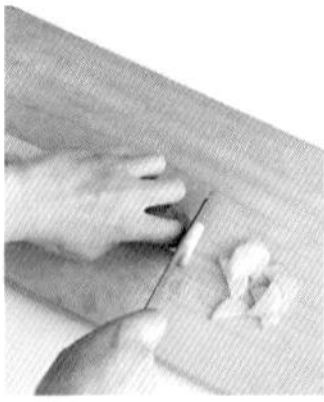

うどの切り方（①）

第2章

やめてみる

○白砂糖カット
○グルテンフリー
○「体にいい間食」を準備する

やめてみる

白砂糖は3日、グルテンは2週間

不調の解消に即効性があるのは、やめることだな、と思います。

栄養を「足す」より、体を疲れさせるものを「断つ」。

まず、食品添加物をやめると体の重だるさがとれます。さらに、白砂糖とグルテンをやめると、未病と呼ばれる慢性的な不調がやわらぎます。

しかし、これが思いのほかむずかしいのです。

なぜかというと、白砂糖とグルテンには常習性があるからです。麻薬と同じ作用とも言われていて、一度食べつけると食べることが習慣になってしまいます。

30代半ば、ひどい体調不良をグルテンフリー生活で改善したのは前述した通りです。グルテンを断って2週間ほどで便秘が治り、頭がすっきりしました。1年くらいで体の不調もほぼ消えたのですが、スムーズにやめられたわけではありません。

グルテンフリーをはじめたころは、禁断症状が出て「パンとピザが食べたい！」という発作がおそってきました。代用品として市販の米粉パンを食べたりもしましたが、添加物やドライイーストによって腸内バランスが崩れたようで、手の湿疹がひどくなってしまいました。その後、体にいい代用品を研究して、今ではまったくストレスなくグルテンフリー生活を続けています。

本章では白砂糖カットとグルテンフリーのやり方をお伝えしていきます。「食べたい発作」をどう逃がすかがポイントになりますので、そのためのアドバイスやレシピもご紹介します。

白砂糖カットもグルテンフリーも、これまでの食生活や体質によって人それぞれ効果が違います。甘いものが大好きだった友人は、グルテンフリーより白砂糖カットのほうが効果があったそうです。

はじめはあまり厳しくやりすぎず、体の反応を見ながら少しずつ試してみてください。やめたあとや食べたあと、体の状態がどうなったか観察するのがポイントです。

白砂糖カットのやり方

【やり方】

白砂糖、グラニュー糖、三温糖が入っている次のような食品を、3日間だけ完全にやめてみます。最初の日はきび砂糖も避けましょう。
・チョコレートやクッキーなどのお菓子
・パン
・ジュース、カフェオレ、炭酸飲料などの飲み物
・砂糖を使った料理

ふだんから白砂糖を多くとっている人は、たった1日断つだけで血糖値が安定し、だるさやイライラが抜けます。肌荒れや湿疹に悩んでいる人は、白砂糖をやめると、ふしぎと肌の状態が落ち着きます。皮膚のかゆみは砂糖が関係しているようです。

【季節のフルーツ】

1月	みかん	7月	桃・すもも
2月	きんかん	8月	梨・すいか
3月	柑橘類・いちご	9月	ぶどう・栗
4月	いちご	10月	いちじく・柿
5月	びわ	11月	りんご・キウイ
6月	さくらんぼ	12月	洋梨・みかん

最初は、甘いものが食べたくてたまらないという中毒症状に悩まされるかもしれません。甘味がほしいときの代用品は、甘酒、てんさい糖、はちみつ（非加熱のもの）、みりん、メイプルシロップ、アガベシロップを使います。

また、季節の果物は、甘いものが食べたい！という発作をうまくおさえてくれます。腸に正しく水分を送り、精神的にもリフレッシュ効果がありますので、白砂糖カットをする際は、ぜひ手元に旬の果物の用意を。ふかしたさつまいももよいでしょう。

さつまいもや果物の自然な甘さに慣れると、白砂糖を使ったお菓子がベタっとした甘さに感じてくるはずです。

「今すぐ食べたい！」という発作には、柑橘類を。香りのよさで気持ちが落ち着きます。柑橘類で発作がおさまらないときは、次ページで紹介する春巻きバナナと春巻きりんごがおすすめです。フランス料理でパータフィロという薄い生地を使うのですが、ライスペーパーがその代わりになるのでは？と試作したら、とてもおいしくて大成功。油も少々使うので満足度が高いようです。

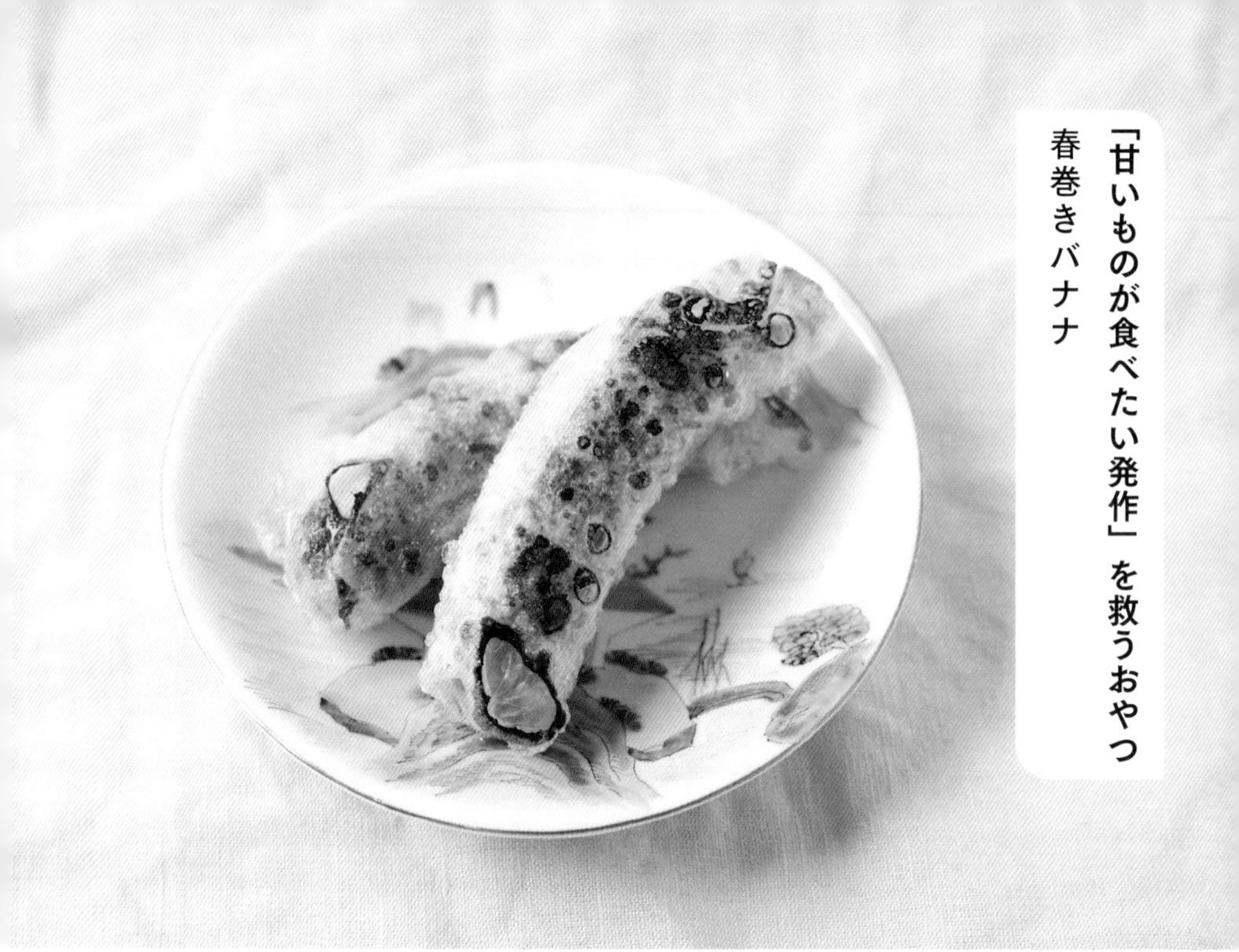

「甘いものが食べたい発作」を救うおやつ
春巻きバナナ

少量で「やめられる」満足スイーツ

・白砂糖のお菓子は、ひと口食べると「次々にほしくなってやめられない」のですが、これは「満足してやめられる」のが特徴です。

・コクをプラスするために、ココナッツオイルで焼きます。

・ドイツのアップルシュトゥルーデルを参考に、りんごでも試作したところうまくいきました。

材料［2つ分］

バナナ……1本
ライスペーパー（28cm）……2枚（158ページの棒餃子にも使えます）
シナモンパウダー……2振り
塩……ひとつまみ
ココナッツオイル（なければオリーブオイル）……適量
（多めにすると揚げ焼きになりカリッと仕上がります）

❶ バナナを半分に切る。

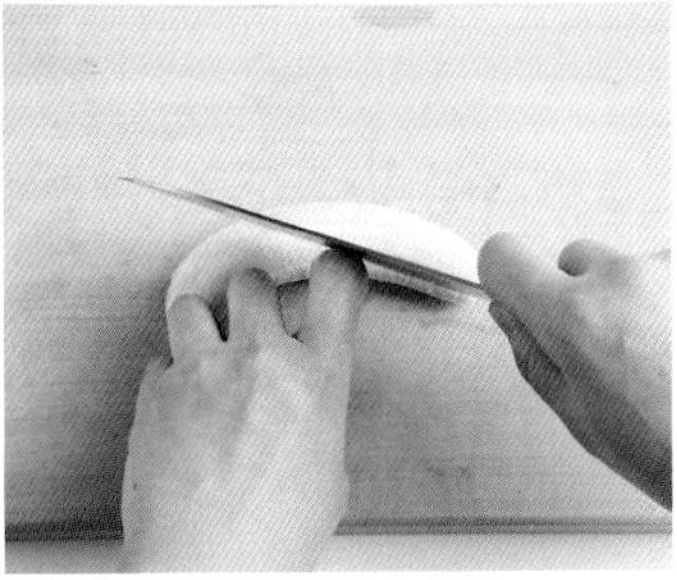

❷ 作業台にアルコールスプレーをしてラップをしく。

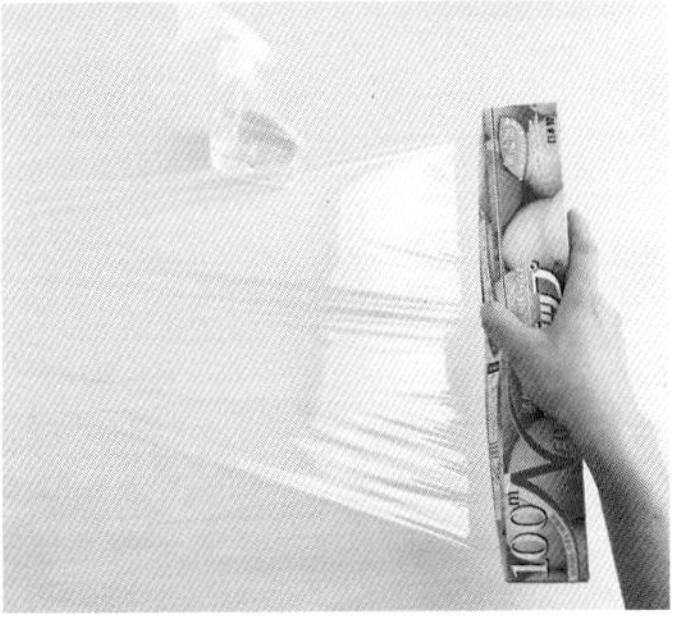

❸ ライスペーパーを水に通してラップの上に置き、バナナをのせて塩、シナモンを振る。

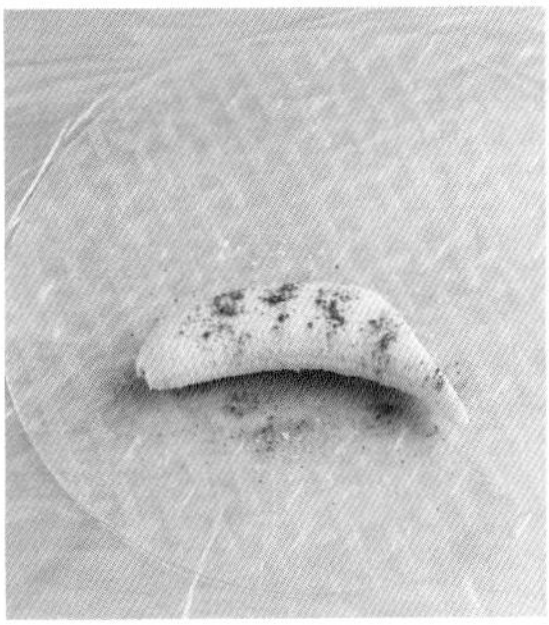

❹ 両サイドを内側に折り、手前から巻き込む。

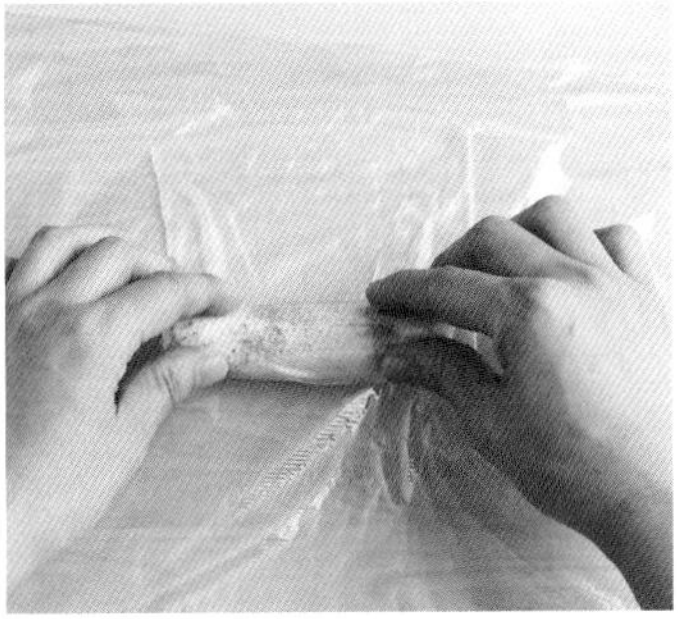

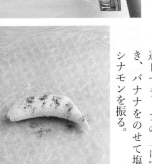

❺ 熱したフライパンにココナッツオイルを入れ、巻き終わりを下にして中火で焼く。焼き色がついたら、裏返して焼く。

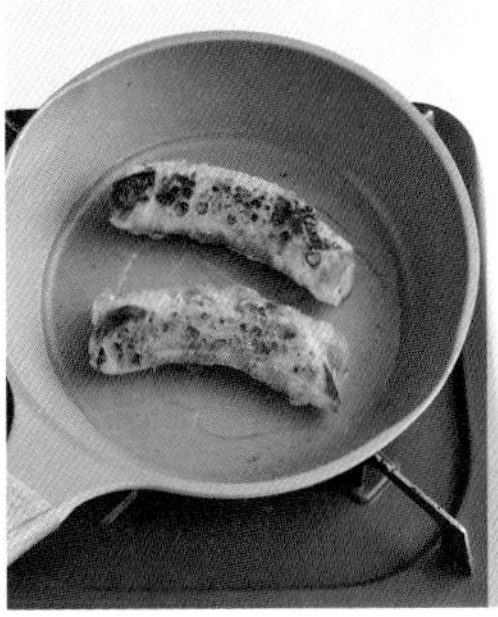

【春巻きりんご】

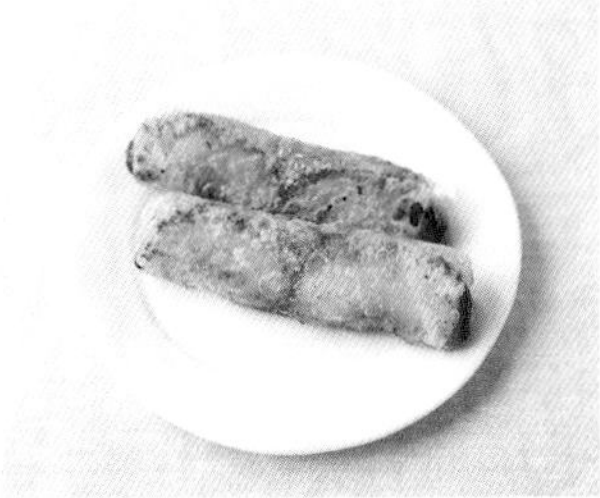

具の材料［2つ分］

りんご…1/2個
てんさい糖…大さじ1
シナモンパウダー… 2振り
塩…ひとつまみ

①りんごの芯をとり、くし切りに。
②フライパンにてんさい糖・りんごを入れ茶色くなるまで焼く（キャラメリゼ)。ライスペーパーに包んでココナッツオイルで焼くプロセスは、春巻きバナナと同じ。

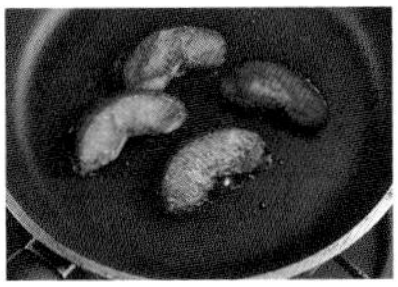

グルテンフリーのやり方

グルテン（gluten）とは、小麦粉に含まれるグルテニンとグリアジンが絡み合ってできたもちもちとした物質です。それがうどんやパンなどのおいしい食感のもとになっているのですが、一方で栄養素の消化吸収を妨げ、腸壁を傷つけてしまうことがあります。

腸の状態は人それぞれで、グルテンを断っても効果を感じない人もいるようです。ただ、以前の私のような未病・不定愁訴には一定の効果があるという実感を得ています。

腸の状態をこの目で見ることはできません。でも、肌荒れ、便秘（下痢）、体のだるさは、腸の状態が外に表れたものだと考えることができます。食べたものと肌、便、体調との関連性を把握することで、より意味のあるグルテンフリー生活が送れるので、メモをつけておくといいかもしれません。グルテンフリーの効果が出るまで2週間かかると言われています。チャレンジするなら、最低2週間は続けてみてください。

【やり方】
小麦粉で作られた次のようなものを完全に断ちます。

・ラーメン、パスタ、うどん、ピザ、パンなどの主食
・ケーキ、クッキー、スナック菓子など小麦粉を使ったお菓子
・麩（グルテンそのもの！）
・フライ、天ぷらなど小麦粉を使った衣がついた料理
・ビール、カレーやシチューのルー、グラタンなどのホワイトソース

主食は米か米粉、米麺にします。外食する場合はアジア料理や焼き肉などがストレスなくグルテンフリーを貫けます。

小麦粉ふうの味わいを表現した「グルテンフリー」をうたった代替品は、保存料や化学調味料が多く含まれることがあります。私自身は、代替品に頼って逆に疲労感を覚えました。ですので、どうしても小麦ものが食べたくなったときは、米粉のお好み焼き（44ページ）を作って欲を満たしていました。おかゆ（46ページ）もおすすめです。おかゆのやさしさ、あたたかさは、心を落ち着かせてくれます。満足感があるのにカロリーをおさえられるのもいいでしょう。

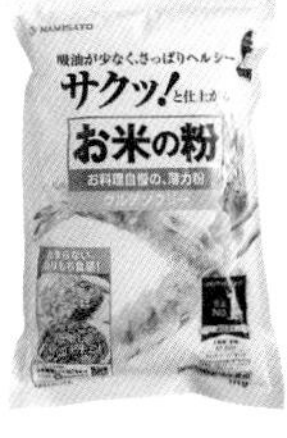

粒子やお米の品質など、最近はいろんな種類の米粉が売られています。

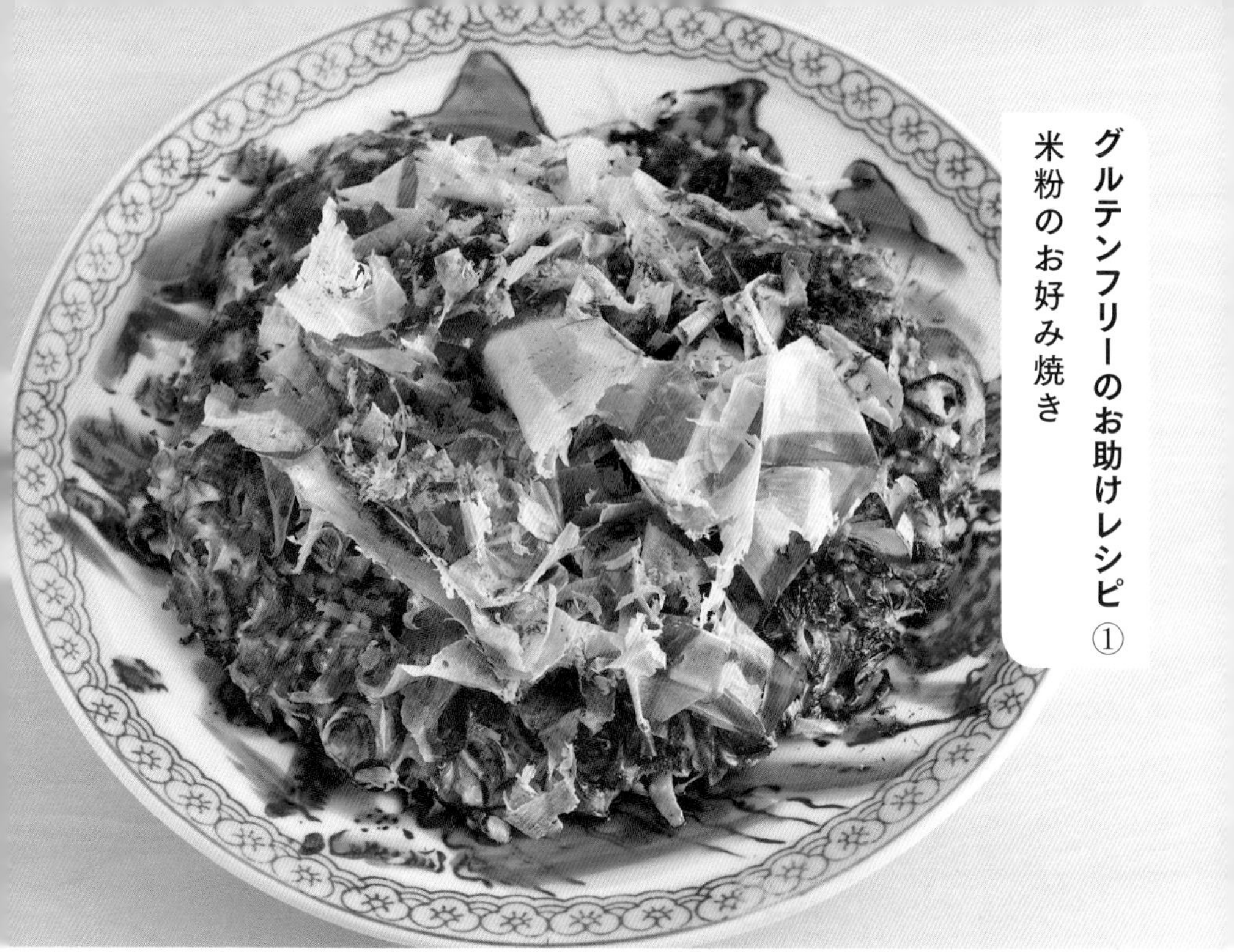

グルテンフリーのお助けレシピ①
米粉のお好み焼き

「粉ものが食べたい！」欲をやさしく満たす

・冷蔵庫にある野菜を適当に入れてもＯＫ。
・中濃ソースがあいますが、体調が悪いときは自家製ポン酢（１２４ページ）をかけましょう。
・焼いたものを冷凍しておくと、とっさの「ジャンキー欲」にも対応できます。

材料［２枚分］

キャベツ……約1/4個（約350g）
長ねぎ……1/2本（緑の部分も入れる）
しょうが……1片
豚こまぎれ……100g
干しえび……大さじ3
A｜米粉……100g
　｜卵……2個
　｜水……100ml
しょうゆ……大さじ1
オリーブオイル
……大さじ3（2枚分）
かつおぶし……適量
青のり……適量

❶ 野菜を切る。

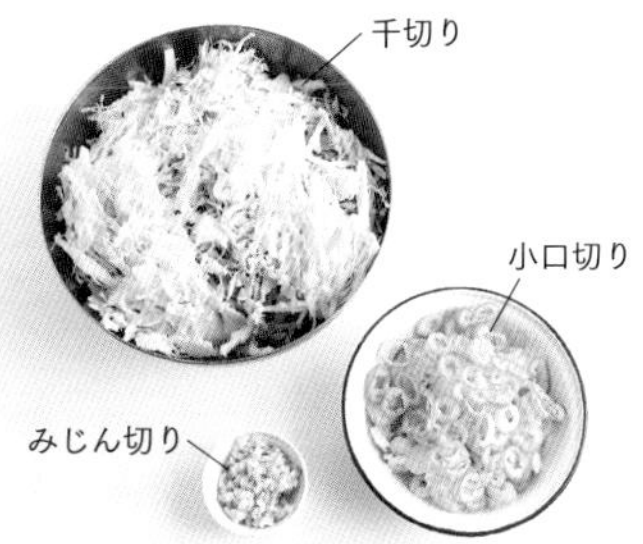

❷ 豚肉にしょうゆをかけてなじませる。

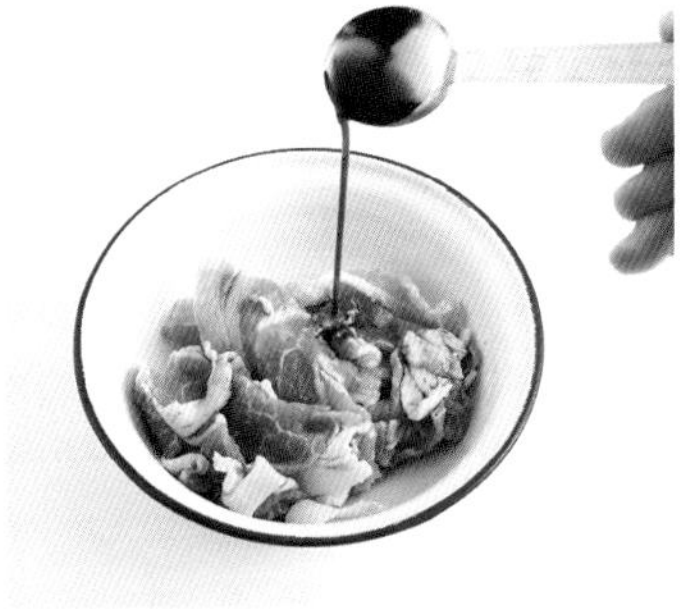

❸ ボールにAを入れ、泡立て器で混ぜる。

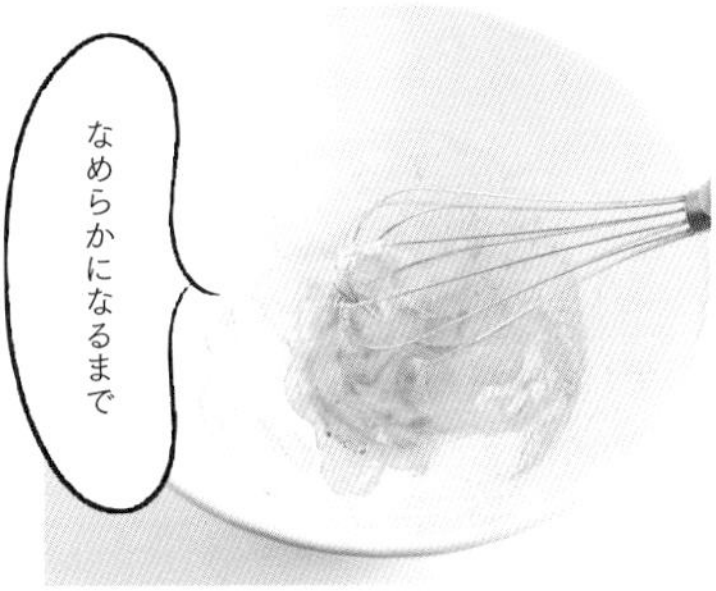

❹ ③に肉と野菜、干しえびを入れ、サックリ混ぜる。

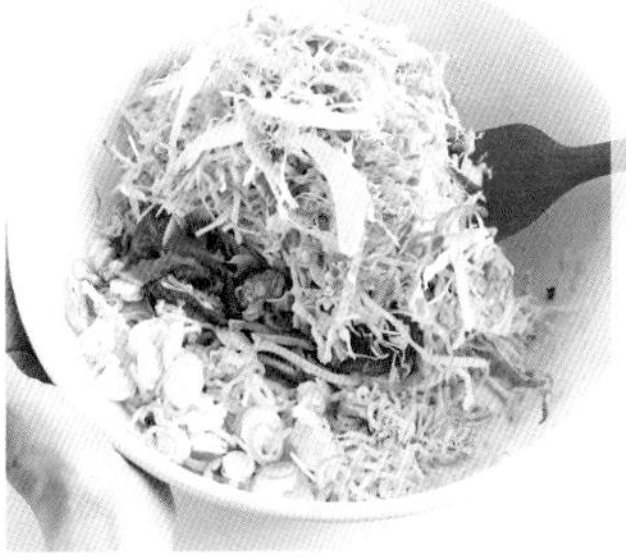

❺ 熱したフライパンにオリーブオイル大さじ1を引き、生地を半分流し入れて中火で8分ほど焼く。

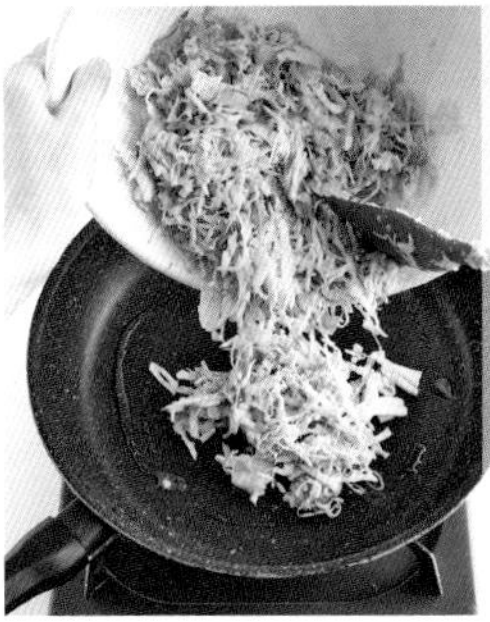

❻ 焼き色がついたら生地を返して、オリーブオイル大さじ½を足す。

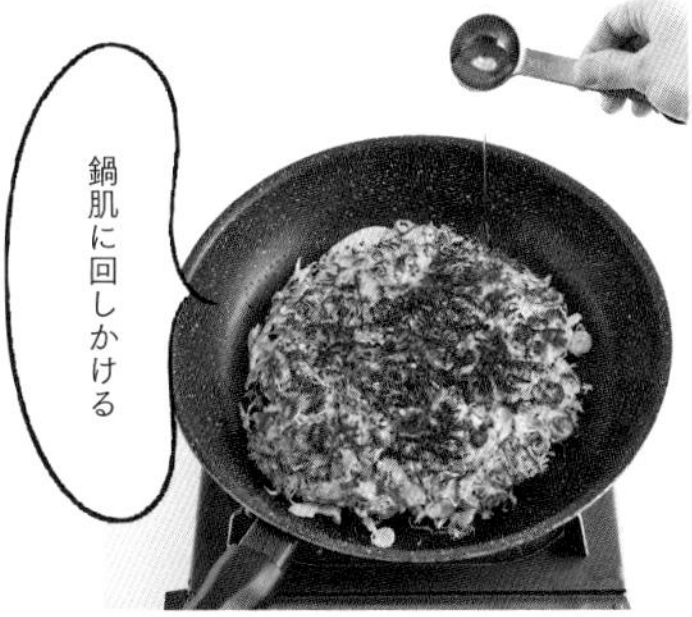

弱めの中火で
表面がカリカリになるように
３分程度焼く。
２枚目も同じように。
焼く前に生地を混ぜること。

❼ 皿に盛りつけ、お好みのソース、かつおぶし、青のりをかける。

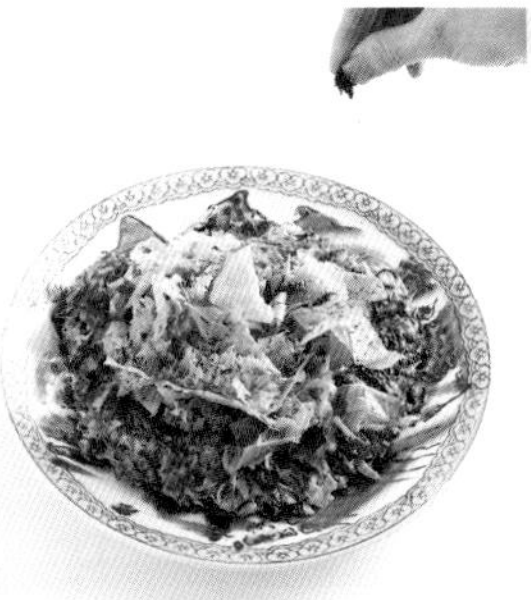

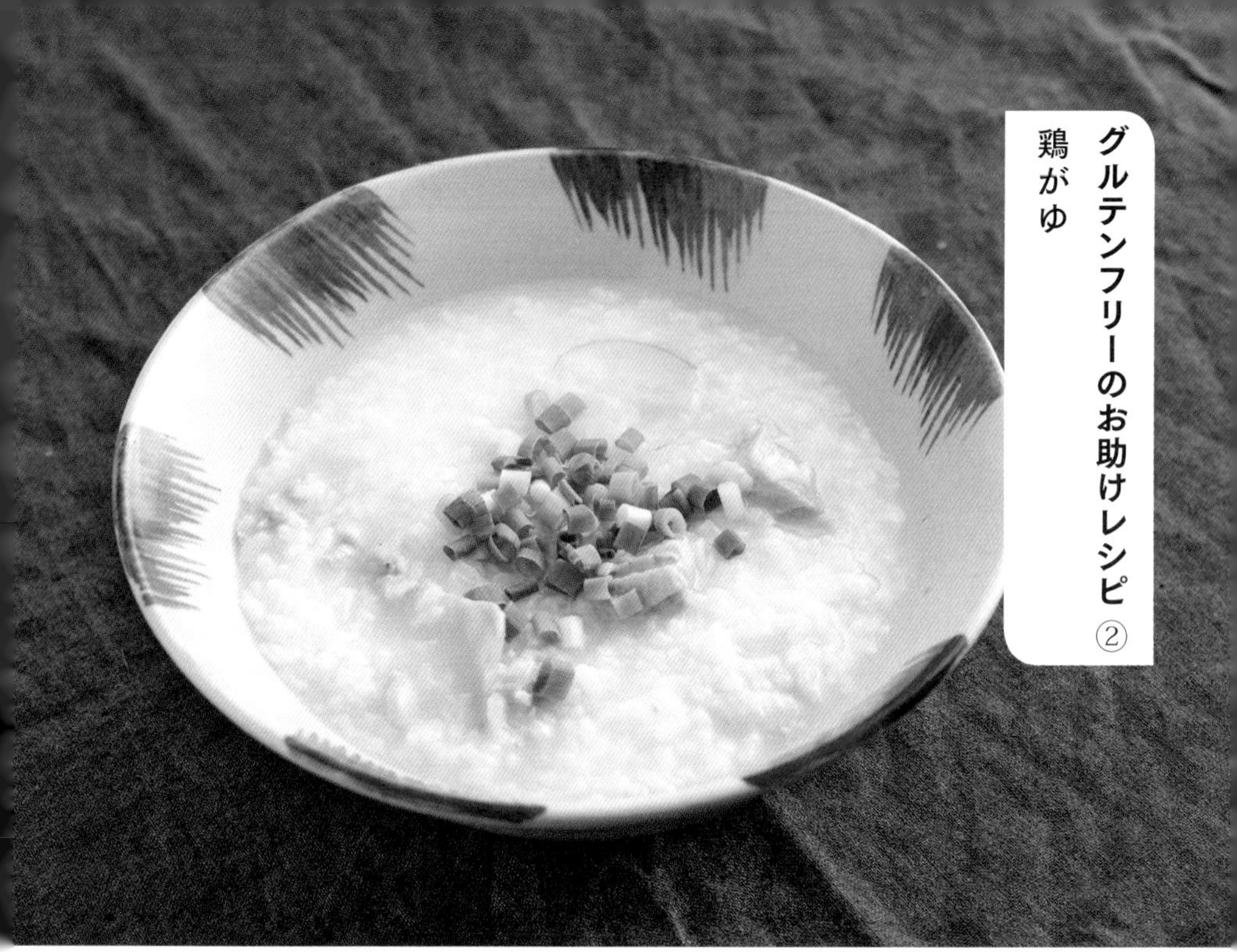

グルテンフリーのお助けレシピ②
鶏がゆ

あたたかくてやさしい そしてうれしい低カロリー

・おかゆをすすっていると、イライラがおさまってきます。落ち込んだ気持ちもふしぎと前向きに。ゆっくり作ってゆっくり食べましょう。
・白がゆは内臓が疲れているときの白米がわりに。

材料［2人分］

米……1合
鶏こまぎれ肉（親子丼用）……200g
（鶏もも肉・むね肉を
こまかく切ったものでもOK）
しょうが……1片
万能ねぎ……2本
水……1200ml
塩……小さじ1

白がゆ
材料［2人分］

米……1合
水……1200ml

1 しょうがは薄切り、万能ねぎは小口切りに。

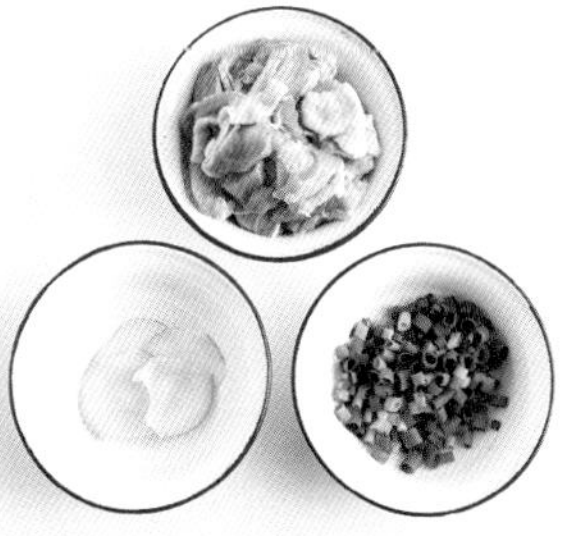

2 鍋を中火にかけ、肉を入れ軽く炒めて油を出す。

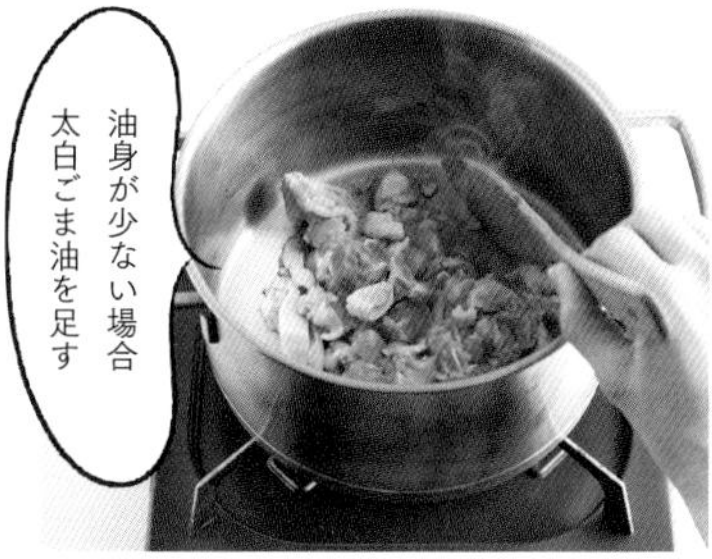
油身が少ない場合
太白ごま油を足す

3 米を洗わずに入れ炒める。

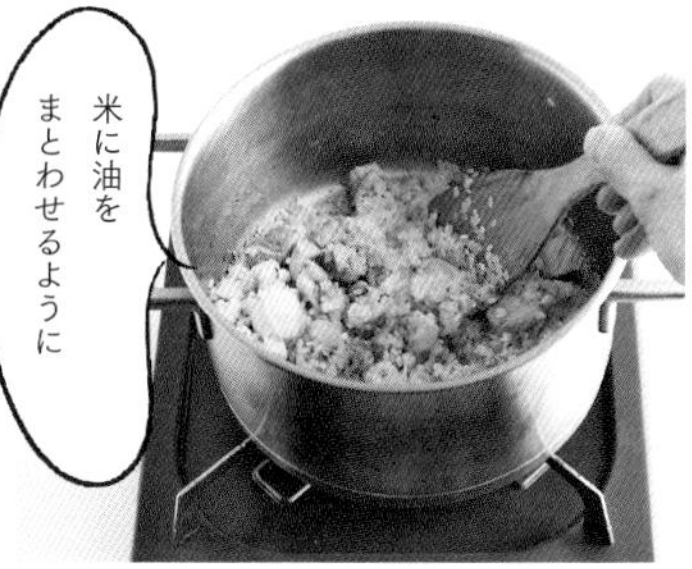
米に油を
まとわせるように

4 水としょうがを加える。

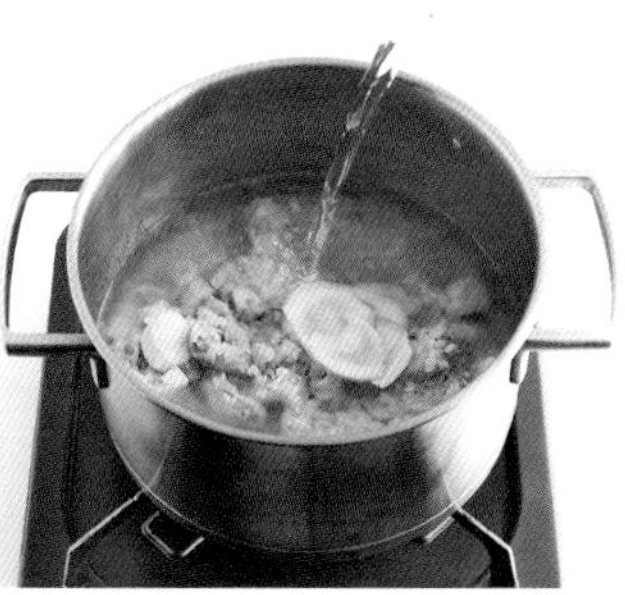

5 煮立ったらアクをとる。

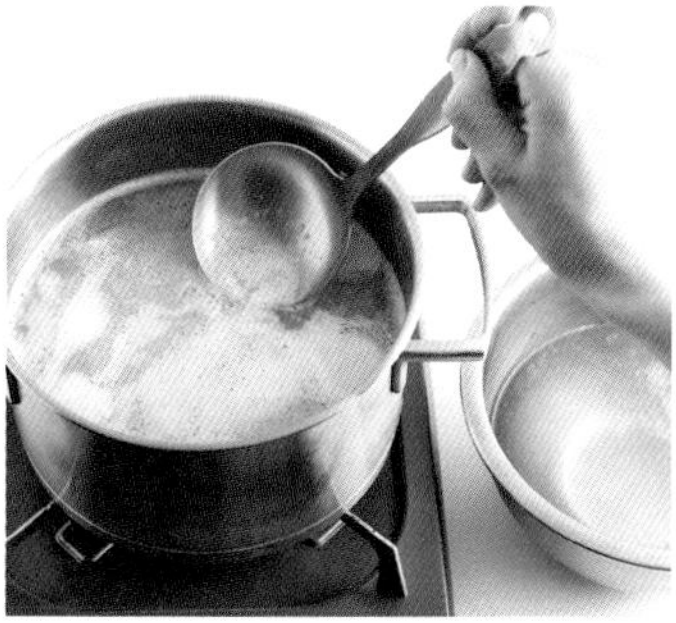

6 弱火にして時々鍋底をさらうように混ぜながら15分煮る。

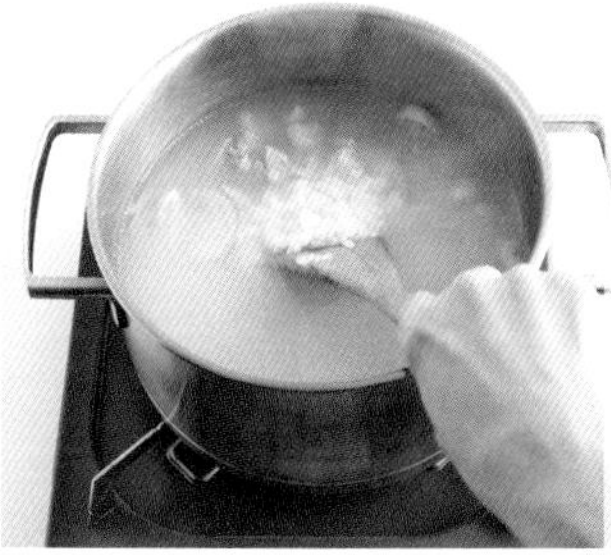

7 塩を入れ、弱火で5分煮て完成。うつわに盛りつけ、万能ねぎを散らす。

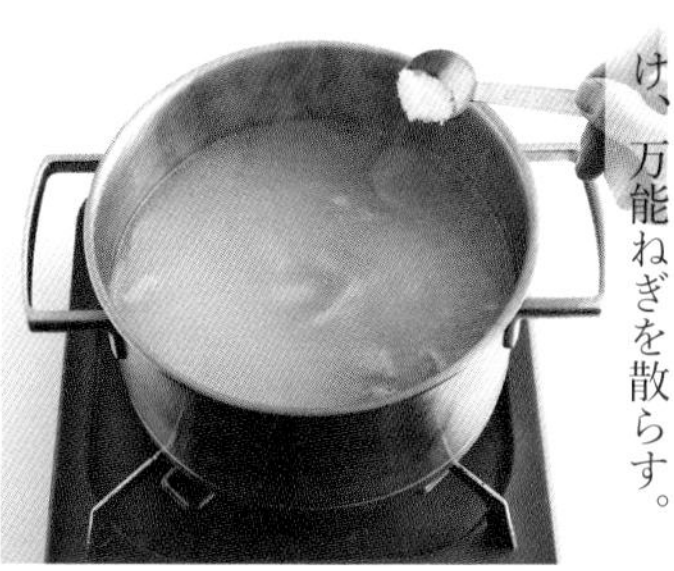

白がゆ

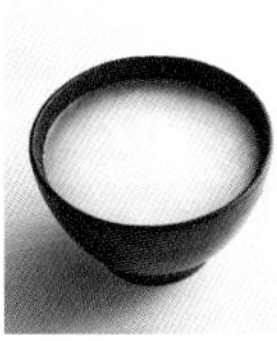

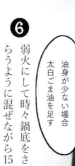

鍋に水を沸かして、洗った米を入れ弱火で20分煮る。時々鍋底をさらうように混ぜながら、さらに5分煮る。梅干しや佃煮をのせて。

体の声を聞く

にせの食欲と、真実の体の声

「食べるとだるくなる」と、どんなに頭でわかっていても、チョコレートやクッキー、ポテチが食べたくなる「ジャンキー欲」に支配されることがあります。それはなぜか食後に訪れることが多く、おなかがいっぱいなのに、「あとひと口」の甘いものがほしくなるのです。

このジャンキー欲を、私は「にせの食欲」と呼んでいます。「にせの食欲」の正体は白砂糖やグルテンの常習性。女性はホルモンの影響も多々あります。

本書の目的「やる気の出る元気な体」を手に入れるためには、「にせの食欲＝ジャンキー欲」のコントロールのコツを覚えなければいけません。

まず、最初の段階、「ジャンキー欲をジャンキーでないもので満たす」。

先ほど紹介した米粉のお好み焼きや旬の果物などを使ったやり方です。

次に、「自分の体の声を聞く」。

「それ、本当に食べたい？」と自分の体に問いかけてみると、体が奥底から欲しているのは決してジャンキーなものではなく、そのとき真に体に必要な「栄養のある食べ物」であることが多いのです。それこそが真実の体の声です。腸内環境が整えば整うほど、澄んだ声で聞こえてきます。体の声を聞くためのトレーニングが、グルテンフリーや白砂糖カットなのかもしれません。

グルテンフリー、白砂糖カットをはじめた初期のころは、「にせの食欲を逃がす間食」をストックしておくことが、継続の秘訣だと思います。ある一定期間を乗り切ると、ジャンキー欲に支配される回数が少なくなります。

まずは2週間、次ページの間食ストックを用意して乗りきってみましょう。

グルテンフリー・白砂糖カットをはじめる前に
「いい間食」を、準備しましょう

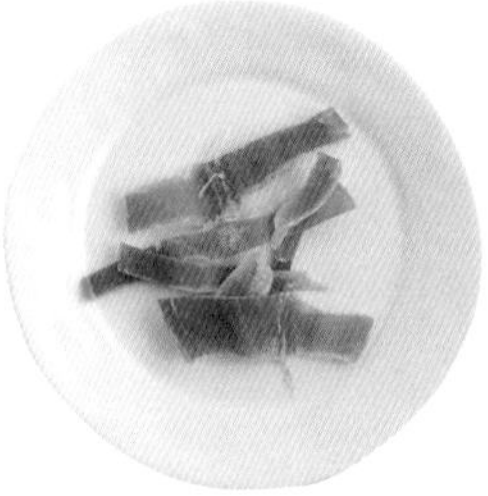

するめ

うま味が豊富で、かむことで満腹中枢が満たされます。添加物の多いスナック菓子が食べたくなったときには、するめのうま味がよく効きます。同じくうま味が豊富な昆布をかじるのもおすすめ。

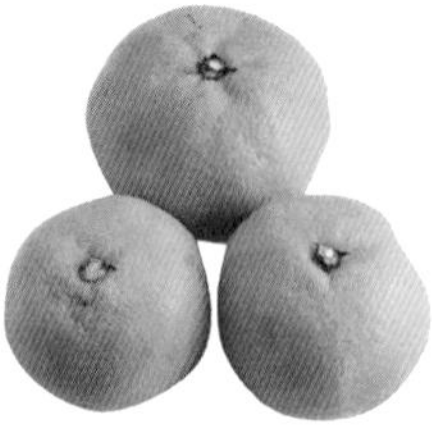

柑橘類

パンが食べたくてたまらないとき、みかんをひとつゆっくりと食べると「にせの食欲」がすーっとおさまりました。柑橘類はアロマ効果もあって、気持ちも落ち着きます。便秘にも効果的です。

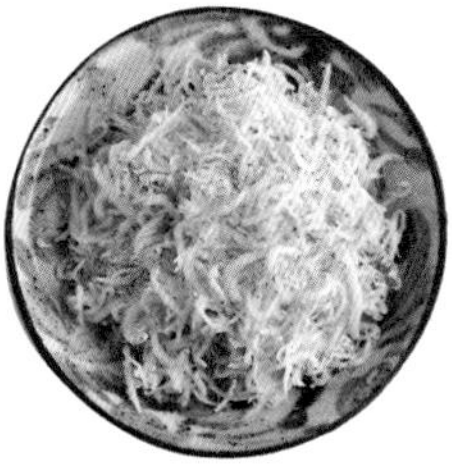

しらすアマニ油

しらすでカルシウムや動物性のたんぱく質を補います。アマニ油はオメガ3が豊富で、アレルギー症状が出ているときにとりたい油。しらすと合わせると食べやすくなります。

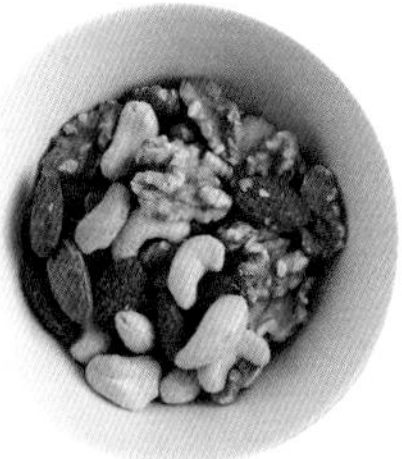

無塩ナッツ

ナッツは体にいい間食の代名詞。ですがちょっと注意が必要です。ローストナッツはオイルが酸化するので体に負担です。塩味のナッツも精製塩が使われていることが多いので、無塩で生か素焼きのナッツを選びましょう。

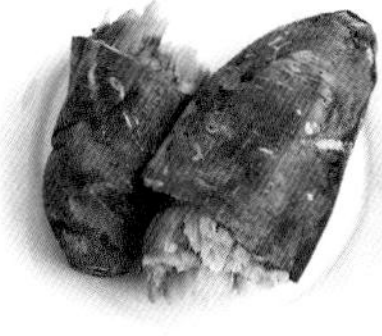

焼きいも

皮ごと食べると腸内環境が整います。干しいもと比べて水分があるので便秘のときに◎

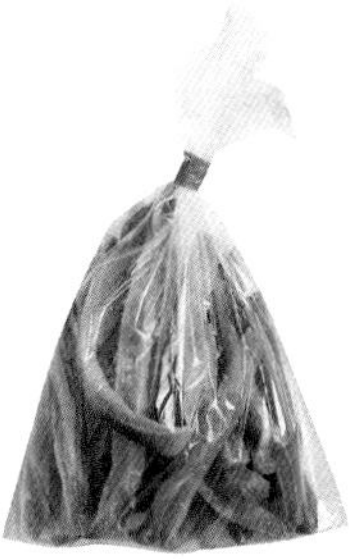

干しいも

常温保存できる手軽なおやつ。天日干しのものはビタミンDもとれます。食べるときは水分と合わせて。

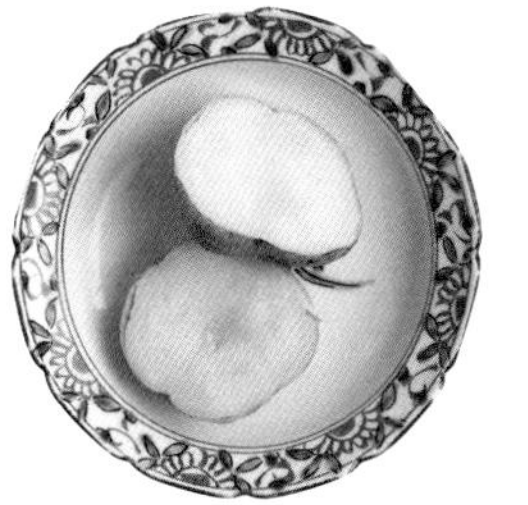

蒸しじゃがいも

みそやオリーブオイルをつけると満足感のある間食になります。皮も食べて食物繊維をとりましょう。

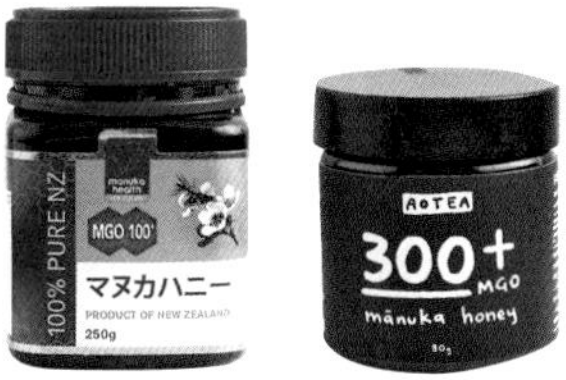

マヌカハニー

マヌカハニーは殺菌作用が強いので、感染症予防にもなります。ふだんの食事ではなかなかとれないビタミンも補足してくれるのです。右のニュージーランド産のものが特にお気に入り。

りんごのレモン煮

甘さと酸味と香りのよさで、お菓子を食べたい欲求が沈静されます。レンジであたためると焼きりんごのようなおいしさ。作り方は次ページ。

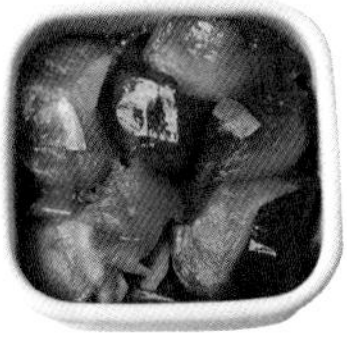

にせの食欲を逃す りんごのレモン煮

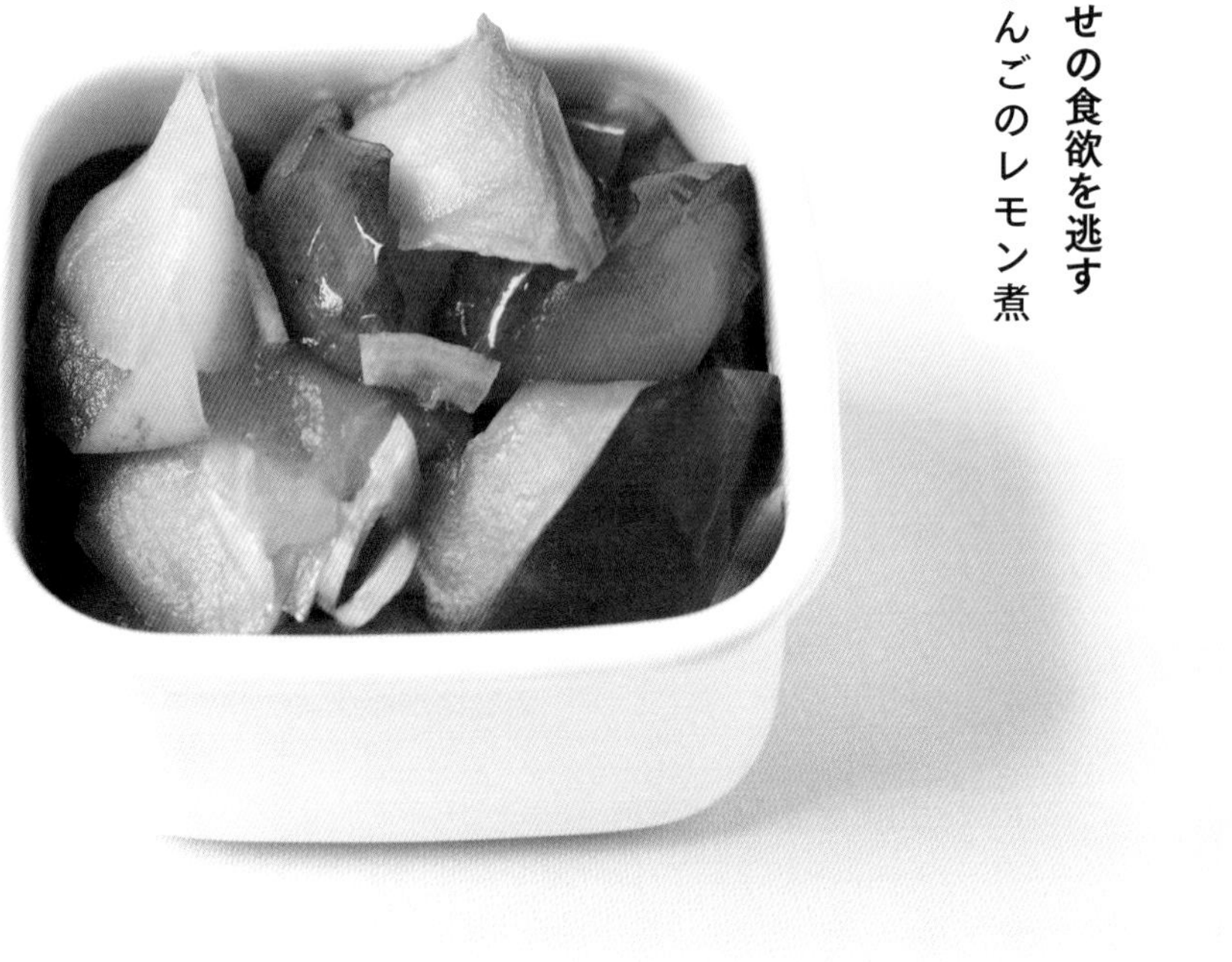

冷蔵庫に常備したい作り置きおやつ

・さわやかな香りと自然な甘みが、「甘いものが食べたい！」欲求をしずめてくれます。

材料［作りやすい分量］

りんご……2個
国産レモン……1/2個
てんさい糖……大さじ5
塩……ひとつまみ

❶ りんごを皮つきのまま8等分のくし切りにして、さらにななめ半分に切る。

❷ レモンを薄めのいちょう切りにする。

❸ 鍋にてんさい糖、レモン、りんごの順に入れ、フタをして弱火で15分煮る。

＊保存は冷蔵庫で5日間。レンジであたためると焼きりんご風で美味。

ストレスがいちばん体を痛める

「グルテン、白砂糖、カフェインをやめると不調が解消されますよ」と人からいくら力説されても、すぐには食生活の習慣を変えられません。

習慣が変わるのは、自分で試してみてそのよさを体感したとき。私自身、グルテンフリーが続いているのは、やってみたら体がラクになったからという理由です。

この本に書いてあることも、絶対と思わず「試してみる」というゆるい感覚でやってほしいと思っています。体感することで少しずつ変わっていくのが自然なあり方ではないでしょうか。好きなものを我慢してストレスをためるくらいなら、無理をしないでほしいのです。体調をよくしたくて禁欲的に食生活を変えても、その生活がストレスになってしまったら体調はよくならない、というのが実感です。

ストレスってすごいな、と改めて思います。気がつかないうちに体をむしばみます。そして渦中にいるときは、ストレスを感じていることを自覚できない。

私自身、仕事を辞めて驚きました。息ができる。なんだか呼吸がラク。限界まで苦しんでいたことに気づいたのは辞めてからでした。今思うと、不調の数々は体からのメッセージでした。その切実なメッセージに気がつかず、ひたすら体を痛めつける生活をしていたのですから、自覚するのがいかにむずかしいかを実感します。

そもそも「仕事を辞める」という決断ができたのは、食生活を変えて1年後のこと。「辞めたいな」とは思っていても、「辞めるのも面倒」でした。食生活を変えたおかげで、頭の中のモヤが晴れてものを考えられるようになったから、辞めるという決断ができました。

腸が整い、頭がすっきり

グルテンフリーを取り入れて最初の変化は、便秘が治ったことです。胃腸が整いました。次に頭がすっきりしてきて、掃除と片づけができるようになりました。

だんだんと仕事の進みがはやくなり、気がつくとタスクがいつのまにか終わっている、という状態になりました。やることリストを作って「がんばってこなしていた」雑用が、リストを作るまもなく、あっというまに終わっている気持ちよさ。何より、タスクに追われないので余裕が生まれます。
心と体のほうは、本当に少しずつ少しずつ。気がついたら元気になっていました。順番としては、まず空腹時と満腹時のイライラが改善され、フラフラするような低血糖の症状がおさまりました。次第に急激な睡魔におそわれることがなくなり、気持ちのイラつきも改善されます。半年経つころには自然に体重も減って体が軽くなり、体が軽くなるとふしぎと心も軽くなって落ち込むことが減りました。最後の段階として、肌荒れ、肩こり、腰痛の症状が落ち着きました。
心と体が回復していく過程は、500円玉貯金のようなもので、「あれ？　気がついたら10万円貯まっていた」という感じで、いつのまにか不調が消えていました。

グルテンフリーと白砂糖カットによる変化

〈 著者の場合 〉

1カ月くらいで

● 腸の変化

ひどい便秘が改善。おなかの調子が整う。

⬇

2カ月〜3カ月

● 脳の変化

頭にかかった霧が晴れるような感覚。物事を落ち着いて考えて判断できるようになる。

⬇

2カ月〜半年

● 体重が減り心も整う

食生活の改善で体が軽くなり、メンタルも落ち着きイライラが減る。

⬇

半年〜1年

● 肌荒れ・肩こりの改善

ひどかった手荒れや肩こり、腰痛の症状が落ち着く。

ルールはいらない、強迫観念は怖い

グルテンフリー生活をしているというと、ストイックな人間に思われるかもしれませんが、まったく違います。ストイックにルールを守るというやり方は好きではありません。というか、それで体はよくならないと思うのです。

まず、自分の心と体を大切にする気持ちを持つこと。

そして、そのとき体が欲するものを自分のために料理すること。

ときに、体に悪いものが食べたくなってもゆるす。また戻れますから。

ルールを作って無理して守っていると、無意識のところで疲れがたまります。そうなると爆発するんです。そのほうがずっと怖いです。

私も完璧にやろうとしたらストレスがたまるので、今でも完全なグルテンフリー、白砂糖カット生活というわけではありません。何ごとも極端な変革はできず、行ったり来たりしながらバランスをとり、薬膳でいうところの「中庸」に整えていくものなのだなと感じます。

第3章

回復のスープ

○あたたかいものを食べる
○だしは簡単に
○うま味の層を意識してみる
○スープと自尊心

一にも、二にも、あたたかいものを

疲れて動けないとき、頭ばかりで体がついていかないとき、体は冷えています。そんなときは、ぜひあたたかい汁物を。即効性があり、体がすっと動きます。あたたかいスープは、じんわりと体に入ってきて、ゆっくり浸透し、お風呂の湯船につかったような幸せな気持ちにしてくれます。これは、冷たいものでは味わえない幸福感です。心も体もゆったり安心できるのです。

知人に教えてもらった本に、こんなことが書いてありました。

米軍でもPTSD（うるさくいえば急性心的外傷ASD）の応急処置は、hot meals and restで、前線から少し下がったところ、米軍に飯盒というものはないから、ビスケットなど冷たいものではダメだと強調してある。そして、炊事を手伝わせるところから始めるという。

『災害がほんとうに襲った時―阪神淡路大震災50日間の記録』中井久夫著　みすず書房

「ホットミール」＝あたたかい食べ物は、やはり弱っているときに有効なんだと再確認しました。

忙しくなりそうなときは、野菜スープを多めに仕込みます。お昼ごはんはスープと白いごはん、小腹が減ったときもお鍋のスープをあたためれば満足感があります。

便通を整えたいときは、数種類の野菜、蒸し大豆、海藻類を入れたスープを作ります。野菜は加熱すると量をとりやすく、消化もよくなるので、腸にもやさしいのです。

メンタルが落ち気味のときは、干ししいたけをたっぷり使ったスープがおすすめです。ビタミンDが効率よくとれて、気持ちが少し上向きになります。

料理で内側から体をあたためつつ、外側からあたためるのも効果があります。私は疲れがたまったらすぐに近所の温泉に行きますし、仕事中は携帯用カイロやレッグウォーマーで体を冷やさないよう気をつけています。

グルテンフリーと白砂糖カットに加え、薬膳を勉強して「冷え」に対する意識が高まったことも、不調が解決した理由のひとつと感じています。

だしは簡単に

取り出さずに食べる

本書で使うだしは、干ししいたけ、にぼし、昆布、かつおぶしだけ。取り出さず、そのまま食べるレシピです。

干ししいたけはスライスを使い、にぼしも頭と内臓だけとってスープの具材といっしょに食べます。

だしから出るうま味というのは料理において大切な要素で、プロの料理人は「うま味が何層になるのか」を常に意識しているのではないでしょうか。

スープはうま味の層を重ねやすい料理です。海藻類、乾物、肉類、貝類、野菜、魚類、きのこ類、調味料からだしが出るので、素材を複数使うことで、うま味の層が厚くなります。

たとえば、豚汁は、①豚、②野菜、③きのこ類、④みそ、⑤しょうゆでかなりの厚みが出ます。

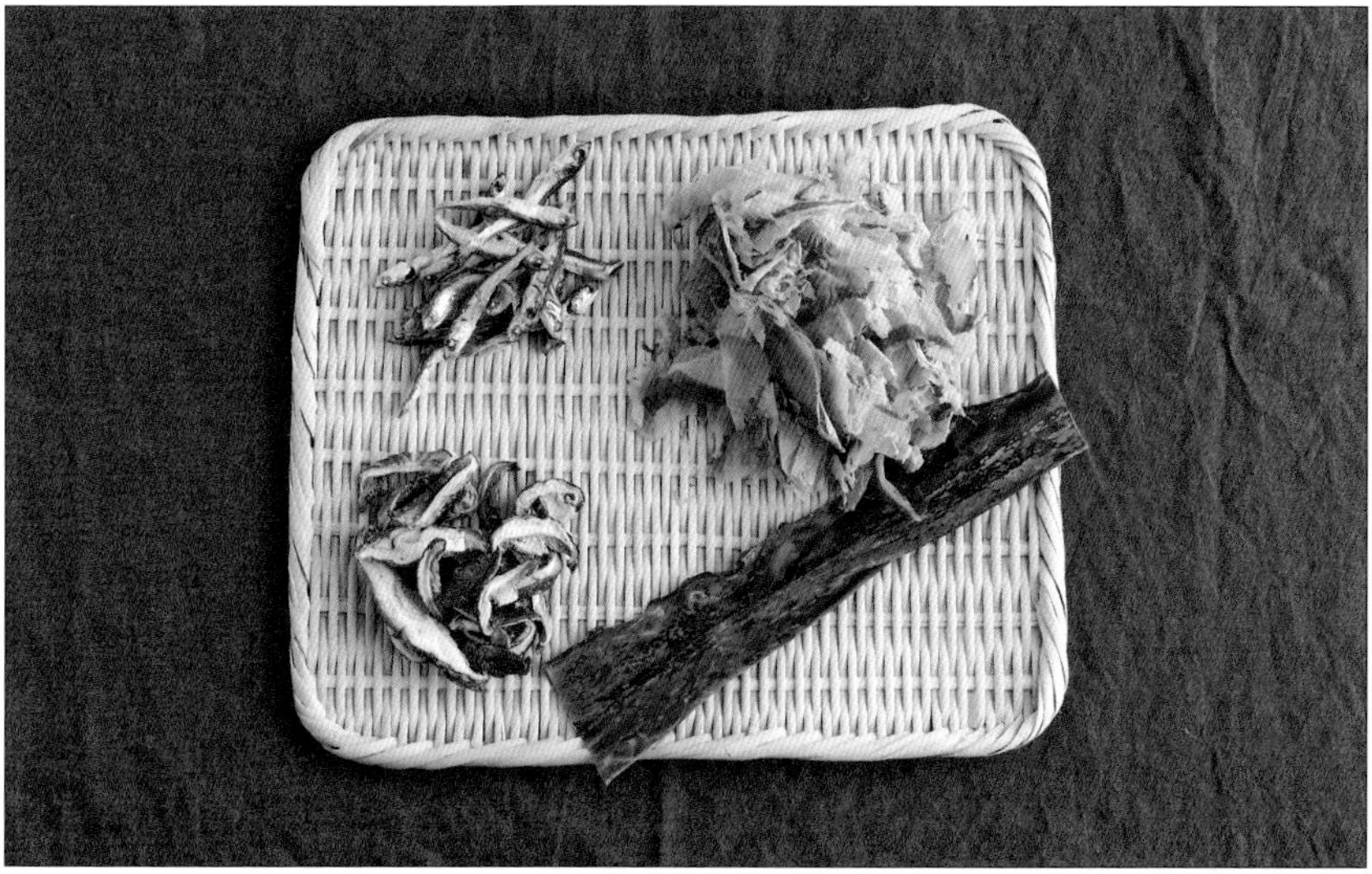

にぼし、かつおぶし、干ししいたけ、昆布が基本のだし。
取り出さずにそのまま食べます。

かぶとわかめのスープならば、①かぶ、②わかめ、③塩の三層。あっさりして体に入りやすいスープになります。「うま味の層」は厚ければいいというわけではありません。食欲のない朝には、野菜とかつおだしのような二層くらいのシンプルな構成がおいしく感じられます。メインのおかずにしたいときは、層を厚くすると満足感が出ます。

次ページからは、心も体も疲れきったときのための「回復のスープ」を、紹介します。①→④の順にうま味の層が厚くなっていきます。消化負担も①②あたりが軽いので、胃腸が疲れているときは、前の食事から時間をあけて内臓を休ませたあとに食べてみてください。

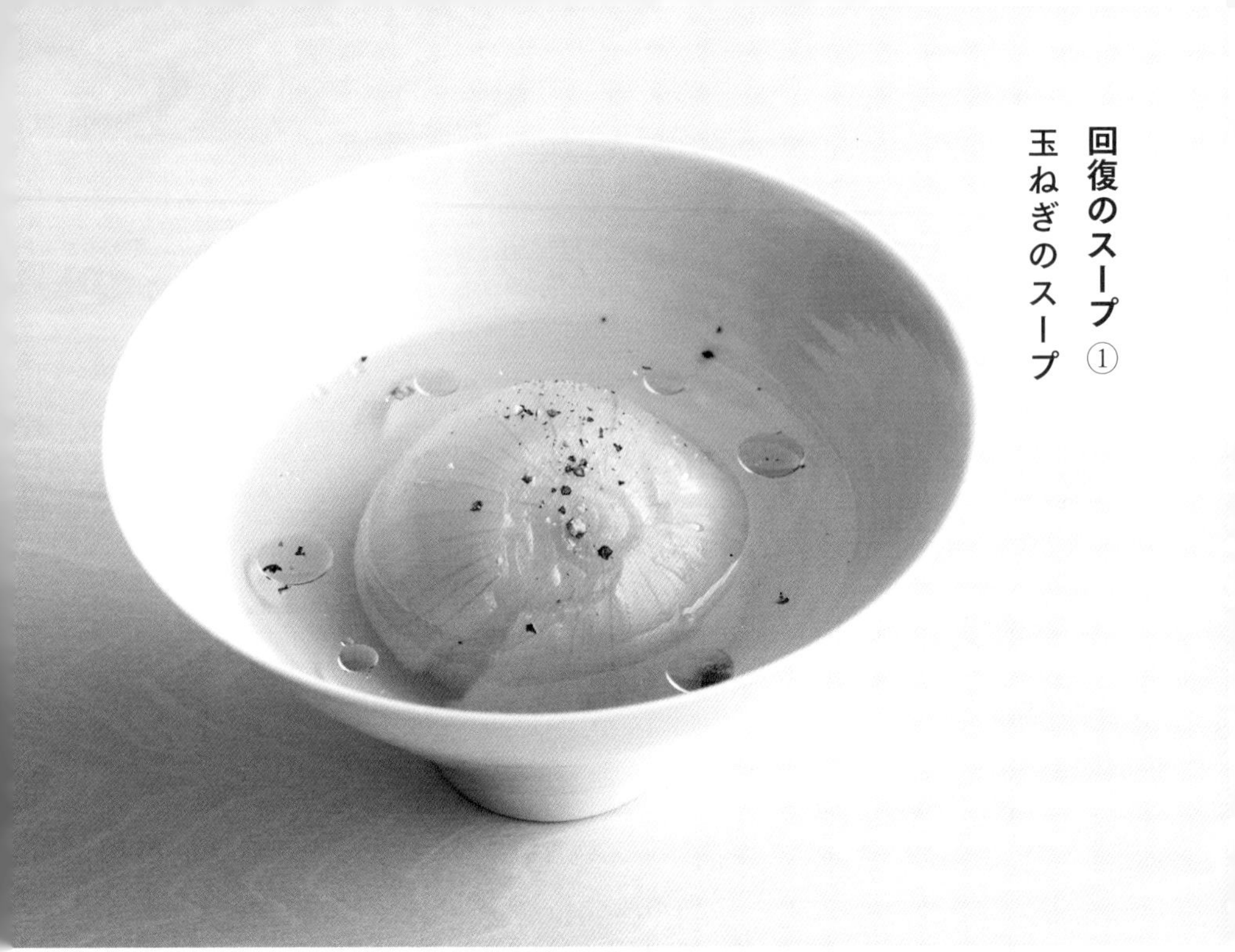

回復のスープ①
玉ねぎのスープ

弱った心と体にやさしい栄養がしみこむ

・風邪のあとや、食欲がないときに特におすすめです。
・春は新玉ねぎを使います。新玉ねぎは水分量が多く、液体に近い食材です。繊維がやわらかいので、弱っている体に負担をかけません。

回復メモ

疲労がひどいときは、半日絶食してから食べましょう。クリアになった内臓に滋養がじんわりしみていきます。

材料［2人分］

- 玉ねぎ（できれば新玉ねぎ）……2個
- 水……500ml
- 塩……小さじ1/4
- オリーブオイル……小さじ1
- 黒こしょう……少々

❶ 玉ねぎの皮をむく。

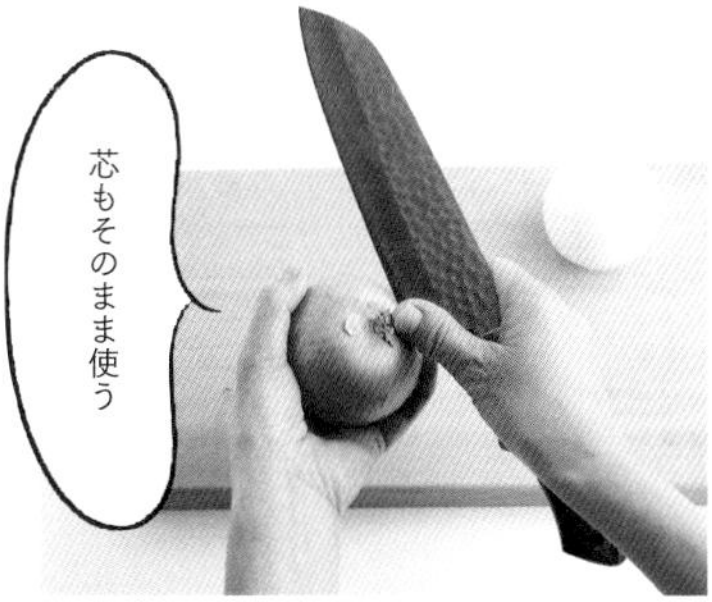

❷ 鍋に水と玉ねぎを入れ、フタをして中火で20分程度煮る。

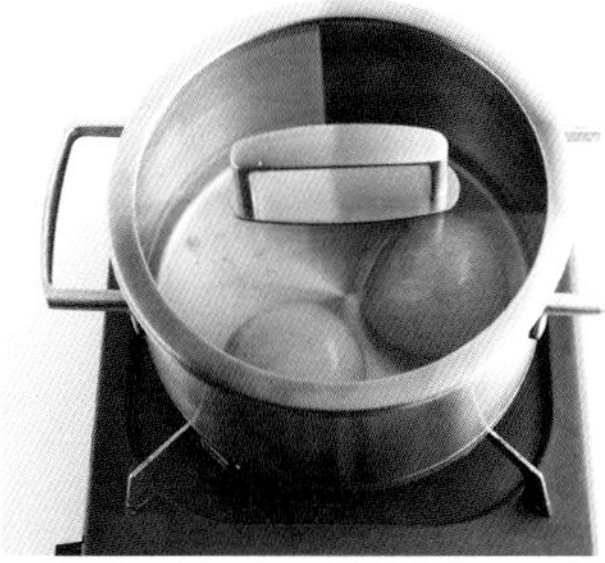

蒸し煮にするため、
玉ねぎに水がかぶって
いなくても大丈夫です。
玉ねぎの大きさにより
煮る時間を調整。
やわらかくなるまで煮ます。

❸ 塩を入れ、さらに弱火で5分煮る。

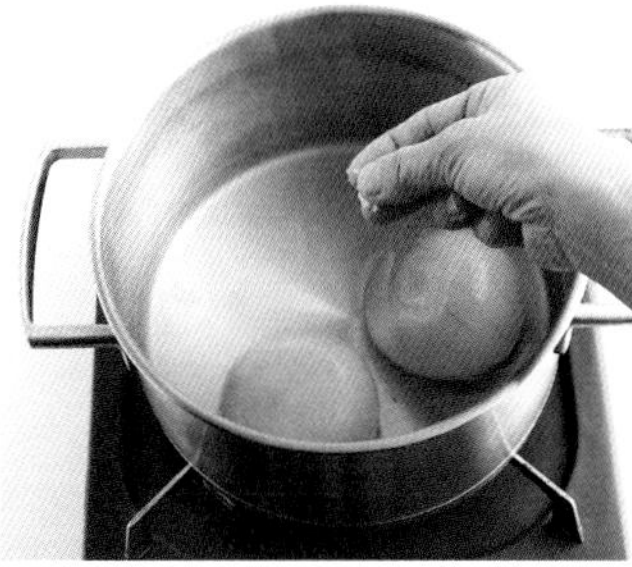

【基本】

うつわに盛り、オリーブオイルと黒こしょうを振る。

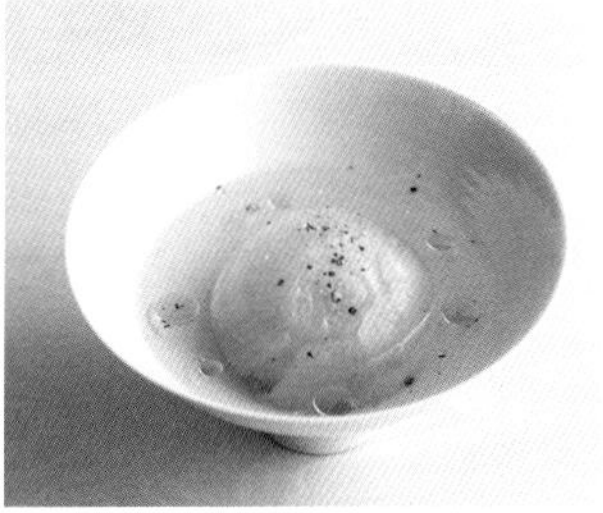

【アレンジ1】

無添加の生ハムを添えると華やかに。おもてなし料理としても◎

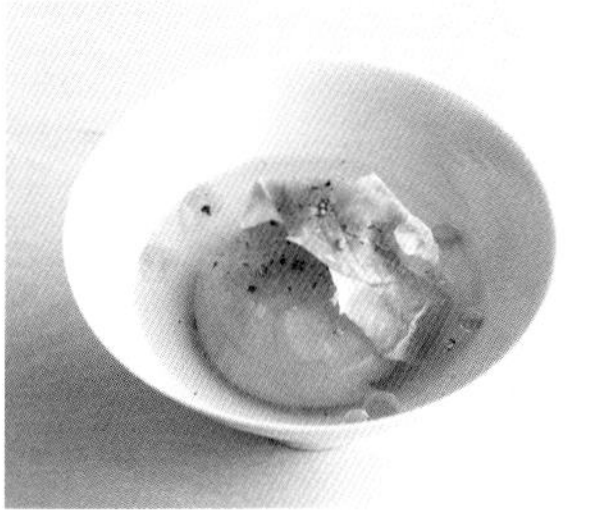

【アレンジ2】

黒こしょうの代わりにかつおぶしの糸削りを散らすと和風に。

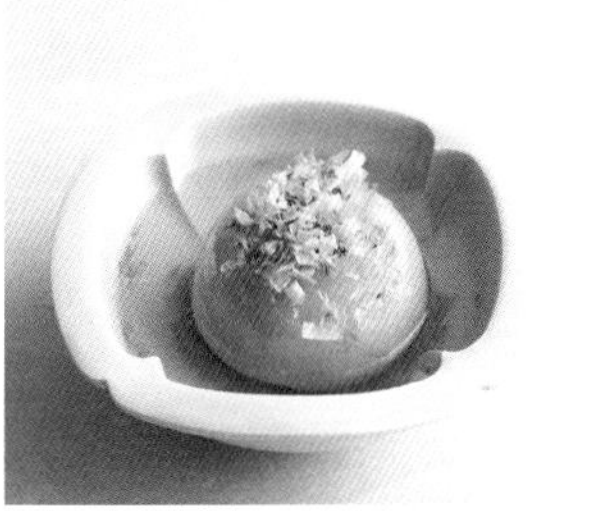

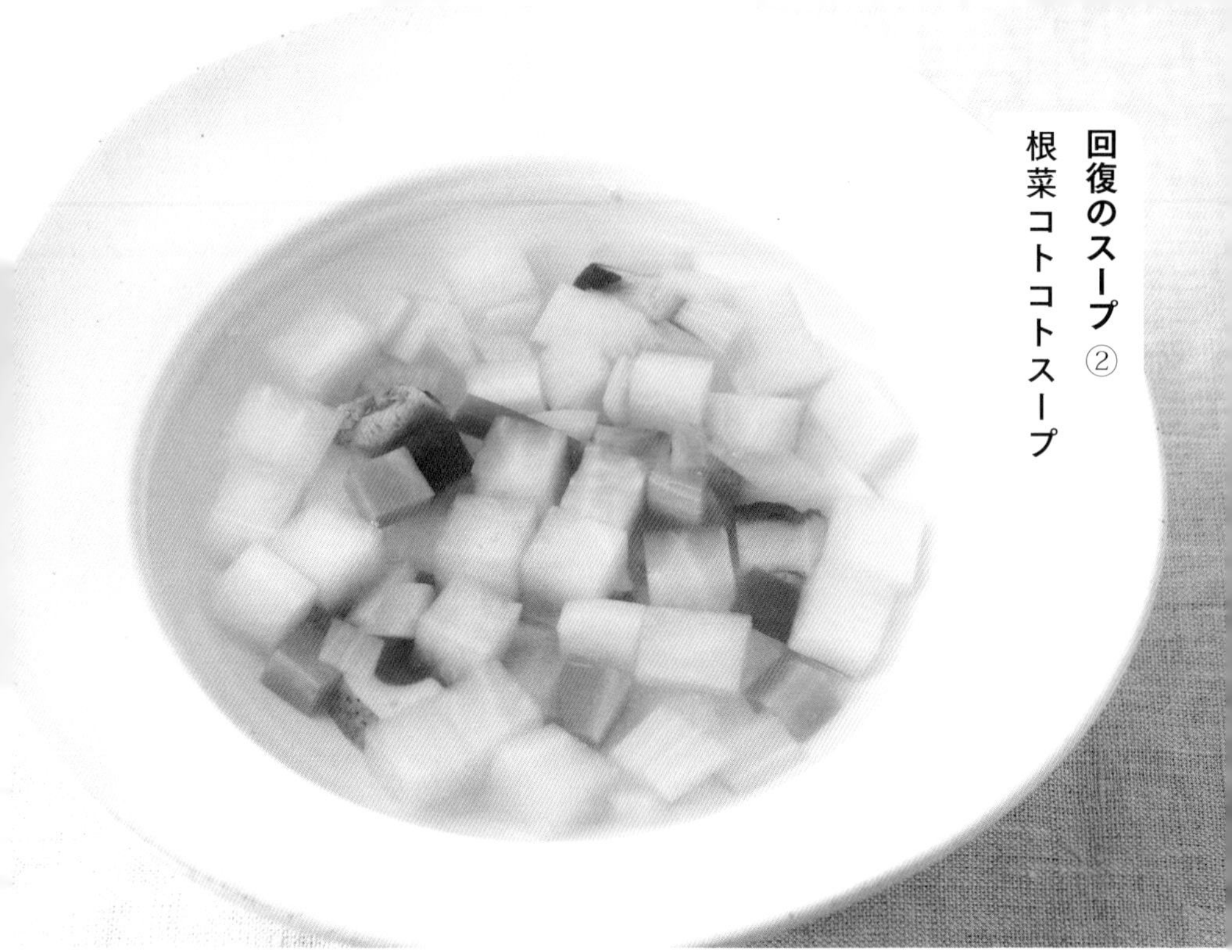

回復のスープ②
根菜コトコトスープ

体調が悪いときは、具は食べずに汁だけすすり、根菜の滋養を体に入れる

・根菜と昆布がしみ入るスープです。
・根菜のビタミンをスープに溶かし出すので、汁だけ飲んでも活力を補給できます。

回復メモ

なるべく安全な野菜（農薬・化学肥料不使用で、小ぶりな野菜）を選ぶのがポイントです。

材料［2人分］

大根……1/8本
にんじん……1/4本
セロリ……1/2本
玉ねぎ……1/2個
れんこん……100g
干ししいたけ（スライス）……2g
昆布……1×6㎝
塩……小さじ1
水……1000ml

❶ 鍋に水を入れ、干ししいたけと昆布を戻す。

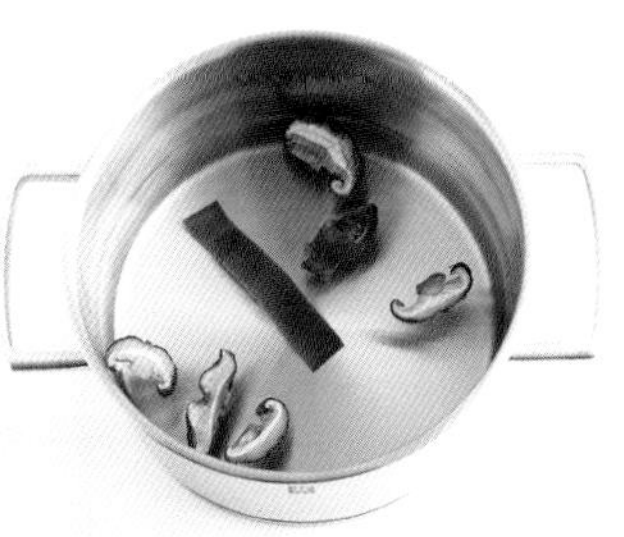

❷ 昆布がやわらかくなったら1cm角に切る。

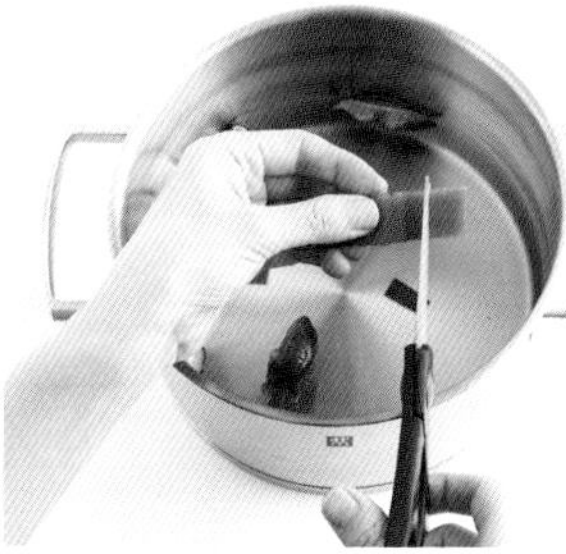

❸ 野菜を1cm角に切る。

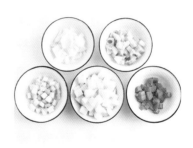

安全な野菜であれば
皮つきのまま使うほうが
栄養値が高い。

❹ ②に野菜を入れ中火にかける。アクをとりながら15分煮る。

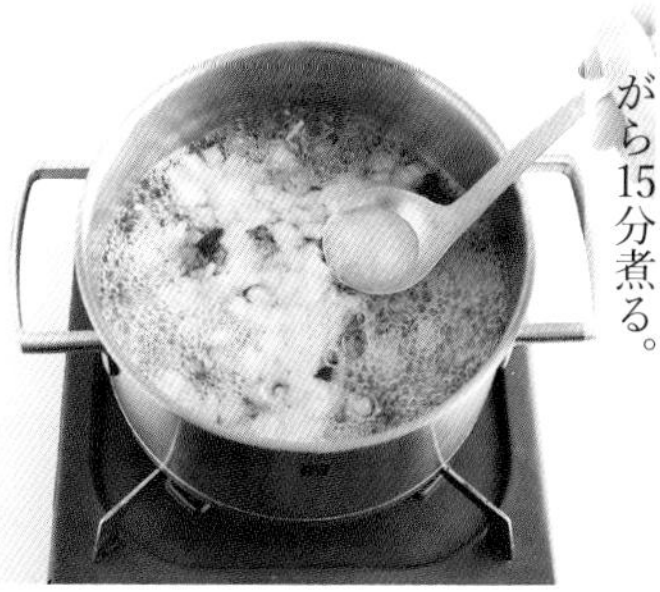

❺ 野菜がやわらかくなったら塩を入れる。

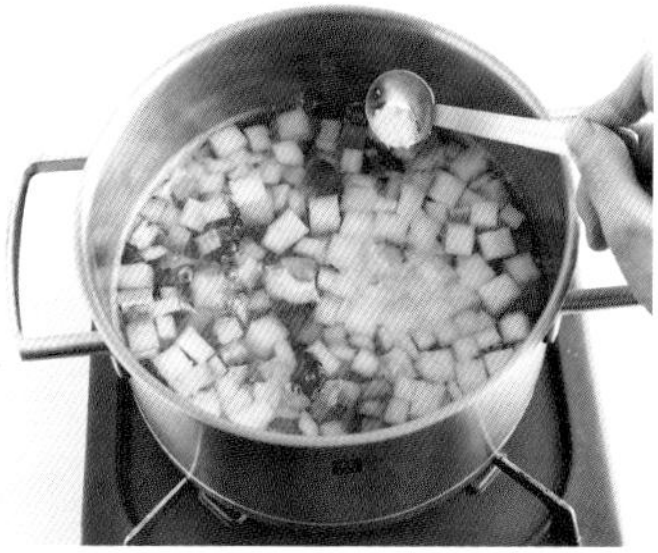

味をみて塩加減を調整。

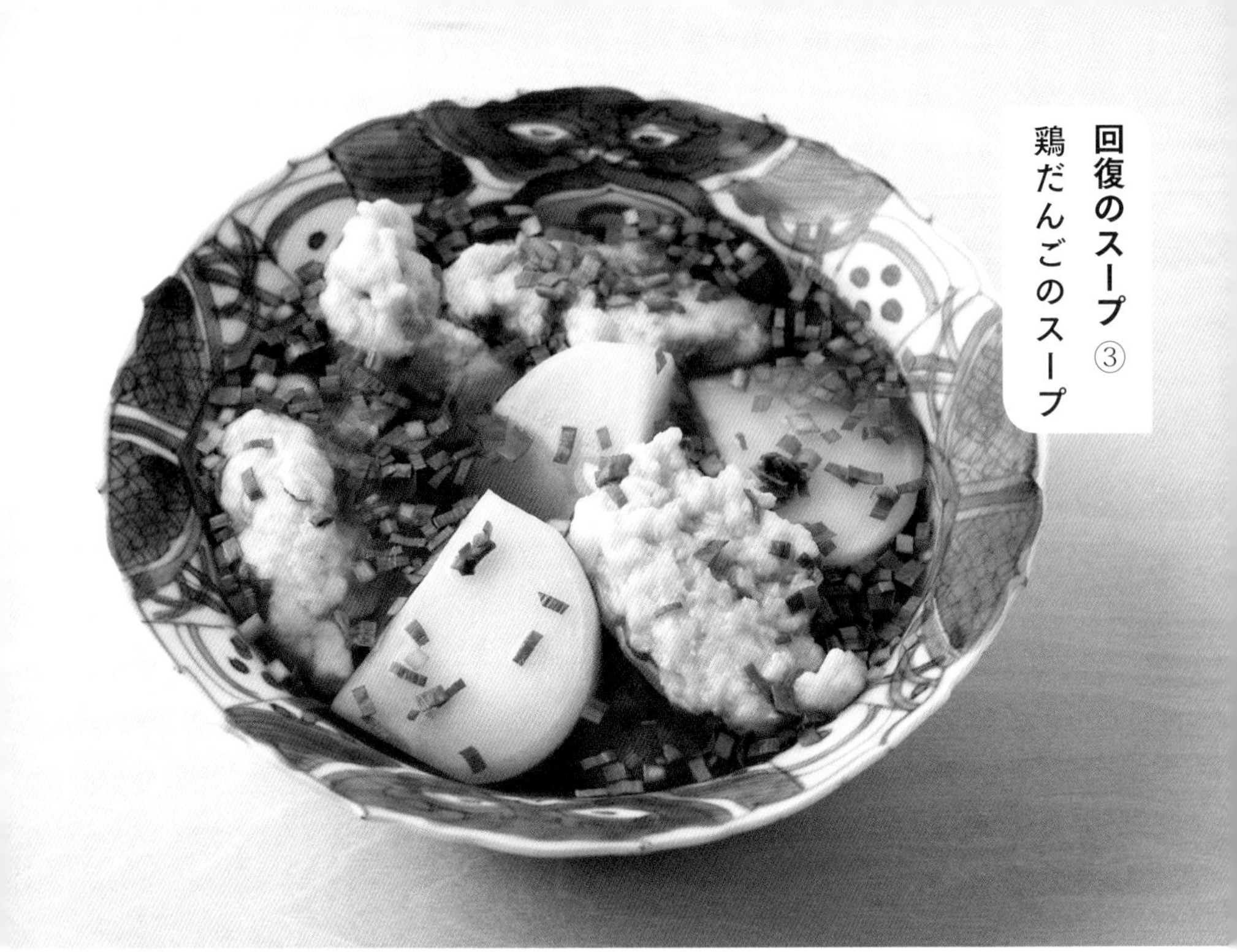

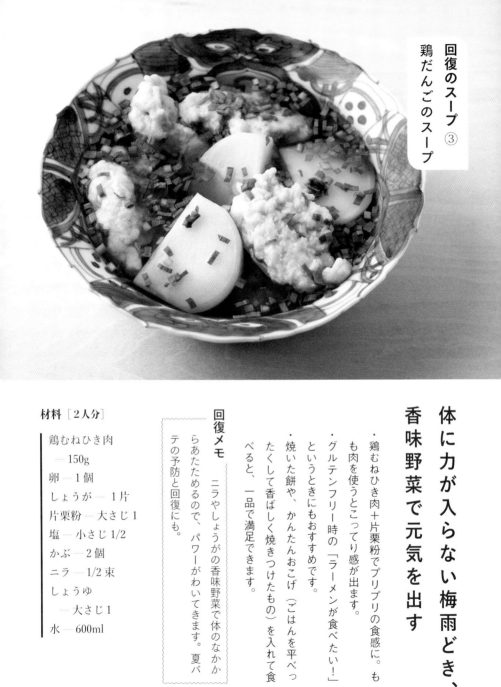

体に力が入らない梅雨どき、香味野菜で元気を出す

・鶏むねひき肉＋片栗粉でプリプリの食感に。もも肉を使うとこってり感が出ます。
・グルテンフリー時の「ラーメンが食べたい！」というときにもおすすめです。
・焼いた餅や、かんたんおこげ（ごはんを平べったくして香ばしく焼きつけたもの）を入れて食べると、一品で満足できます。

回復メモ

ニラやしょうがの香味野菜で体のなかからあたためるので、パワーがわいてきます。夏バテの予防と回復にも。

材料［2人分］

鶏むねひき肉……150g
卵……1個
しょうが……1片
片栗粉……大さじ1
塩……小さじ1/2
かぶ……2個
ニラ……1/2束
しょうゆ……大さじ1
水……600ml

❶ 野菜を切る。

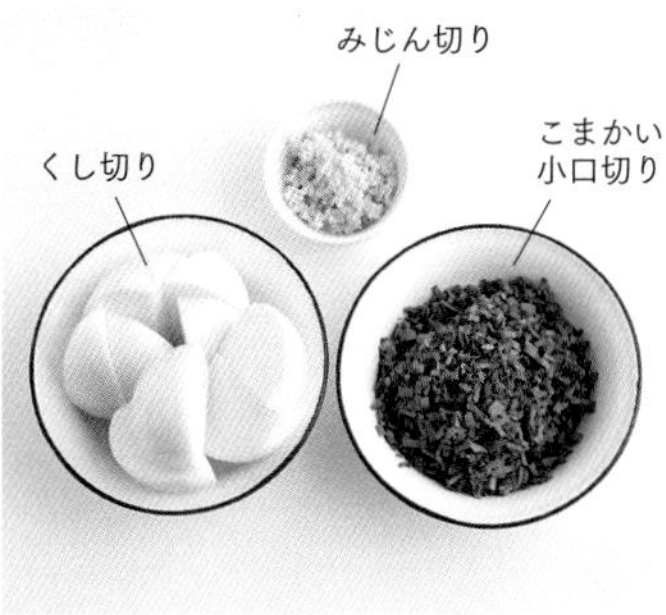
みじん切り
くし切り
こまかい
小口切り

❷ ボールにひき肉と塩を入れて混ぜる。

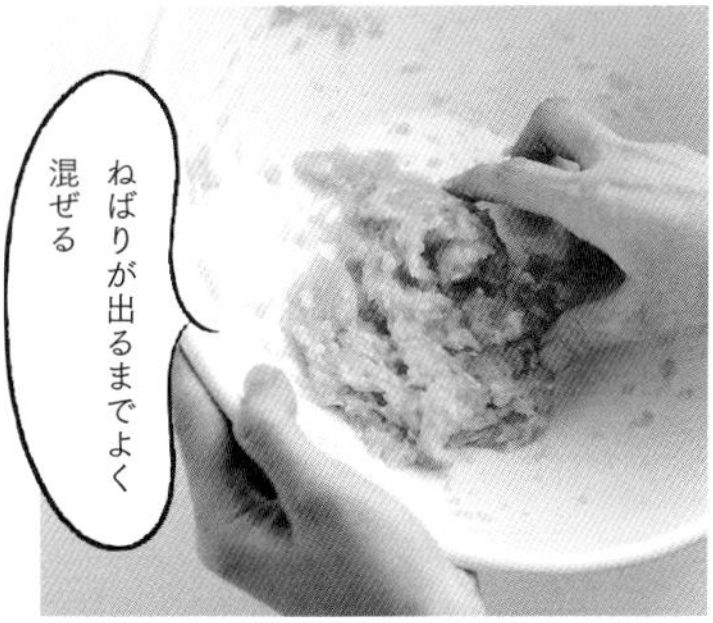
ねばりが出るまでよく
混ぜる

❸ しょうが、卵、片栗粉を加えさらに混ぜる。

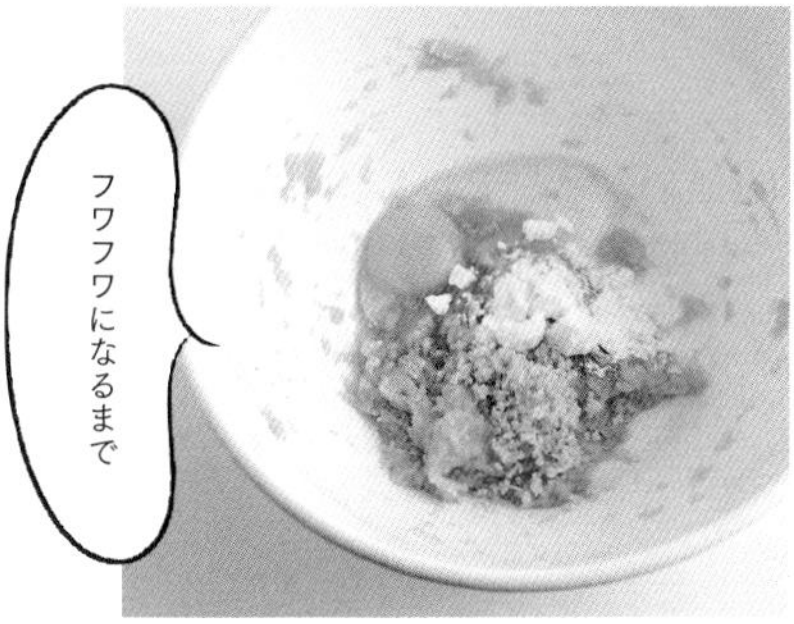
フワフワになるまで

❹ 鍋に水を沸騰させ、③を落とし入れる。

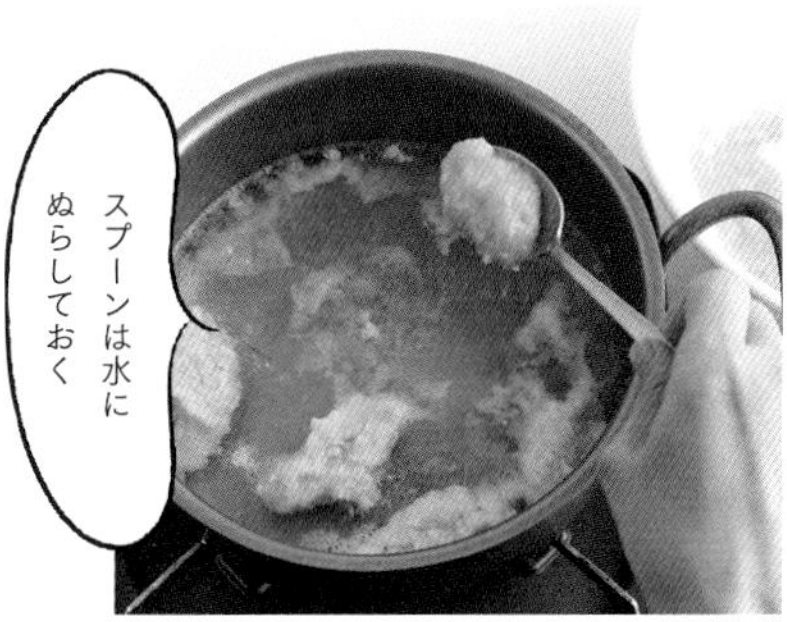
スプーンは水に
ぬらしておく

❺ アクをとり、かぶを入れて7分煮る。

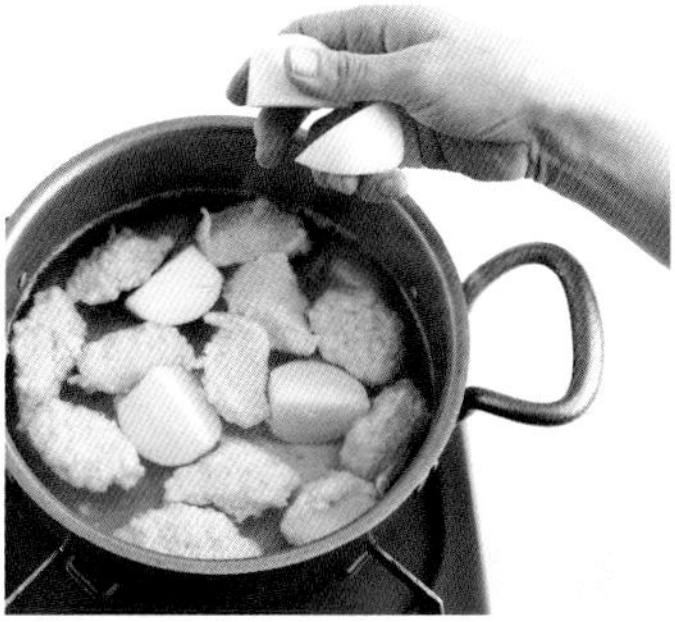

❻ しょうゆ、ニラを入れて火を止める。

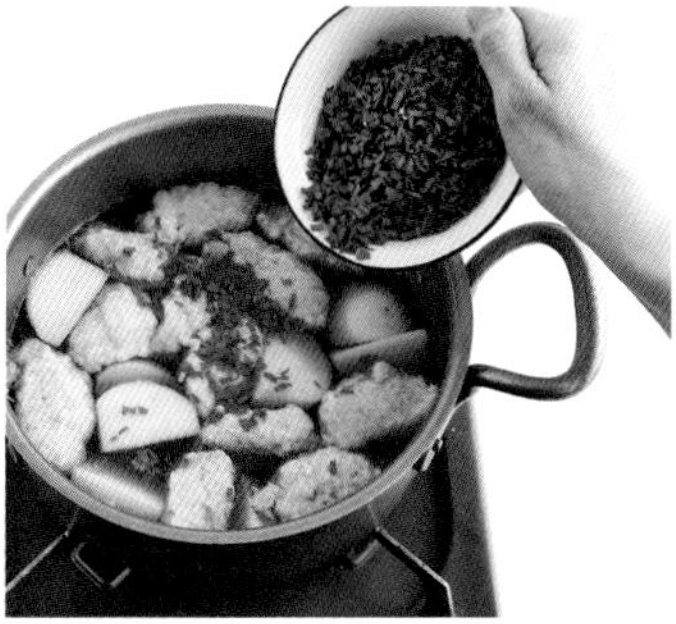

ひと煮立ちさせず、
すぐ火を止めて OK。

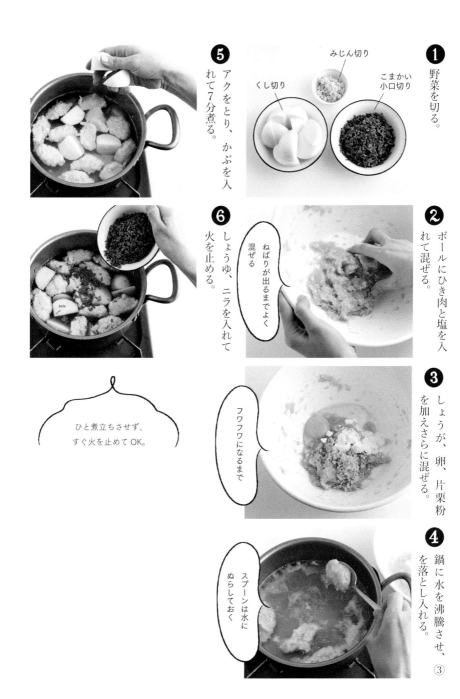

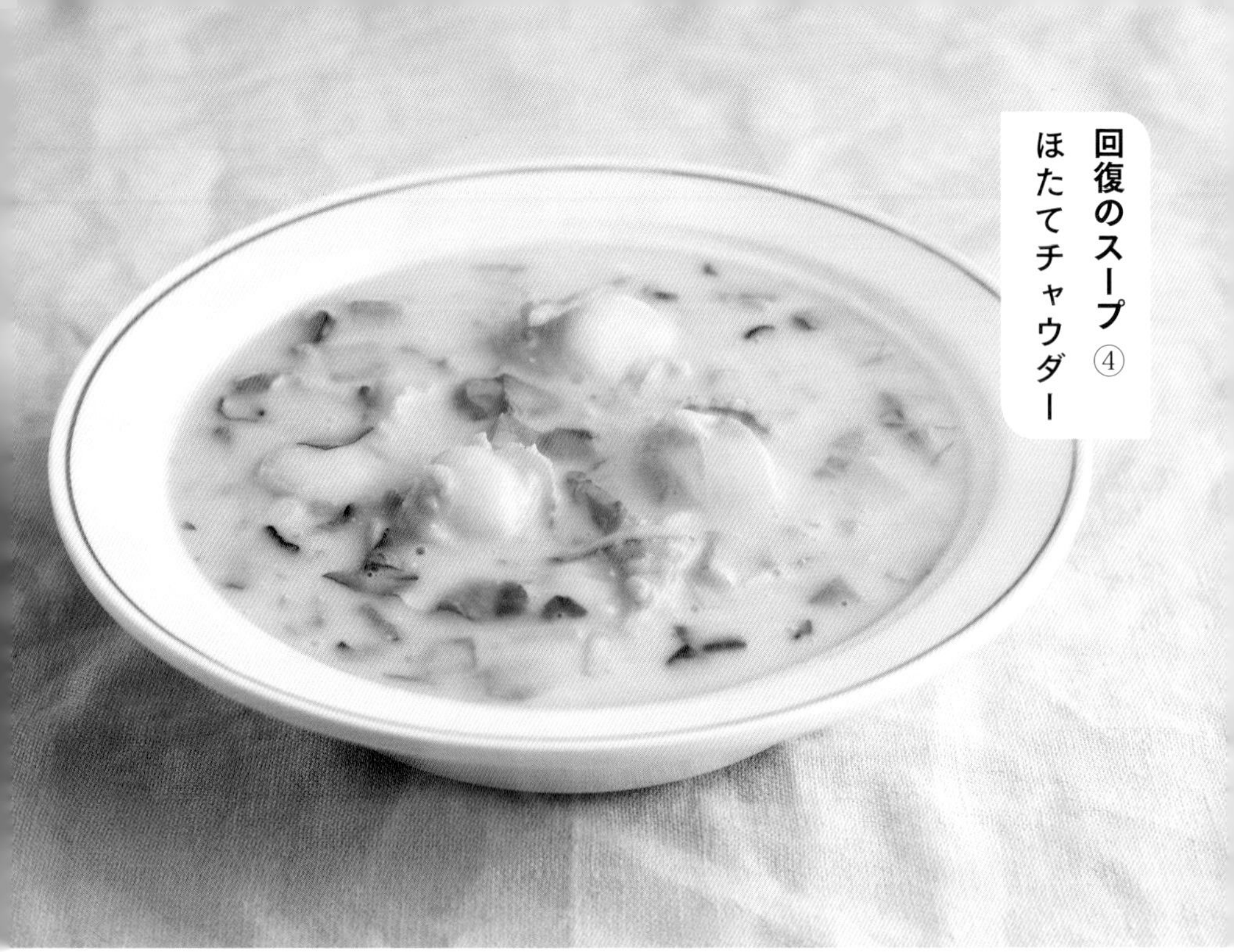

回復のスープ ④
ほたてチャウダー

寒い日や落ち込んだ日に

・穏やかなやる気がわいてくる、やさしいスープです。重厚なやさしさには、うま味の層が関係しているような気がします。このスープのうま味はなんと五層なのです！

・豆乳を入れる前の状態で保存可能（冷凍冷蔵ともにＯＫ）。食べる直前に豆乳を入れましょう。

回復メモ

とろみがあるので保温性が高く、体が心からあたたまります。

材料［2人分］

- ほたて（ボイル済）…… 150g
  （生ほたてを使ってもよい）
- 小松菜 …… 1/2 束
- 玉ねぎ …… 1/2 個
- にんじん …… 1/2 個
- しいたけ …… 2 個
- 米粉 …… 大さじ 2
- オリーブオイル …… 大さじ 1
- 塩 …… 小さじ 1
- 水 …… 300ml
- 豆乳（なければ牛乳）…… 200ml

1 野菜を1㎝角に切る。

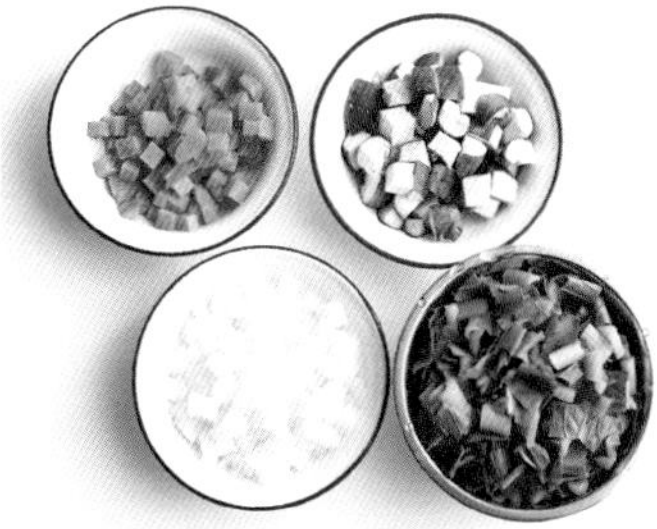

2 玉ねぎ、にんじん、しいたけ、塩をオリーブオイルで炒める。

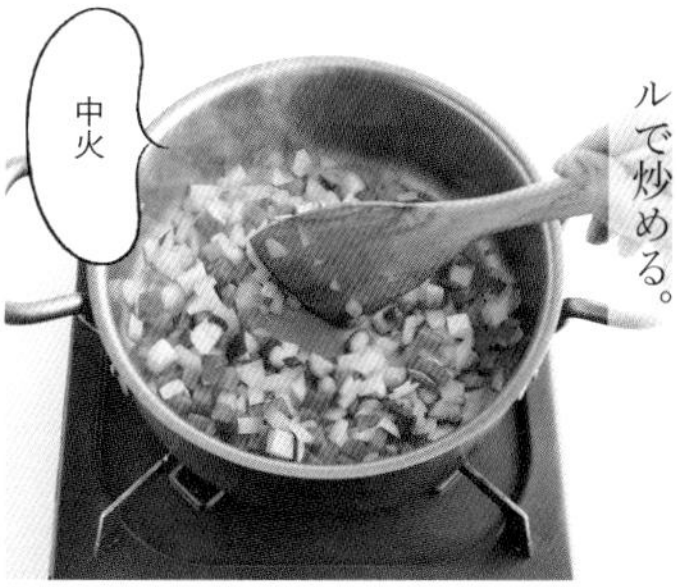

3 玉ねぎが透明になったら、ほたてを入れる。

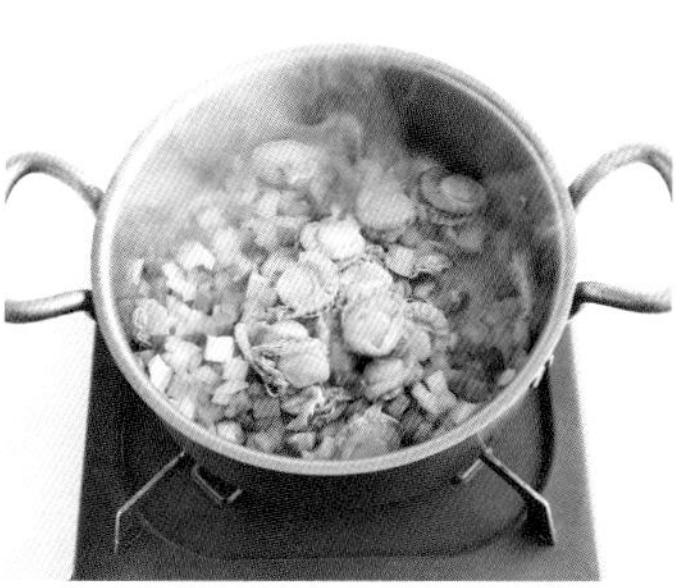

4 米粉を入れる。

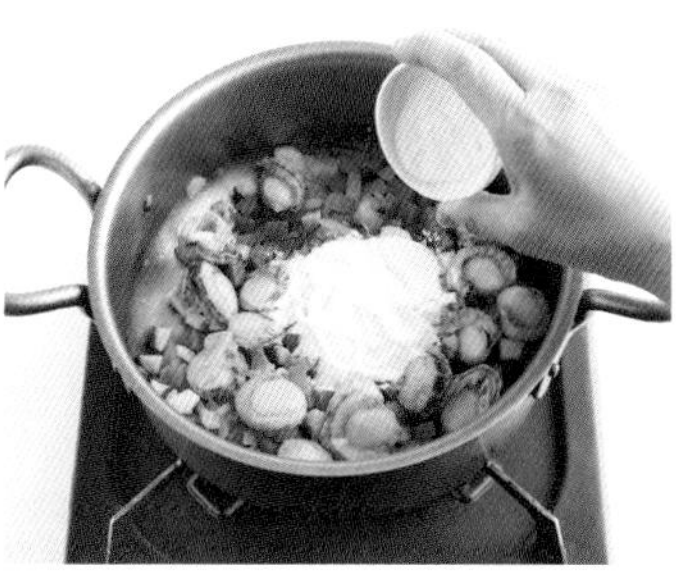

5 米粉を具材にまとわせるよう、中火で軽く炒める。

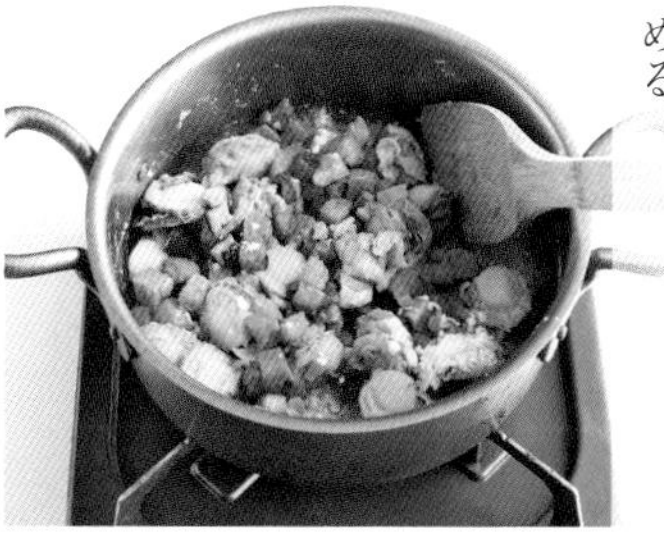

6 水を加え、沸騰したら弱火で6分煮る。

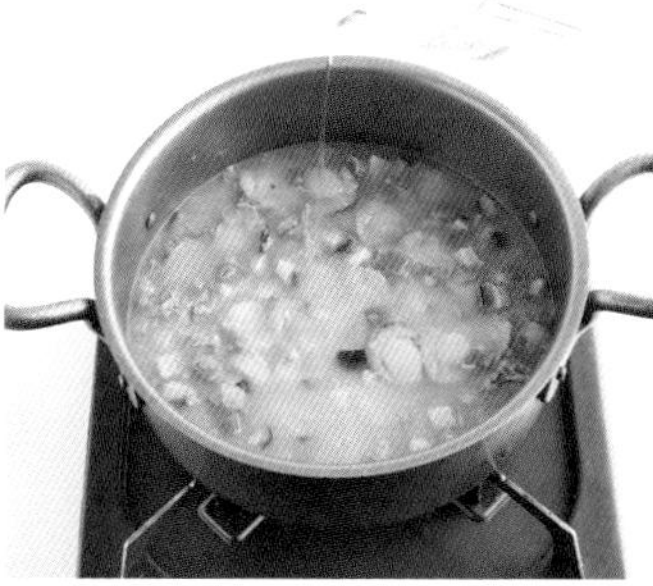

7 小松菜を入れて、弱火のまま2分煮る。

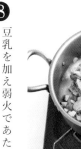

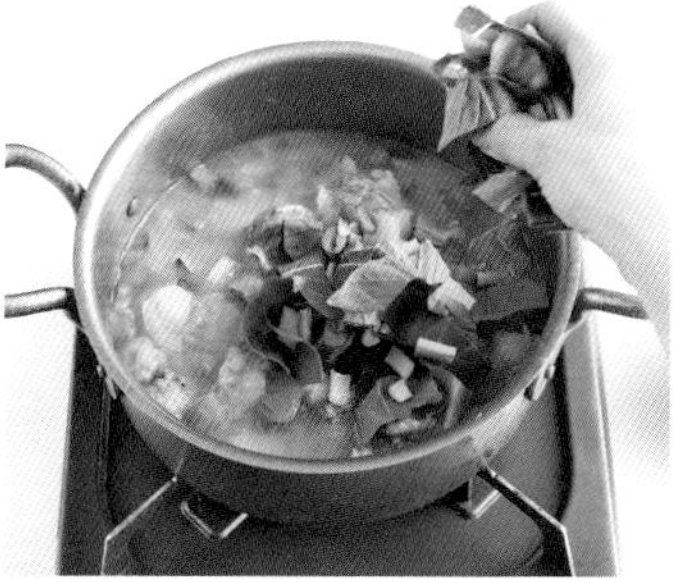

8 豆乳を加え弱火であたためる。

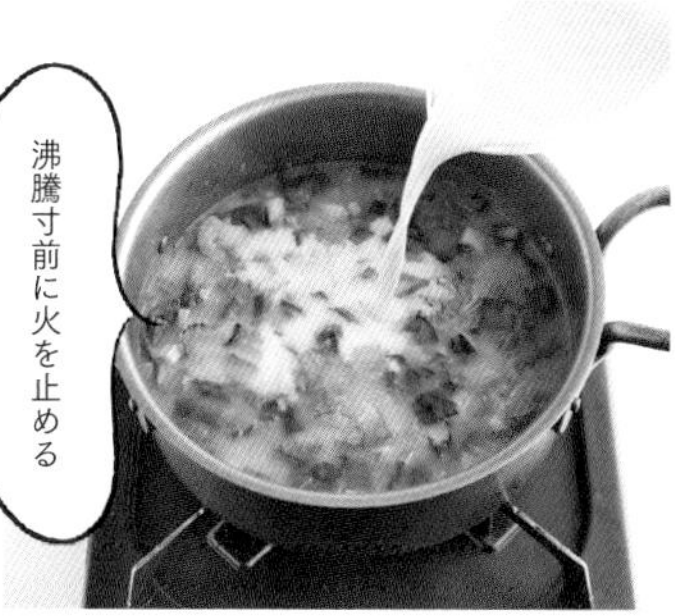

スープと自尊心

料理の仕事をはじめて30年近く経ち、つくづく、料理は人を思いやることだという思いを強めています。

「自分への思いやり」も毎日の食生活で表現されます。

自分を思いやること＝自分のために料理をすることは、自尊心を高める行為ではないでしょうか。特にあたたかいスープと自尊心は関係が深いようです。

スープを作ってひと口飲んだときの気持ちは、

・「ふぁ〜幸せ」（お風呂につかったときのような脱力感）

・「落ち着く〜、ほっとする〜」（安心感）

・「しみこむ〜」（ジワジワきいてくる幸せな気持ち）

などなど、安心できて持続性のある幸福感です。自分の料理で自分を幸せにできるなんて、すてきなことだなあと思います。

不調を抱えていたときの私は、残り物ばかり食べていました。

振り返ってみると「残り物でいいや」という気持ちは、自尊心の低さのあらわれです。自分のことはあとまわし、人の頼みを断れないし、ギリギリまで自分を追い込んで、疲れきってしまうタイプでした。

あるがままの自分でマイペースにやっていこうと思えるようになったころから、「じっくり煮込んだスープを食べたいな、自分のために作ろうかなあ」という気持ちがわいてきました。最近は残り物だとしても「今食べたいものを食べよう」と、自分の心と体を大切にしています。

生きているといろいろな出来事があり、「自分はダメだ」と落ち込むこともあります。そんなとき、ただただ無心にスープを作って、ゆっくりいただく。すると、地に落ちた自尊心がそっと回復していくようです。スープを作り味わうことは、「お疲れさま」と、自分をねぎらう行為なのですね。

次ページにご紹介するのは、私個人の「自尊心回復スープ」です。みなさんも、ぜひ自分だけの回復スープを見つけてみてください。

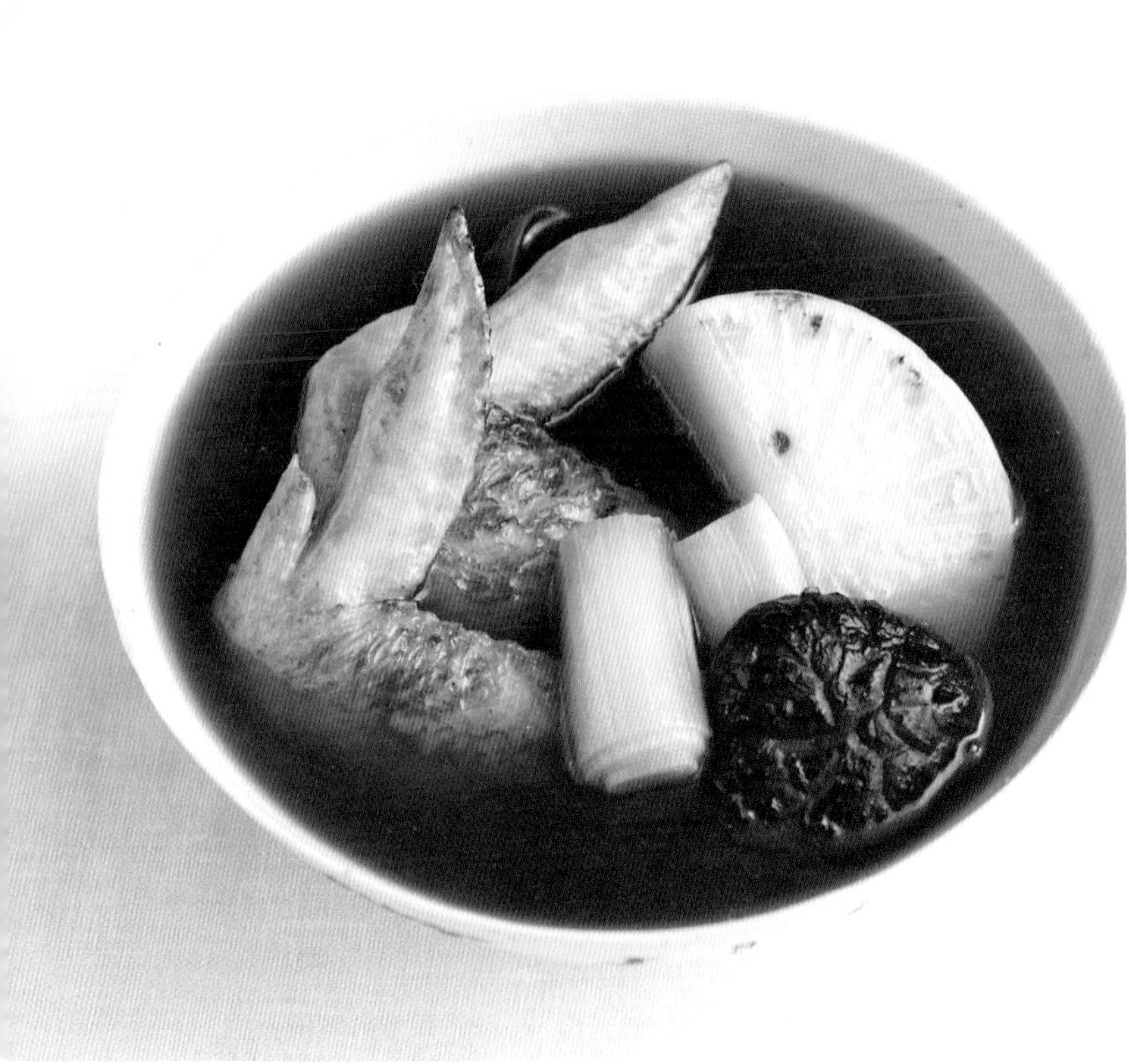

私の自尊心回復スープ
鶏手羽先としいたけのスープ

材料［2人分］

- 鶏手羽先……4本
- 大根……1/8本
- 長ねぎ……1/2本
- 干ししいたけ（どんこ）……2枚
- 水……600ml
- 昆布……6×10cm
- 酒……大さじ1
- しょうゆ……大さじ2

濃いうま味でパワーがみなぎり、負けない気持ちを作る

・コクのある濃いスープなのに、ふしぎと澄んだ味がします。「よし、がんばろう、負けずに心をこめて仕事しよう！」と思える、私にとってまさに自尊心回復スープです。

回復メモ

鶏肉の滋養、根菜のあたためパワー、干ししいたけの太陽のエネルギーの三つ巴。特に干ししいたけはメンタルに効く食材です。

❶ 干ししいたけ、昆布を分量の水で戻しておく。

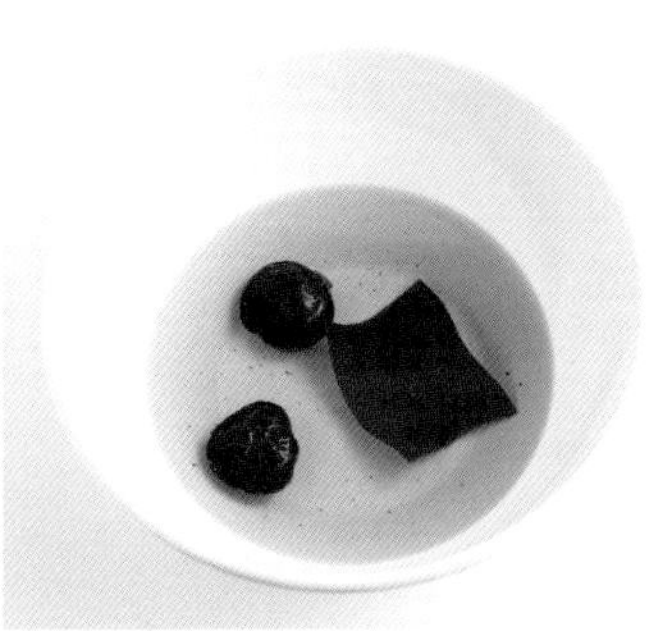

干ししいたけの石づきに
土がついているときは
戻したあとに切り取る。
だしに土が入ってしまったら
茶こしなどでこす。

❷ 大根と長ねぎを切る。

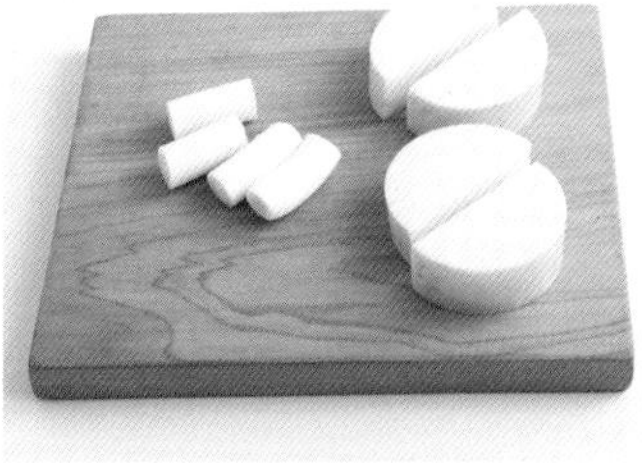

❸ 深めのフライパンに鶏手羽先を入れ強火で焼き色をつける。

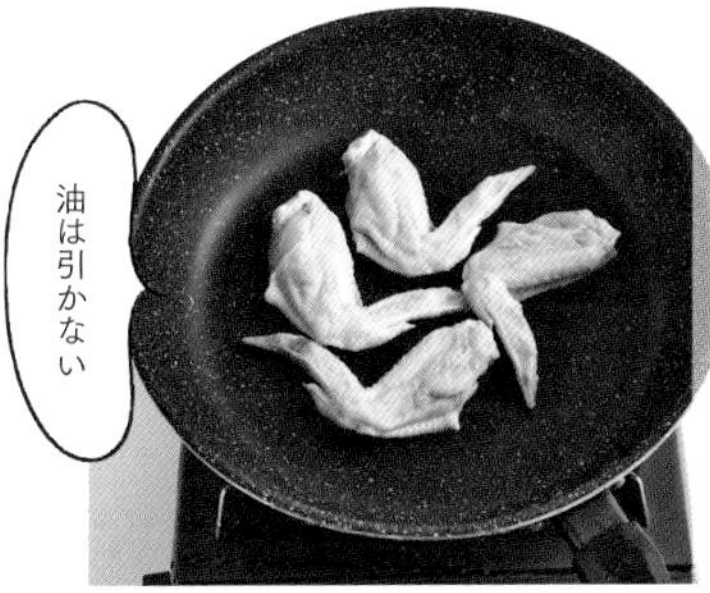

❹ 長ねぎ、大根を加え焼き色をつける。

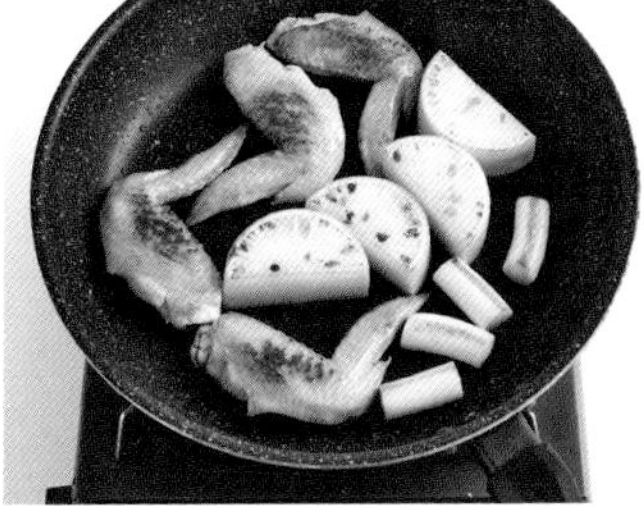

❺ 酒と①を戻し汁ごと入れる。煮立ったら弱めの中火で20分煮る。

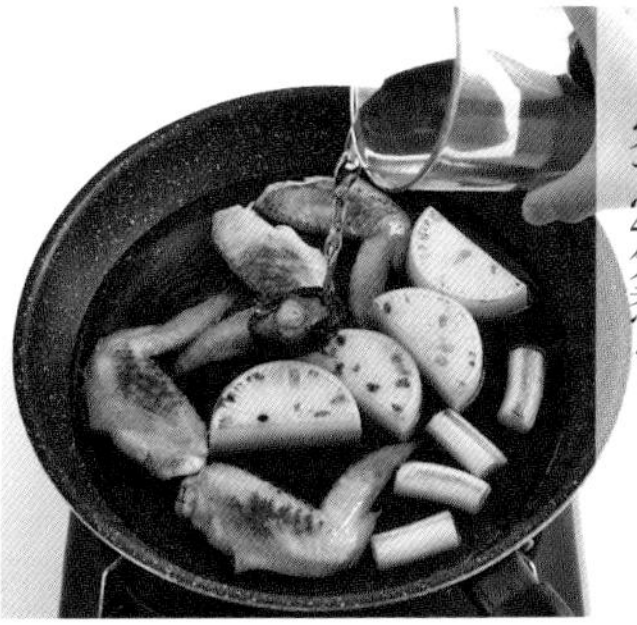

❻ 大根と手羽先がやわらかくなったら、しょうゆを入れ弱火で2分煮て完成。

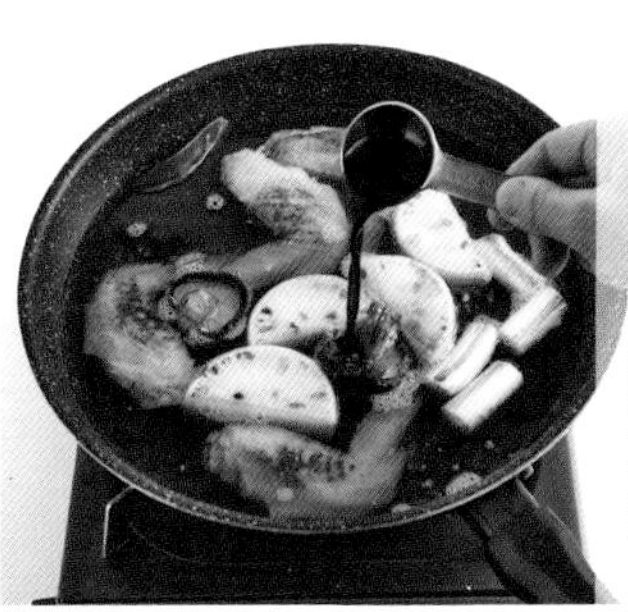

<メモ>

骨付きであれば手羽元でも手羽中でもOK。ただしゼラチン質の多い手羽先がこのスープにはよく合う。水炊き用の骨付き肉のぶつ切りもよいだしが出て美味。

中間まとめ

さてここが、この本の中間地点です。

ここまでで、「新しい体」を作るための基本を説明し終わりました。次章からレシピのバリエーションをご紹介していきますが、その前に基本のおさらいをしておきましょう。

①主食は米
②疲れない調味料を使う
③添加物の多い食品を避ける
④グルテンフリーと白砂糖カットを試す
⑤弱っているときはあたたかいものを食べる

の5つが本書の基本です。さらに次章からもうひとつだけ、

⑥旬の食材を使う

が加わります。

この６つを心に留めおいていただきたいのですが、一気に食生活を変えたり、①～⑥を強迫的に実践したりしなくても大丈夫です。

たとえば毎日コンビニのお弁当だったけれど、３日に１回は塩むすびを作って出かける。市販の総菜に頼りがちだった夕食を、大鍋にスープを作って週の半分はそのスープとお餅やごはんを食べる。

本当に、少しずつ、少しずつ、食生活を変えていけばいいと思います。

無理なく、ゆっくり、でも確実に元気になっていきましょう。

「自分の塩」を見つける

コラム 1

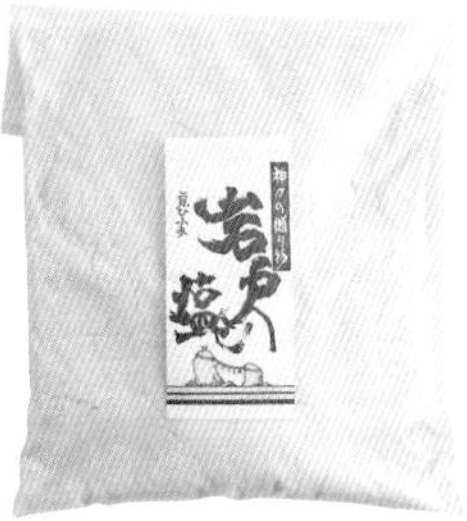

天然の塩は、「やる気が出る体」を作る主役です。かどが強いものやミネラル豊富なまろやかなものなど多種類ありますが、選び方は簡単で「なめてみておいしい塩」ならばOKです。たくさん試して「自分の塩」を見つけましょう。

私の「自分の塩」は、岩戸の塩です。お伊勢参りに行った際に出会いました。ペロリとなめてみて衝撃的な旨さに驚きました。調べてみると、お伊勢さんに献上する堅塩を作っている二見浦という地域のお塩で、山の栄養が流れ込んだ海水を使い、手作りでていねいに炊いたものでした。

岩戸の塩を使っておむすびをにぎると、食べた人がものすごく元気になります。海の壮大なパワーをおすそわけしてもらっていると思い、大切に使っています。

第4章

一品料理から はじめよう

○カレーやシチューの代わりになる料理
○旬が大事
○食べる前にさっと作る
○お雑煮の寛容さ

一品料理、3つのポイント

疲れているときにあれこれおかずを用意するのは大変です。ですから、まずは一品。一品だけ作ってみましょう。

一品料理の代表格はカレーやシチューですよね。簡単に作れて野菜もお肉もとれていいのですが、続くと飽きますし、市販のルーに入っている添加物が気になります。

そこでこの章では、「この一品なら安心」「一品で体の回復につながる」というレシピをご紹介します。すべて手数の少ない簡単なものです。組み合わせる主食はごはん(白米)を前提としています。あとで説明しますが「便にかさを出す」ことが大切だからです。

体にいい一品料理を続けるポイントは3つだけ。

①疲れない調味料を使う(26ページ)
②旬の食材を使う
③食べる前にさっと作る(なるべく作り置きはしない)

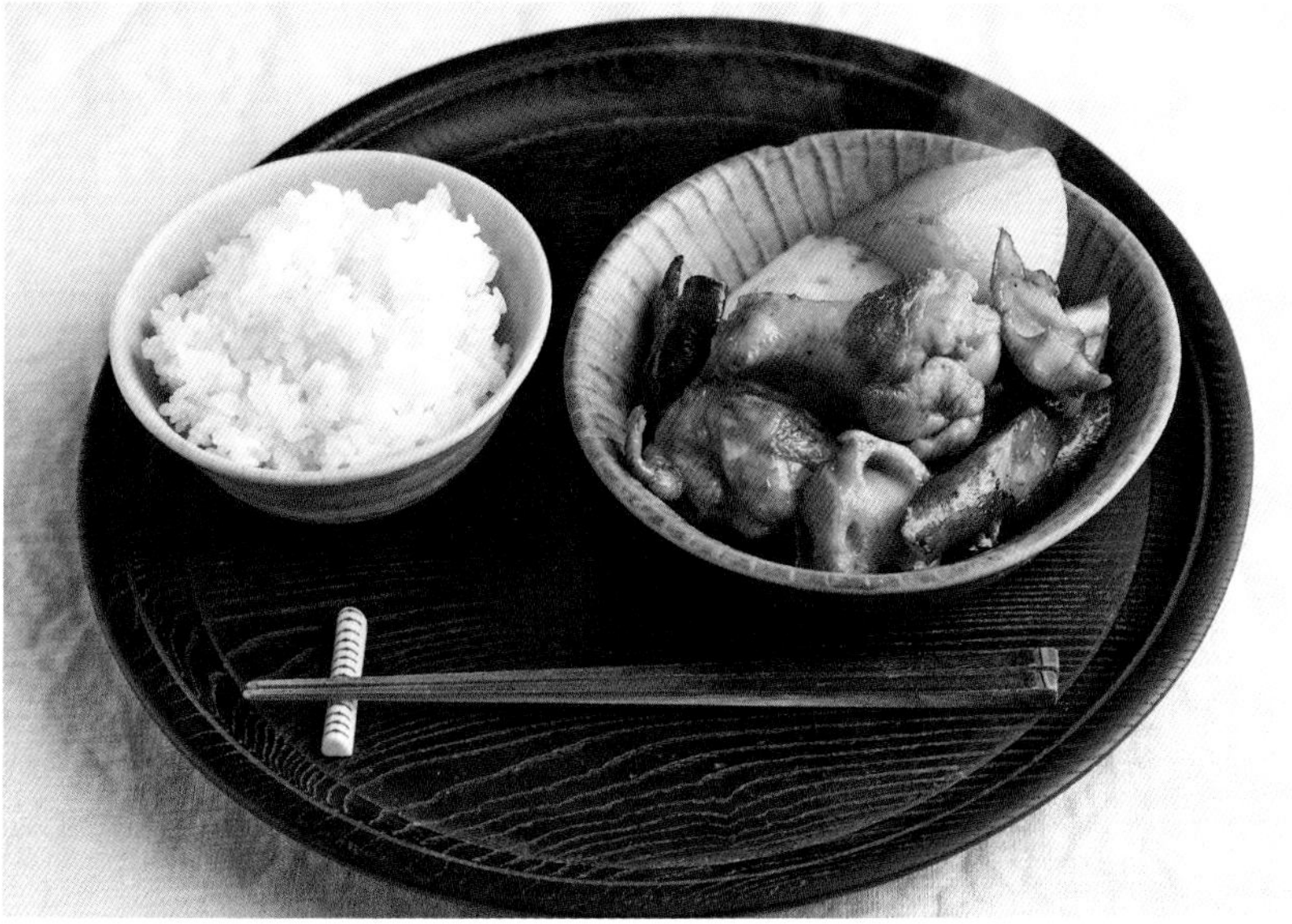

こっくりした煮物にごはんを添えればじゅうぶん。作り方は100ページ。

旬のものにこだわるのは、「考えなくても効率よく必要な栄養がとれる」からです。

旬の食材は値段も安く経済的です。高い食材では続きませんから、そういう意味でも旬の食材はありがたい存在です。

作り置きは意外と心の負担になります。買い物に行って材料を買ってきて、ごはんを作って食べる。このシンプルな流れを実践するほうがラクなのです。

この3つを守れていれば、体にいい食事を続けられるというのが、私の考えです。

一品料理① キャベツとひき肉の蒸し煮

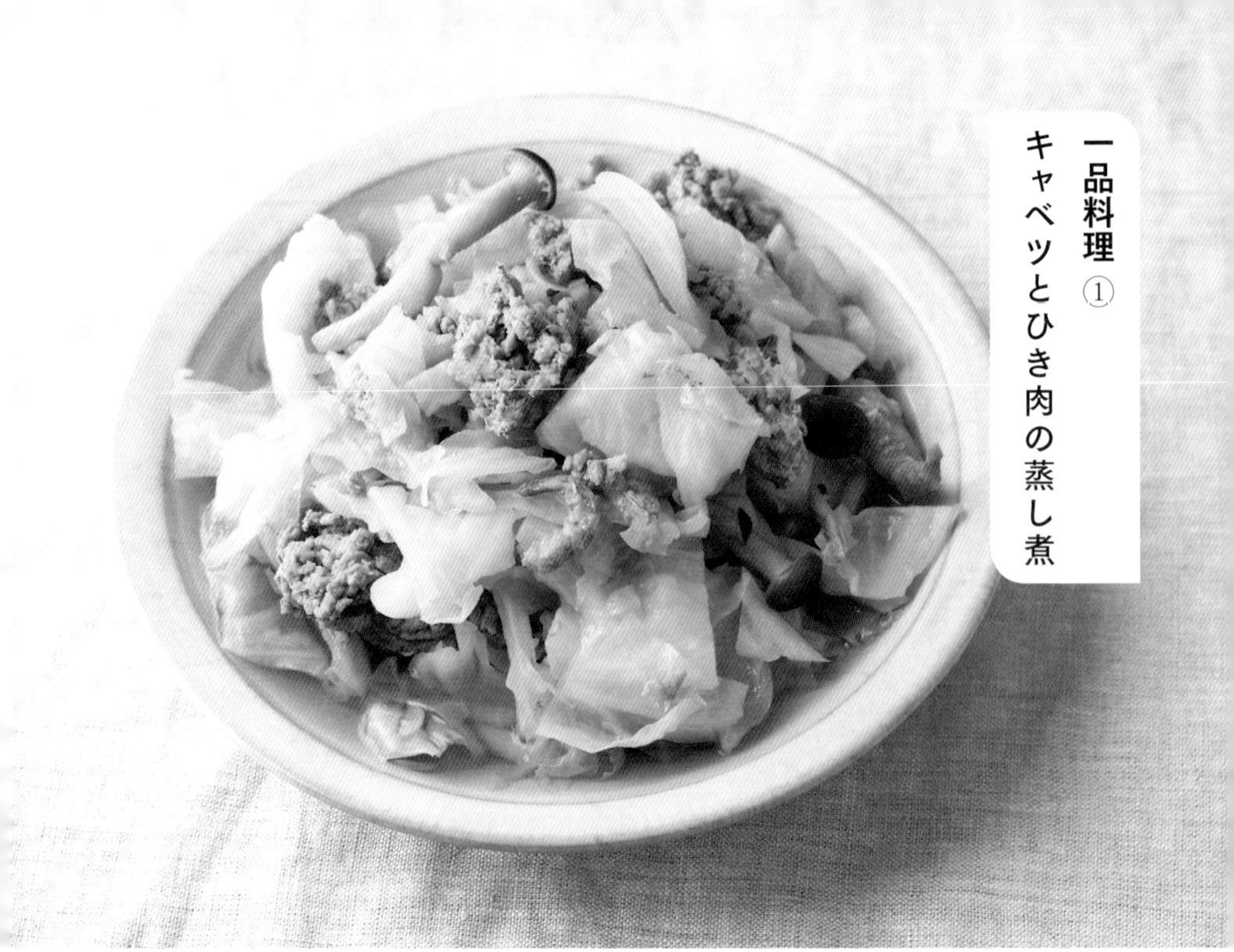

材料を鍋に入れてフタをするだけ

・材料を入れて火にかけるだけですが、入れる順番が重要です！ ①水→②干しえび→③ひき肉→④塩→⑤しめじ→⑥キャベツの順に。

旬のメモ

春には春キャベツを使いましょう。みずみずしい春キャベツにうま味がしみこみます。

材料［2人分］

キャベツ……1/2個（700g程度）
豚ひき肉……200g
しめじ……1パック

干しえび……大さじ1
水……300cc
しょうゆ……大さじ1
塩……小さじ1

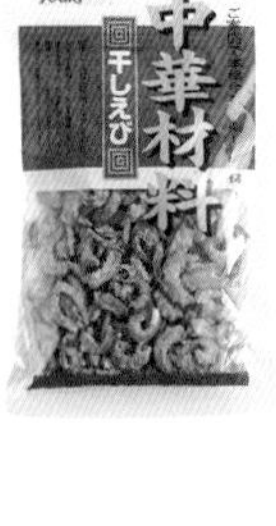

干しえびは着色料の入っていない中華料理用のコロコロしたもの。44p、82p、84p、114pでも使います。

1 しめじは石づきを取り除いて小房に分ける。

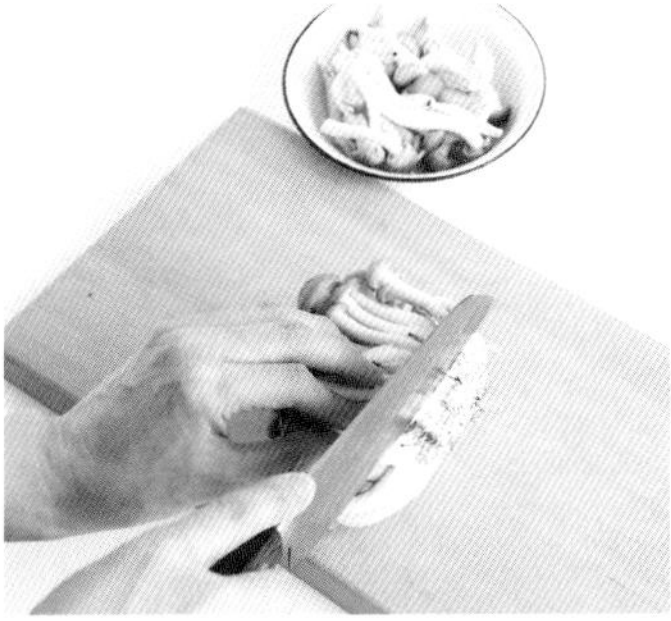

2 キャベツは芯をとり4cm角に切る。

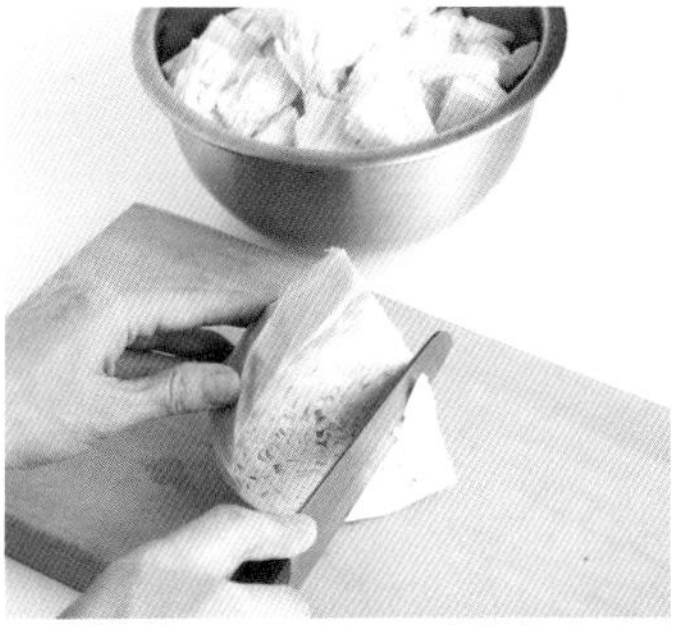

3 ひき肉にしょうゆをまぶす。

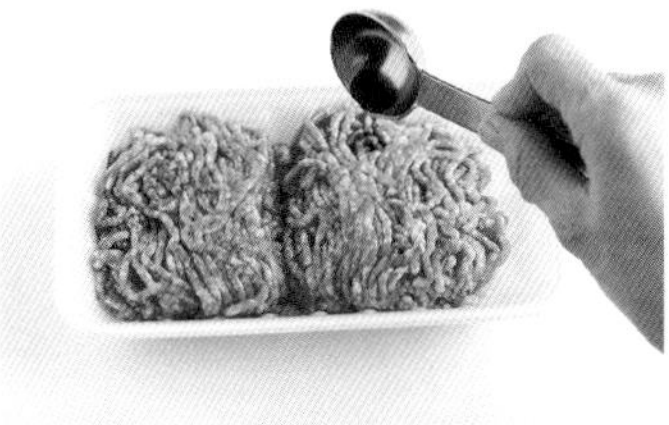

4 鍋に水→干しえび→ひき肉の順に入れる。

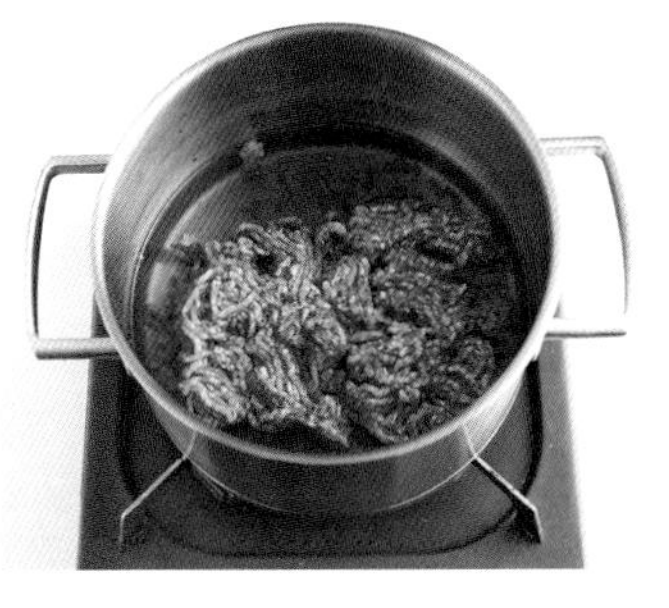

5 次に塩→しめじの順に入れる。

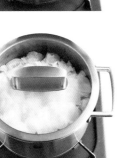

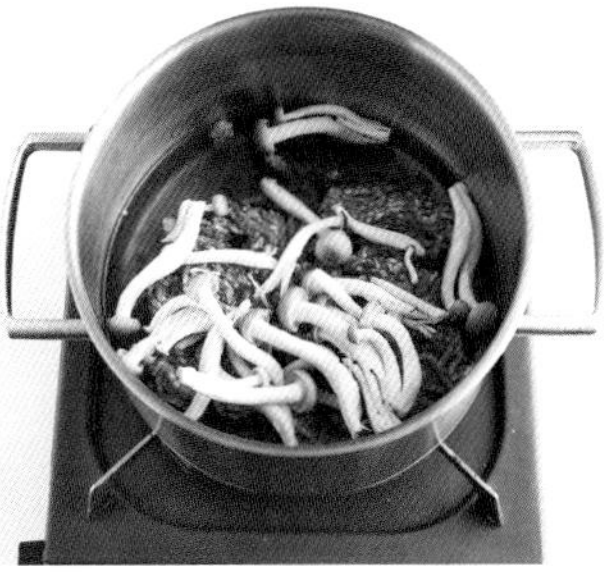

6 最後にキャベツを入れる。

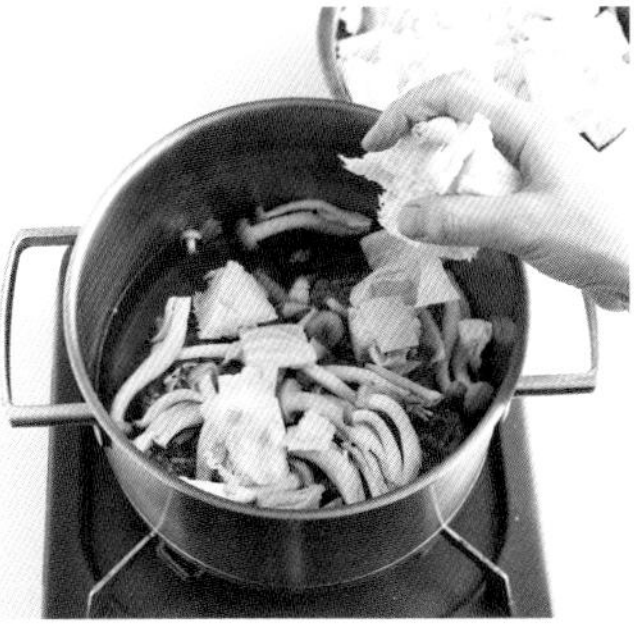

7 フタをして弱めの中火で10分煮る。

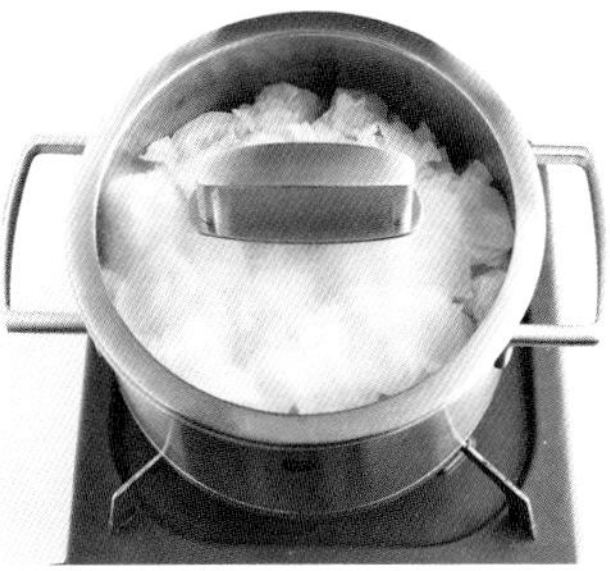

8 かたまっている肉をほぐしてうつわに盛る。

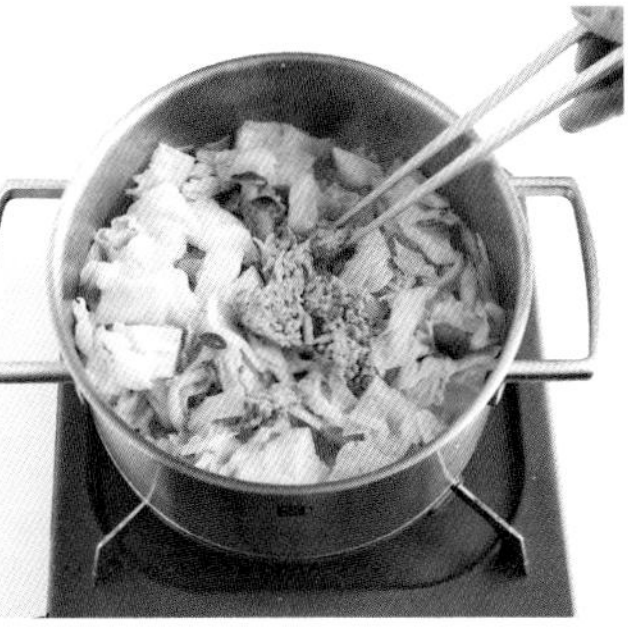

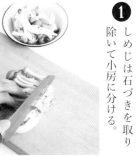

一品料理② 干しえびのチヂミ

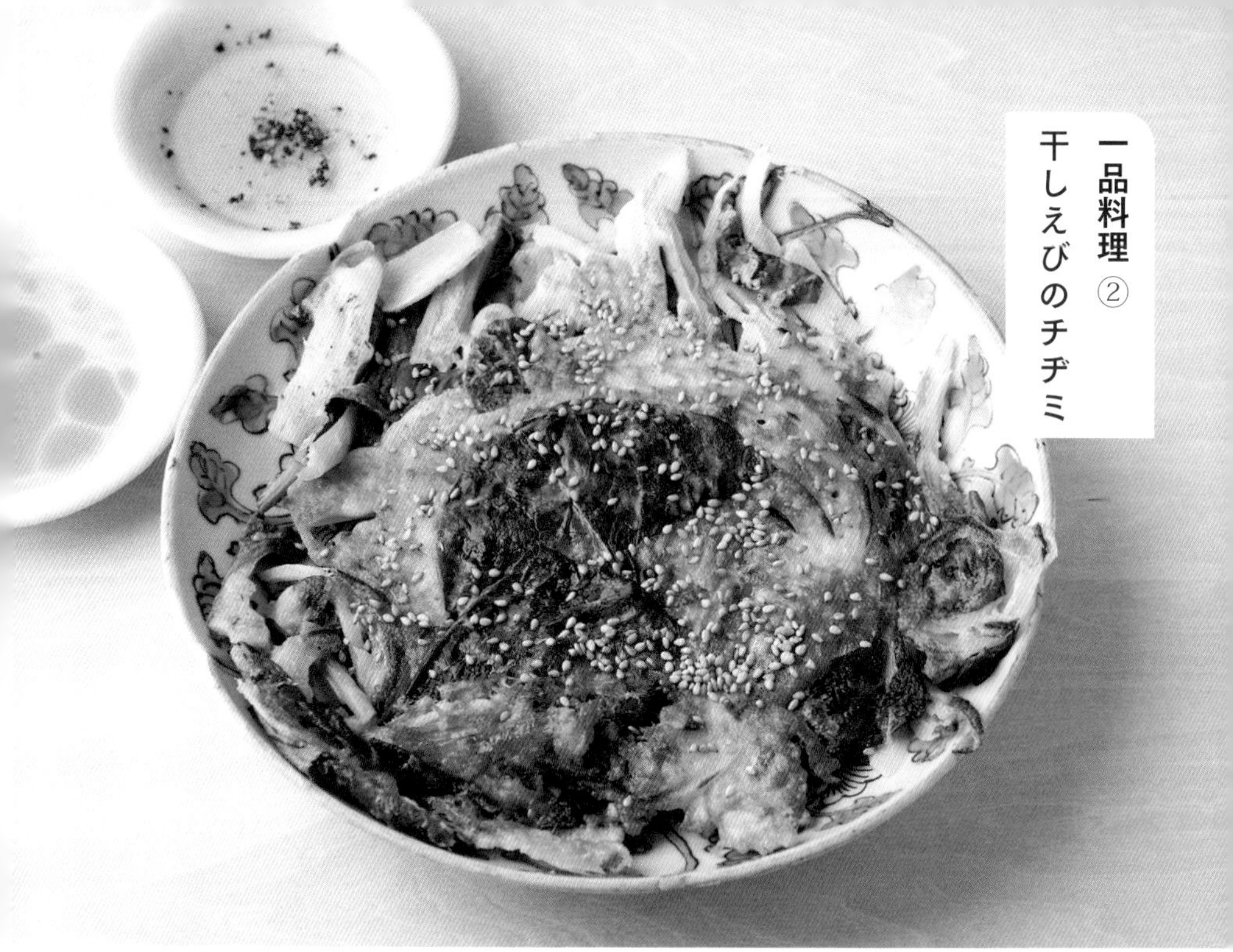

干しえびの香ばしさとカリカリした食感がいい味

・多めの油でカリカリに仕上げるのがポイント。
・葉物ならなんでも合いますが、えぐみのあるほうれん草は避けましょう。

旬のメモ

春の新玉ねぎを使うと自然な甘さで格別の味。葉物もぜひ季節のものを。冬はかぶや大根の葉がよく合います。

材料［2枚分］

- 小松菜（菜花・かぶの葉でもOK）……1束
- 玉ねぎ（春は新玉ねぎ）……小1個
- A
  - 米粉……40g
  - 片栗粉……30g
  - 水……90ml
  - 卵……1個
  - 塩……小さじ1/3
- 干しえび……大さじ3
- 白いりごま……適量
- ごま油……適量

1 玉ねぎを1cm幅に切る。

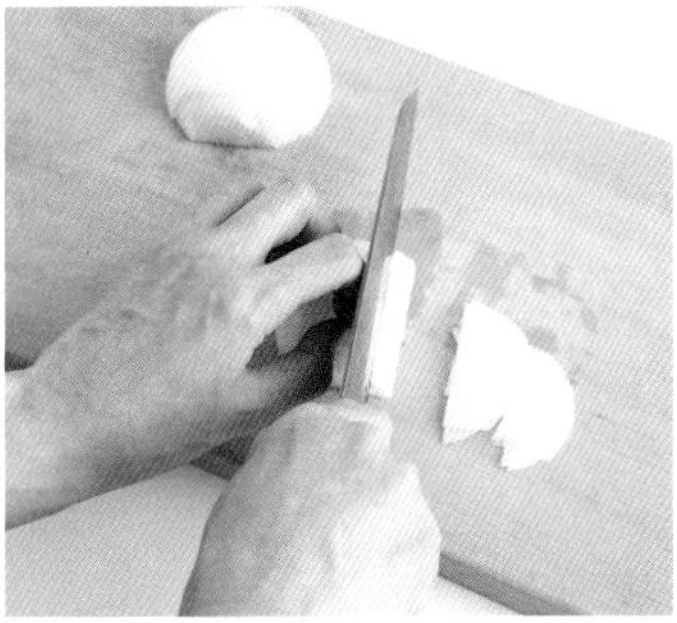

2 小松菜は根を切り落とし5cm幅に切る。

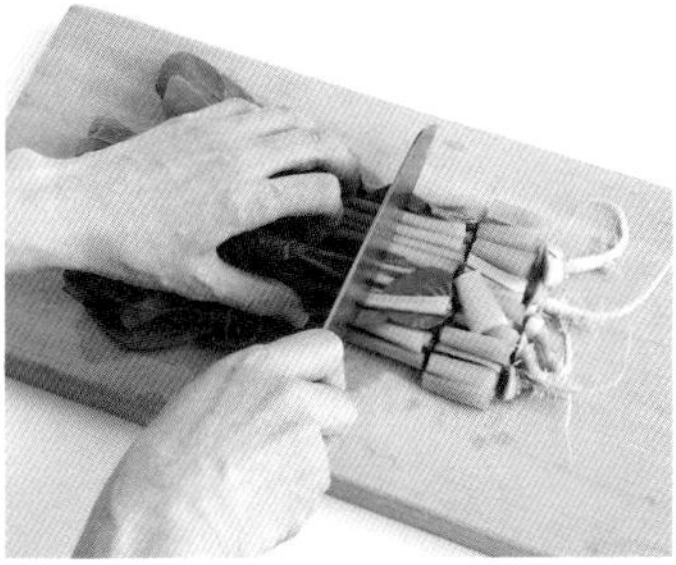

3 ボールにAを入れ混ぜる。

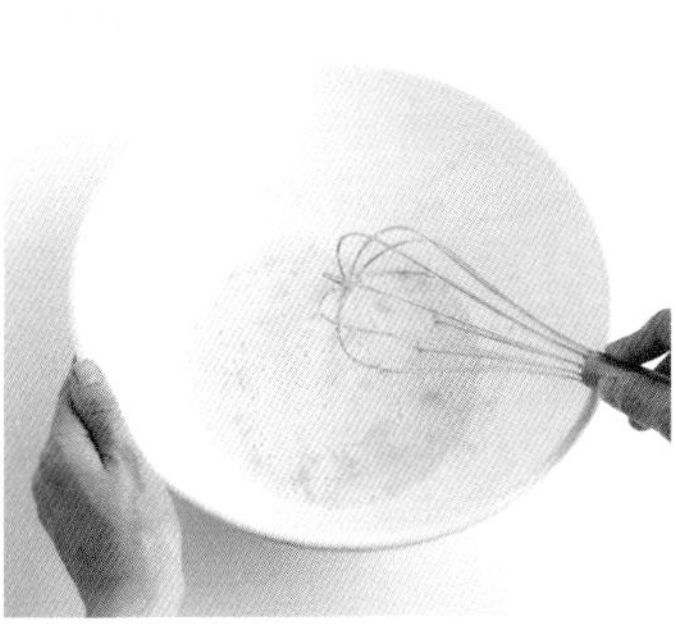

4 ③に玉ねぎ、小松菜、干しえびを入れ生地とからめる。

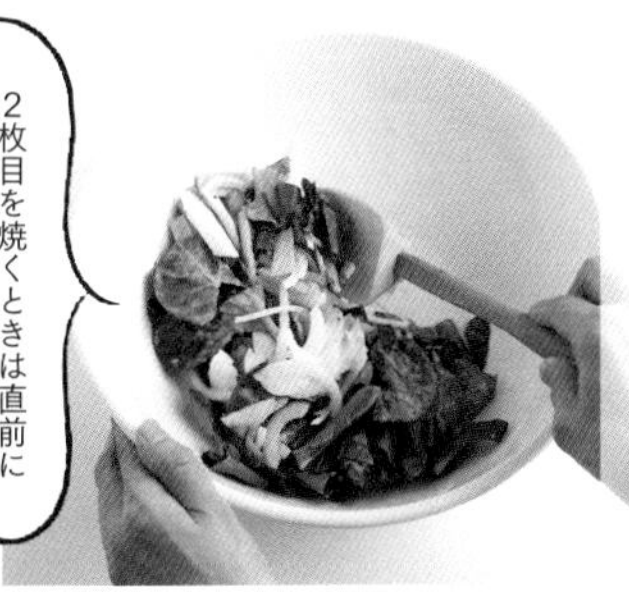

2枚目を焼くときは直前にもう一度生地を混ぜること

5 フライパンにごま油を熱し、生地を半分入れる。

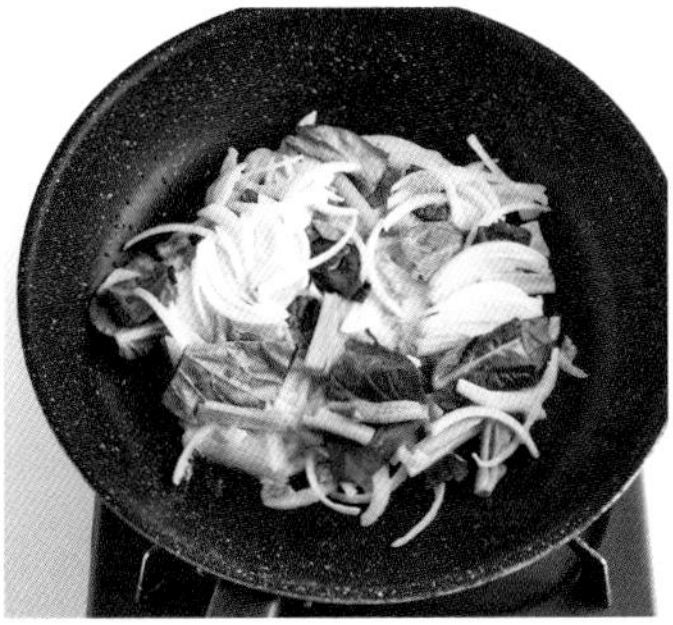

6 中火で5分焼き、返して4分焼く。

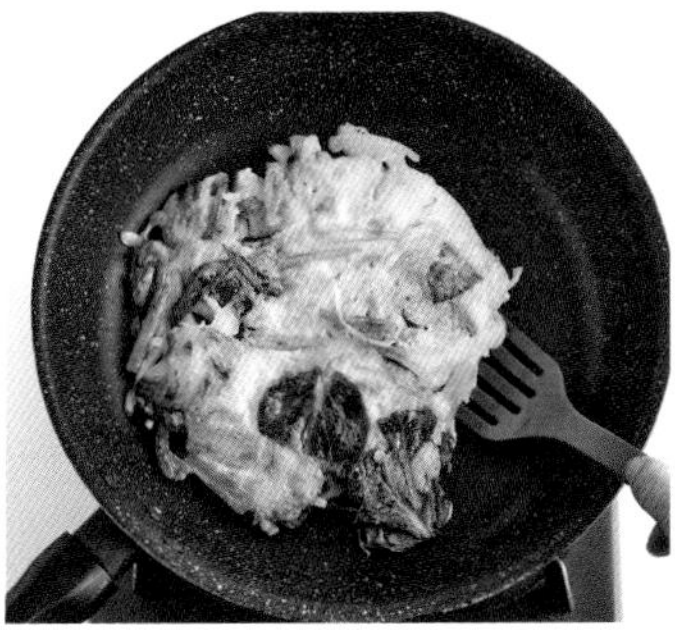

7 白ごまを振ってできあがり。

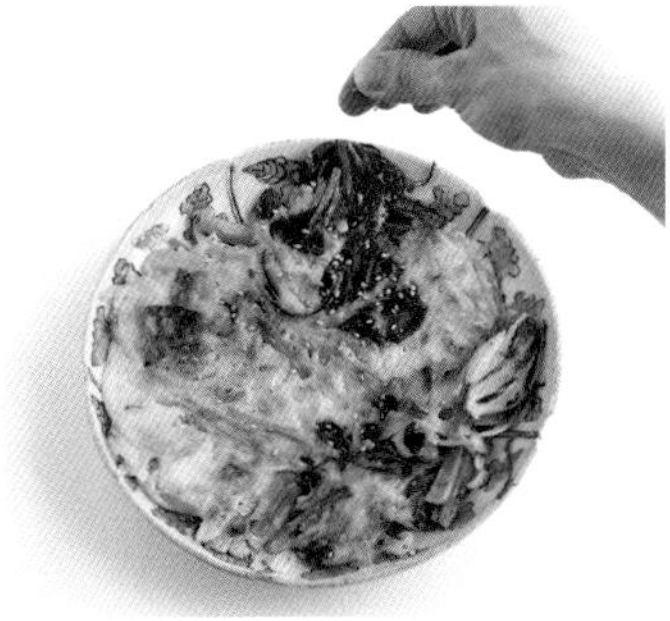

<メモ>

お好みで、米酢＋黒こしょう、米酢＋ラー油のたれをつけていただきましょう。

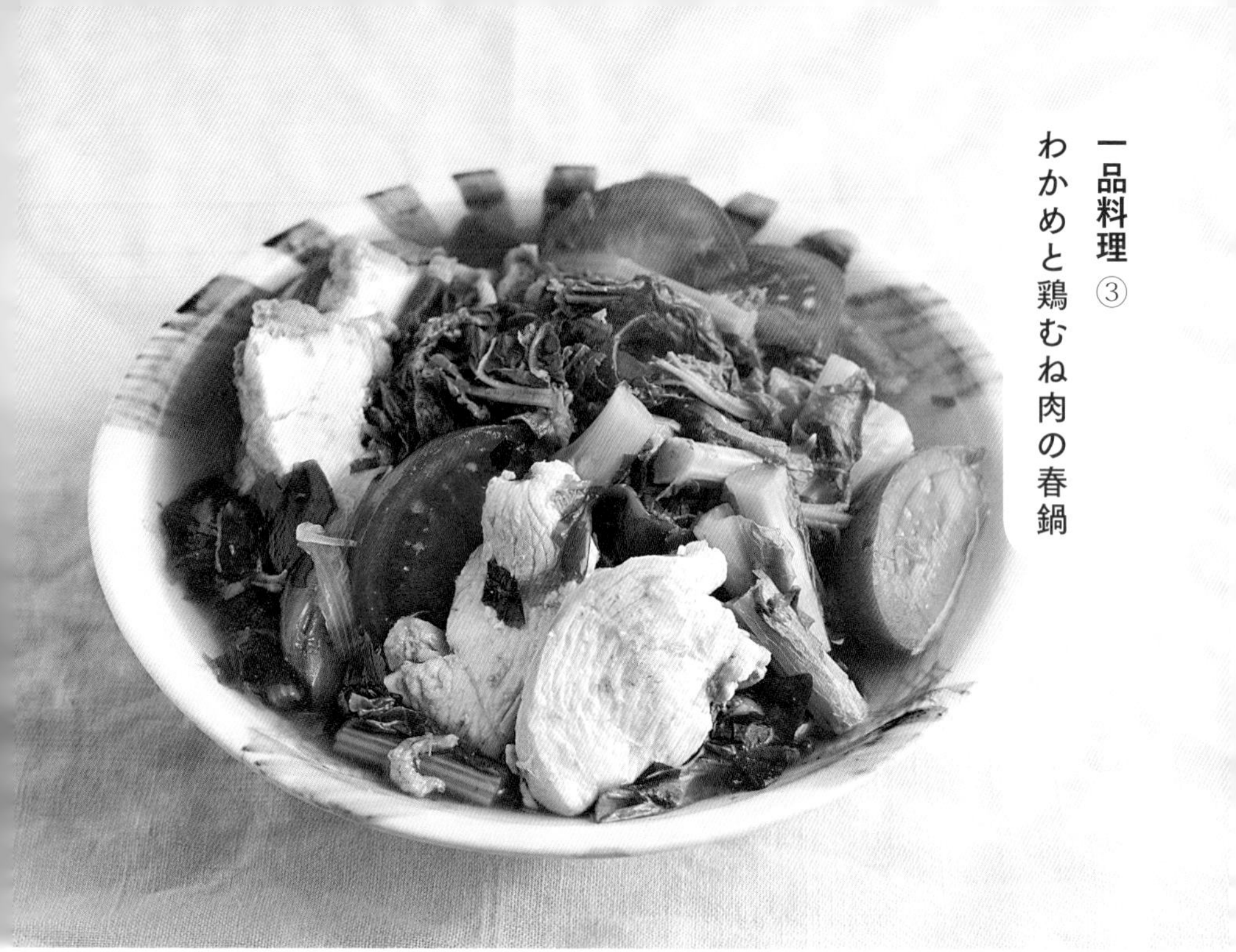

一品料理 ③
わかめと鶏むね肉の春鍋

わかめの「だし」を味わうやさしい鍋

・鶏むね肉は余分な油がなく食べ疲れません。塩こうじをもみこむとプリプリ&ジューシーに。
・わかめのだしの風味を殺さないようあっさりした味つけにしています。

旬のメモ

菜花、新玉ねぎ、春に出回るやわらかい生わかめを使った春限定鍋。

材料［2人分］

- 生わかめ……40g
  （乾燥わかめを使う場合は5g程度）
- 菜花……1束（200g程度）
- 鶏むね肉……1枚（300g程度）
- トマト……1個
- 新玉ねぎ……1/2個
- 厚揚げ……1/2枚
- 干しえび……大さじ1.5
- かつおぶし……2パック（5g）
- 塩こうじ……大さじ1
- しょうゆ……大さじ1
- 塩……小さじ1
- 水……500ml

1 野菜とわかめを切る。

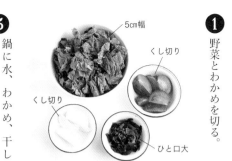

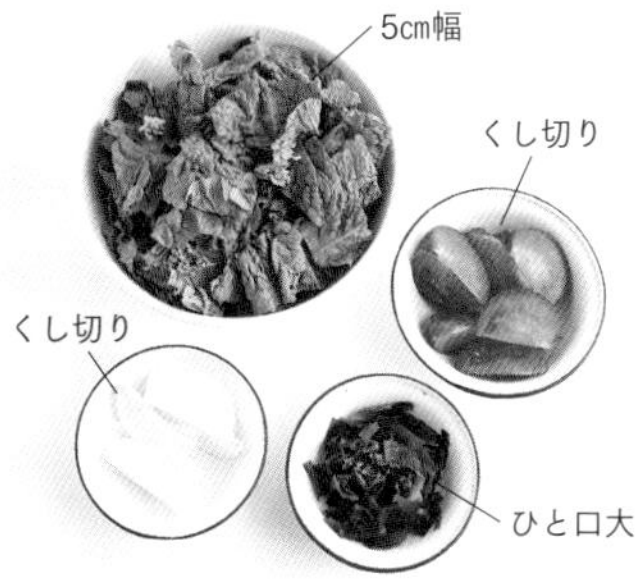
5cm幅
くし切り
くし切り
ひと口大

2 鶏むね肉は繊維を断ち切る方向に1cm幅に切る。

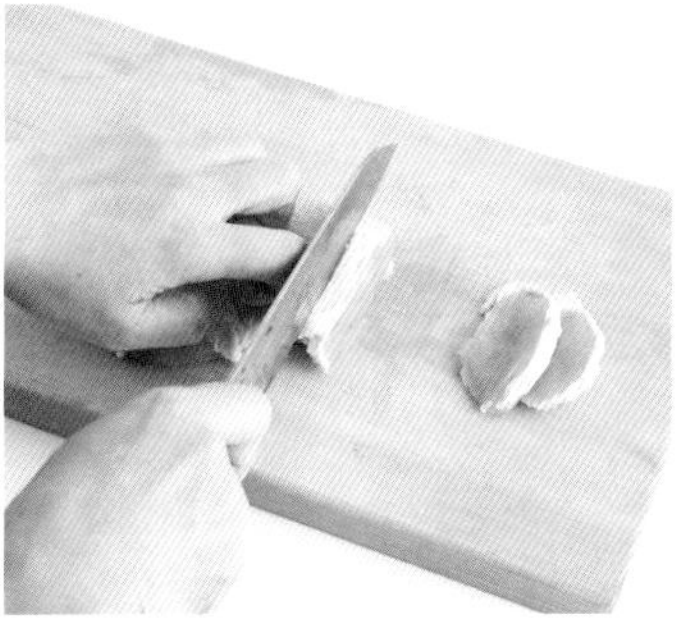

3 切った鶏むね肉に塩こうじをもみこむ。

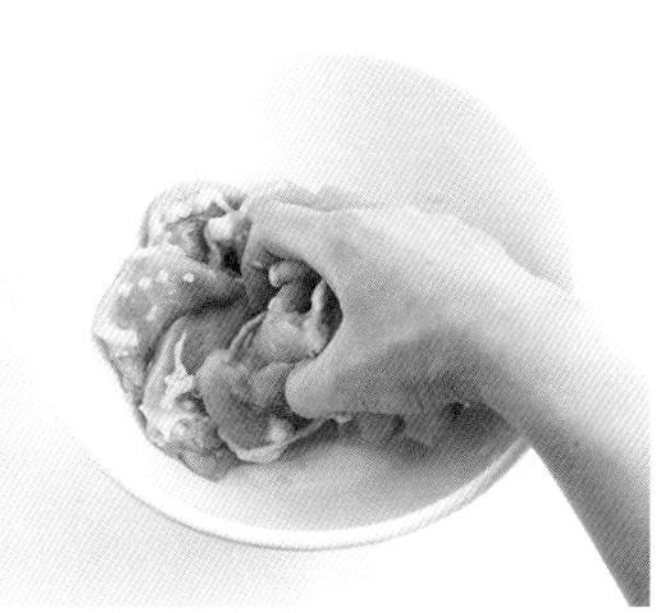

4 厚揚げはキッチンペーパーで油を吸い取ってから切る。

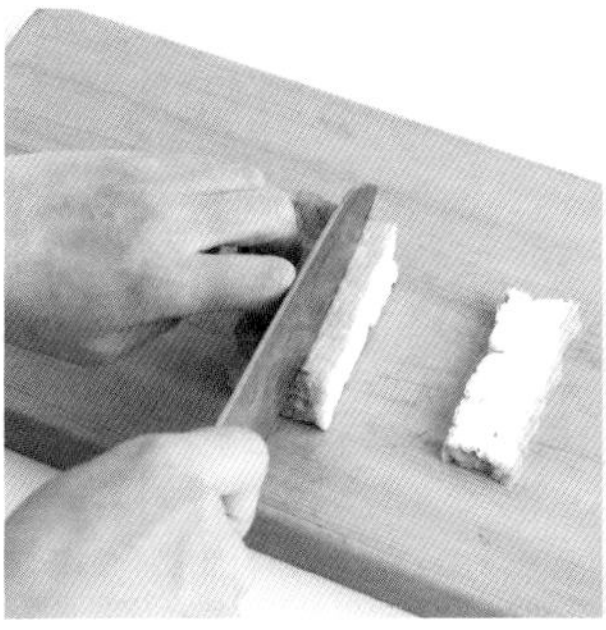

5 鍋に水、わかめ、干しえび、新玉ねぎを入れ中火で5分。

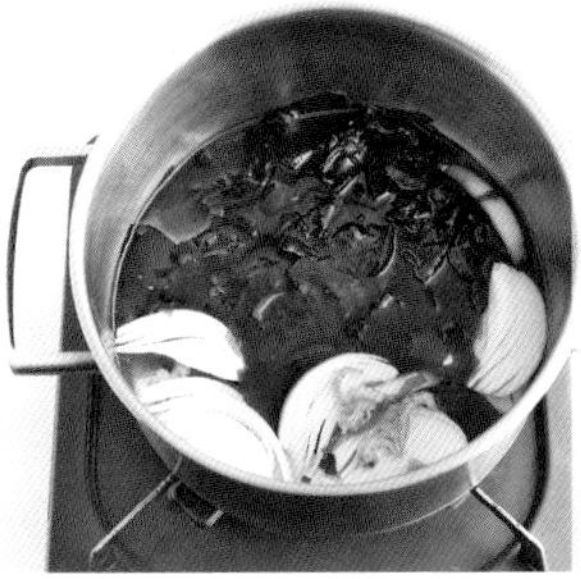

6 鶏むね肉を入れ中火で3分煮る。アクが出たらとる。

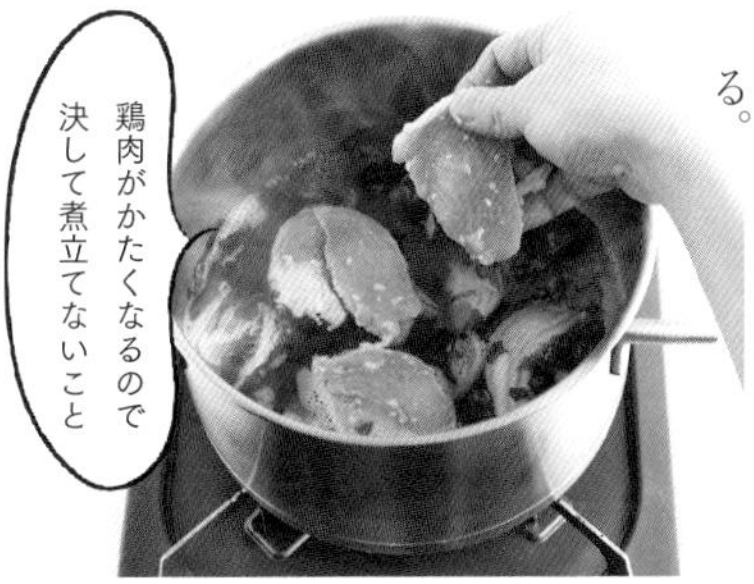
鶏肉がかたくなるので
決して煮立てないこと

7 かつおぶし、厚揚げ、菜花、しょうゆ、塩を入れ、沸騰するまで中火で煮る。

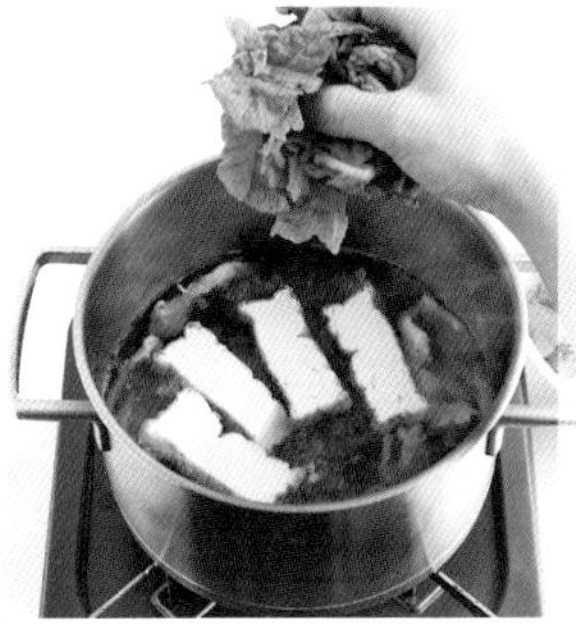

8 トマトを入れ1分煮て、火を止める。

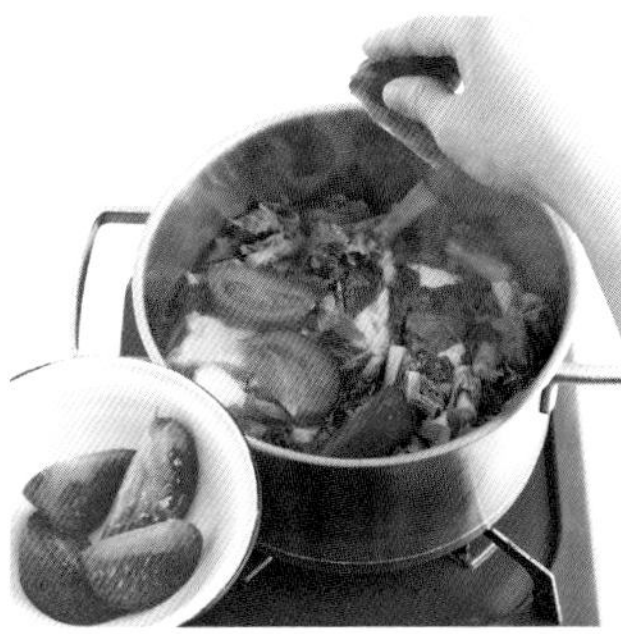

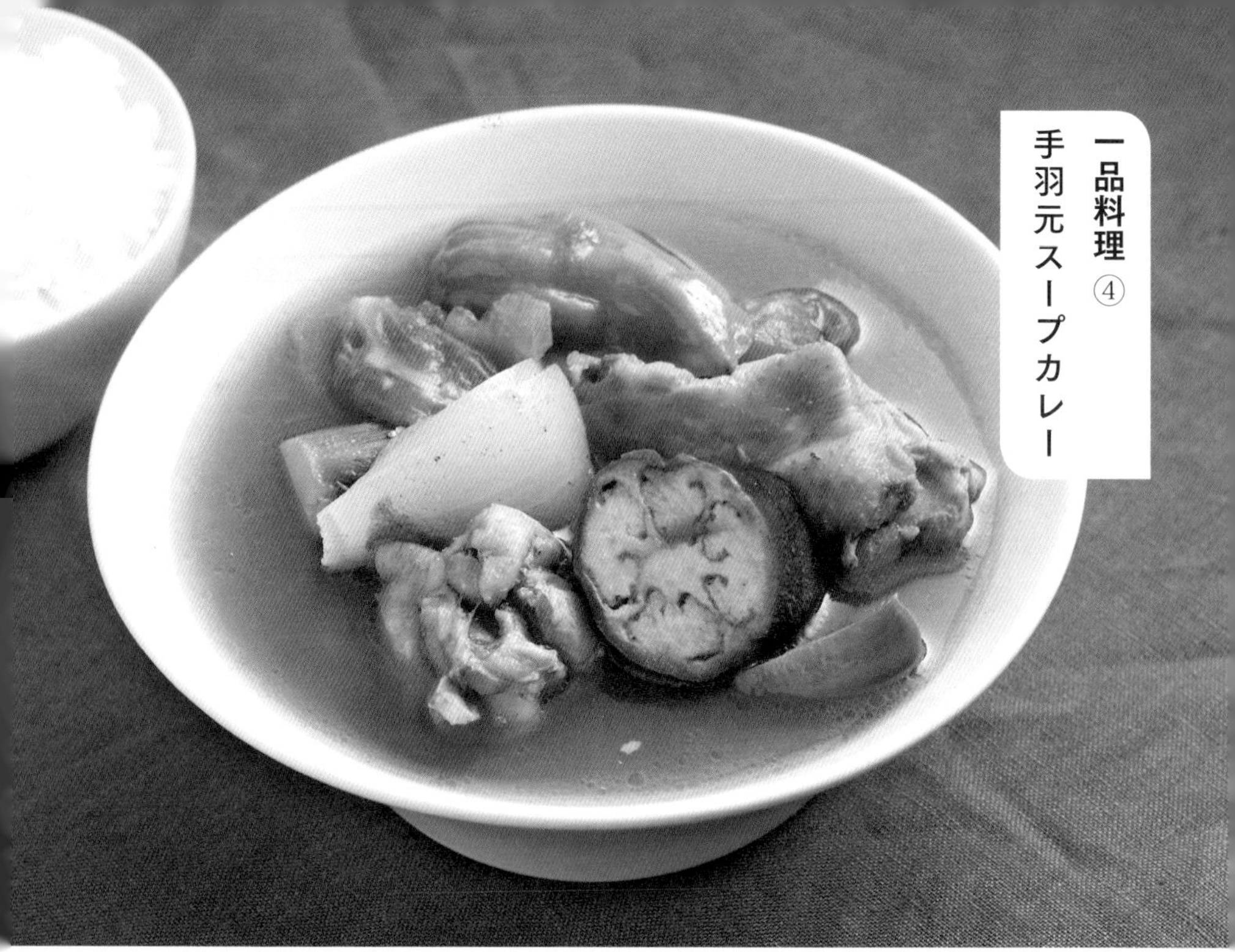

弱っているときもするする食べられるカレー

・カレーは体が元気でないと食べられないメニューですが、このレシピでは油を使っていないため、スーッと口に入り消化負担もありません。

旬のメモ

夏バテで体に熱がこもっているときに、余分な熱をとり、スパイスで食欲を増進します。春は、トマトとかぶ、秋はきのことなす、冬は大根などの根菜類で。玉ねぎはオールシーズン必須です。

材料［2人分］

- 鶏手羽元……8本
- 水……1000ml
- ピーマン……2個
- トマト……1個
- 玉ねぎ……1個
- なす……1本
- 干ししいたけ（スライス）……4g
- にぼし……2尾
- しょうゆ……大さじ1
- カレー粉……大さじ1（辛みが苦手な人はガラムマサラ）
- 塩……小さじ1

1 野菜を切る。

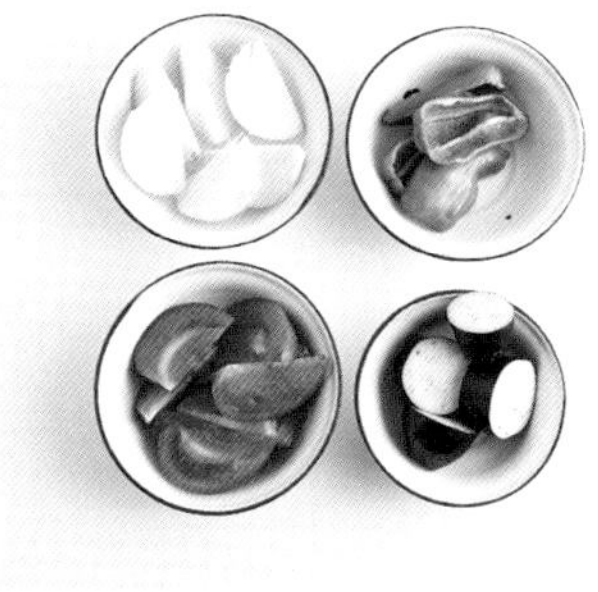

2 にぼしの頭、内臓を取り除いておく。

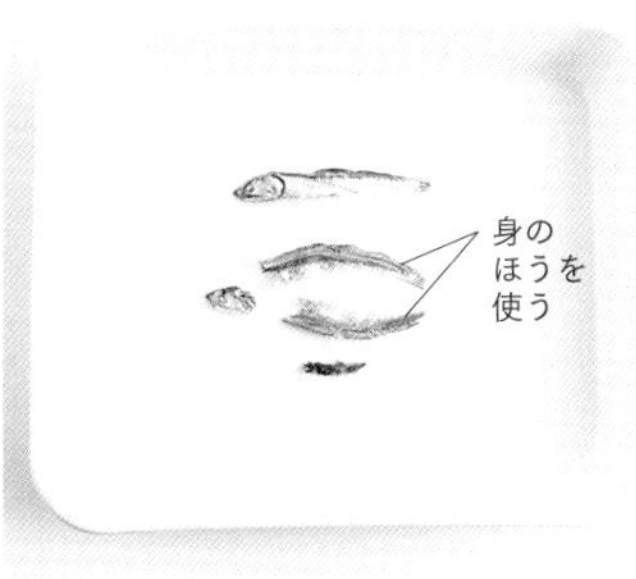

3 鍋に鶏手羽元と水を入れ、強火にかける。

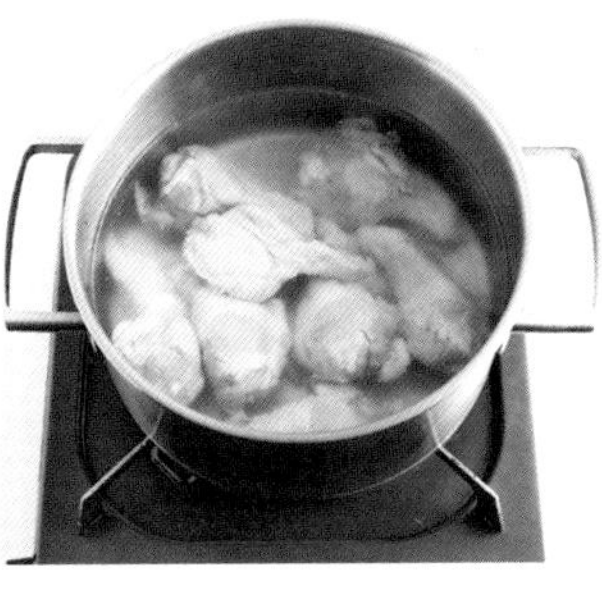

4 アクが出なくなるまでとる。

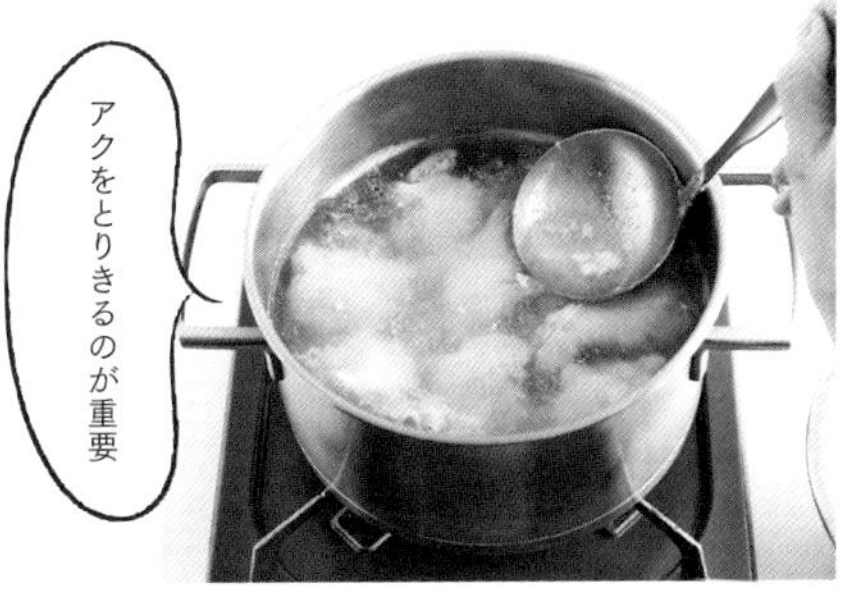

5 干ししいたけ、にぼし、玉ねぎ、ナス、カレー粉を入れて煮る。

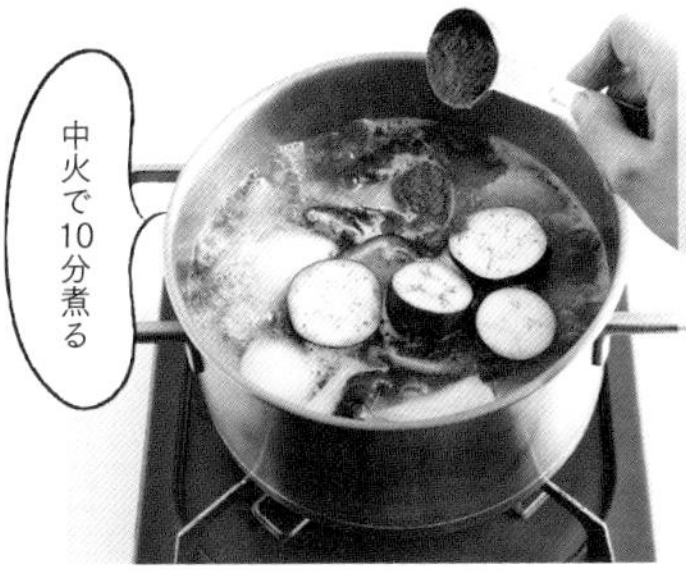

6 ピーマンとトマトを入れて5分煮る。

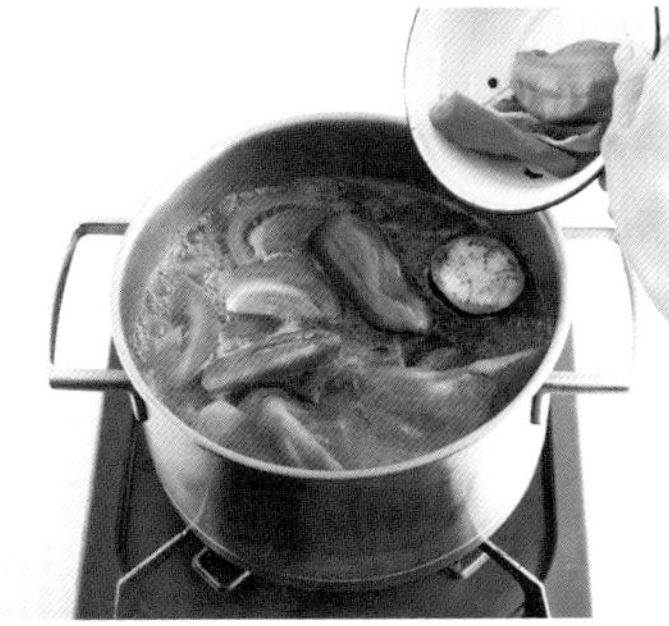

7 しょうゆを入れ、塩で味を整えて完成。

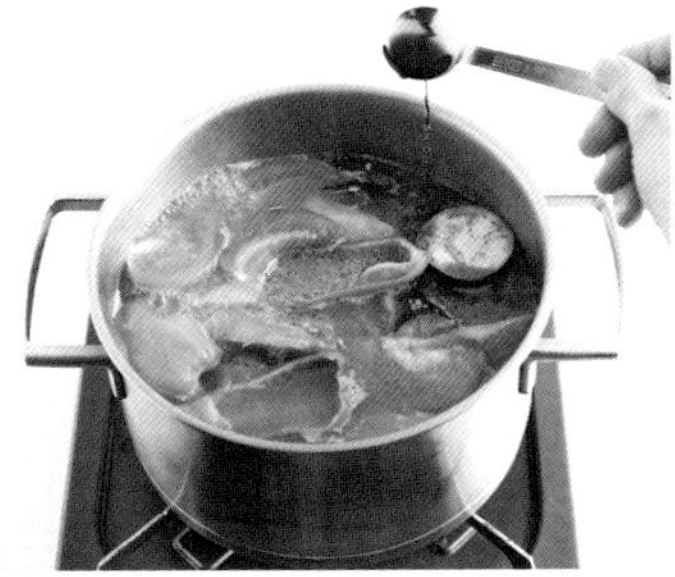

<メモ>

かぼちゃやじゃがいもを入れて、ごはんなしのメニューにすると、より消化負担が少なくなります。

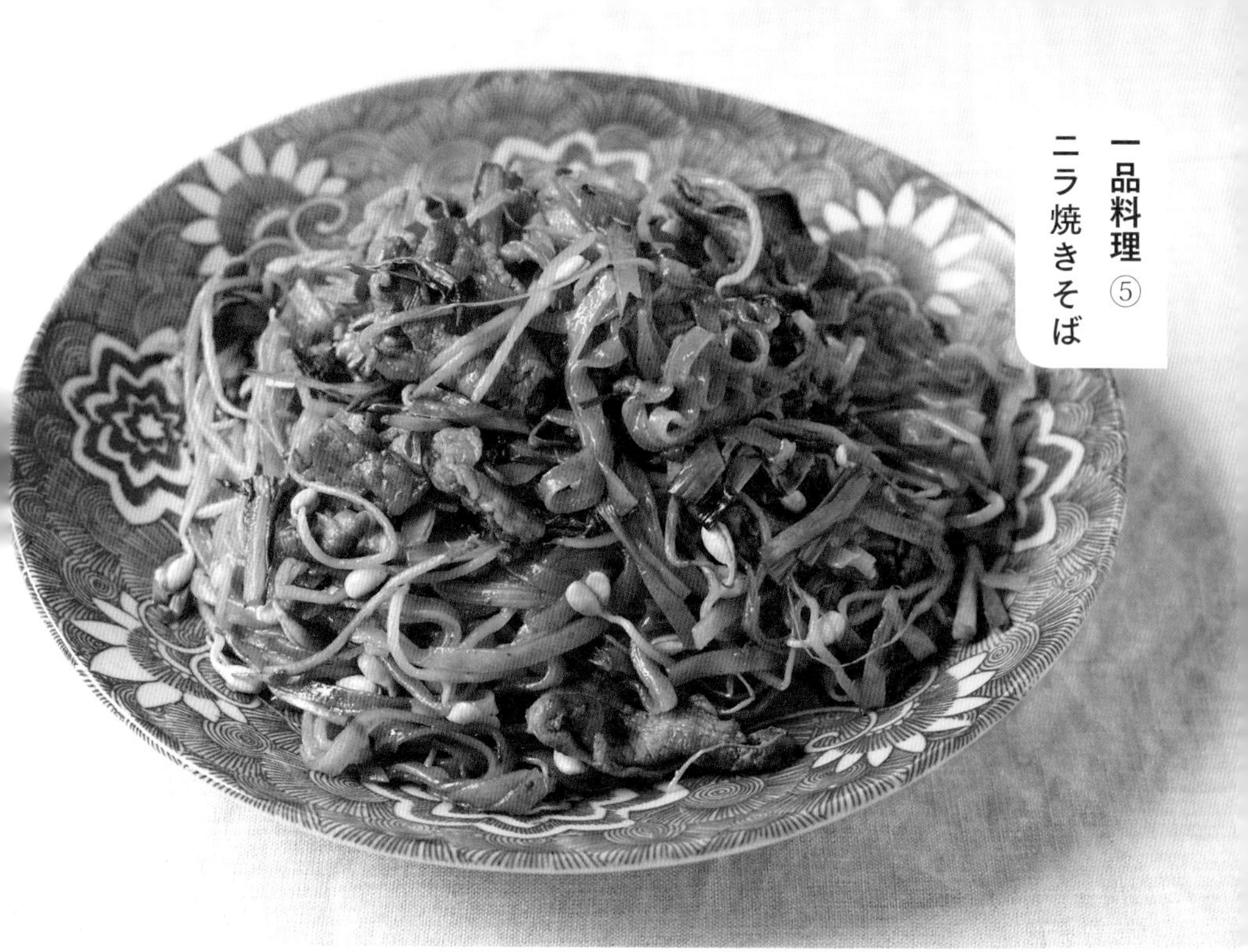

一品料理⑤ ニラ焼きそば

ニラと豚肉のコンビは、「疲労回復」と覚えておく

・疲れをとるニラ＋豚肉に加え、豆もやしも栄養価が高いのでこのレシピのポイントです。

旬のメモ

夏は、何もしなくても体が疲れ自律神経が乱れる季節です。食欲がないとき、ピリリとした辛さが食欲増進につながりますよ。

材料［2人分］

- 米麺……200g
- 豚こまぎれ肉……150g
- 小松菜……1/2束（かぶの葉・大根葉でもOK）
- ニラ……1/2束
- 豆もやし……1パック
- みりん……大さじ2
- しょうゆ……大さじ2＋1/2
- ごま油……大さじ1＋1/2
- 豆板醤……大さじ1（からいのが苦手な人はなしでもOK）

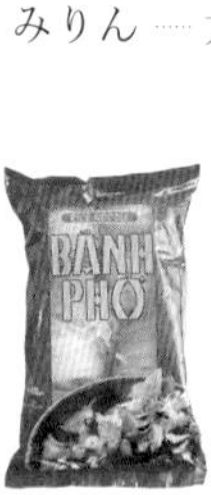

今回使用した米麺。種類によって水にひたす時間等が違うので商品の指示通りに。

1 米麺を30分程度水につける（商品の指示通りに）。

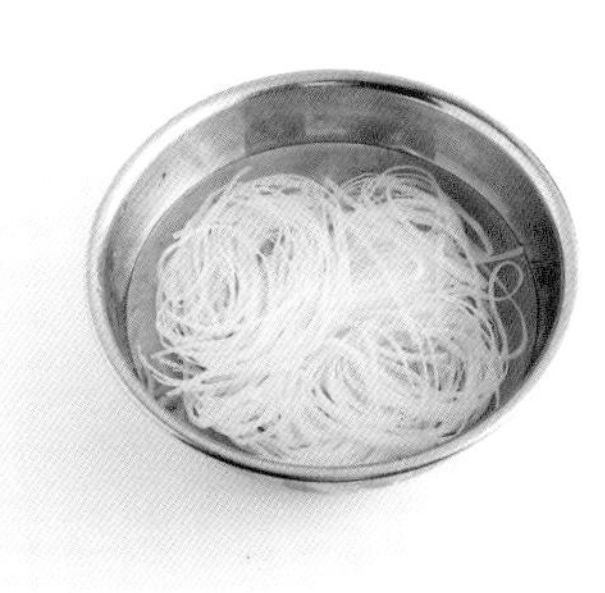

2 ニラと小松菜を5㎝幅に切る。

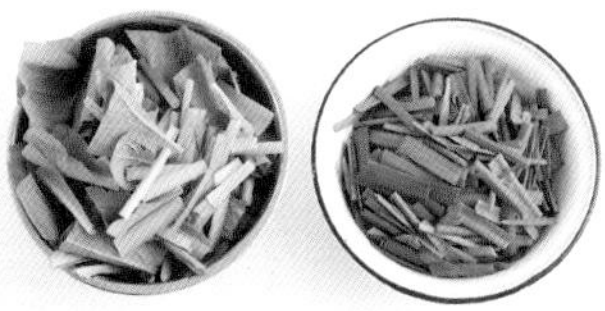

3 豚肉にしょうゆ大さじ½をなじませておく。

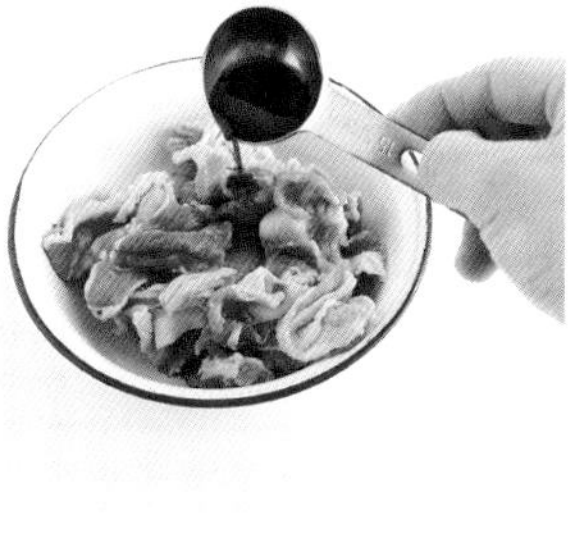

4 ごま油大さじ½を熱し、肉と豆板醤を中火で炒める。

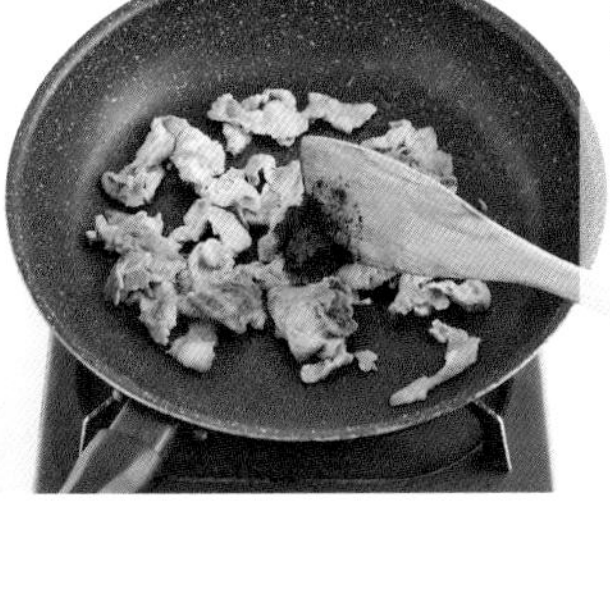

5 小松菜、豆もやし、米麺を入れて炒める。

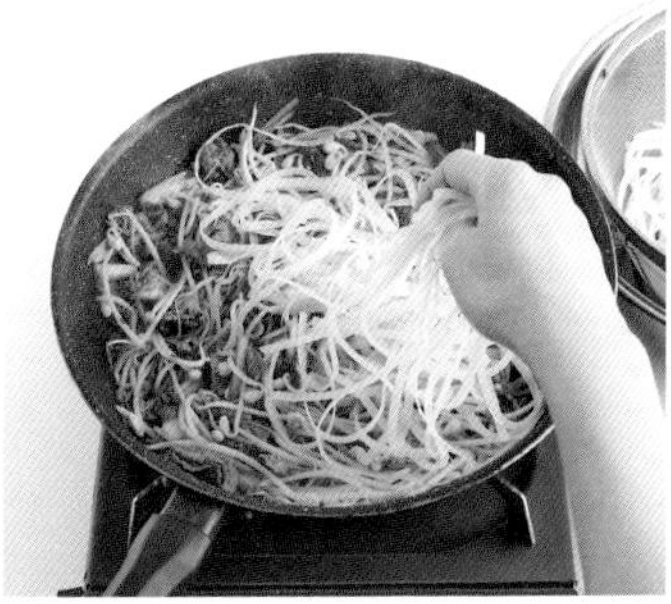

6 みりん、しょうゆ大さじ2を加えて混ぜる。

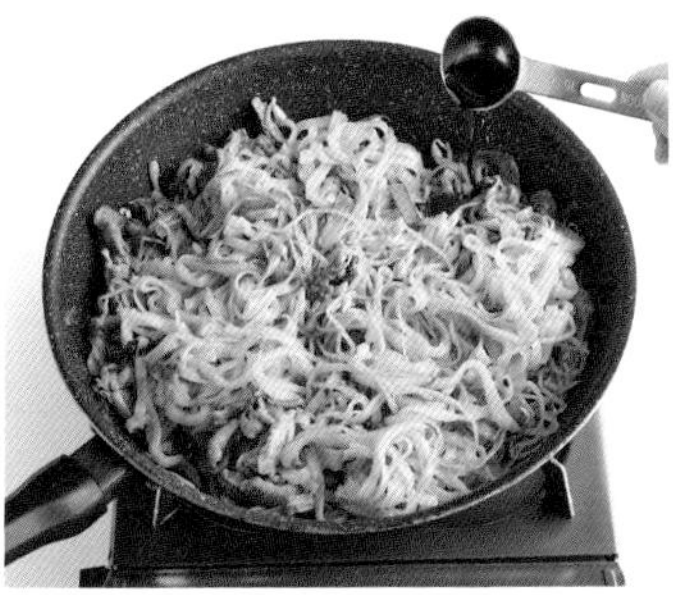

7 フタをして中火で7分蒸し煮に。時々はしで混ぜる。

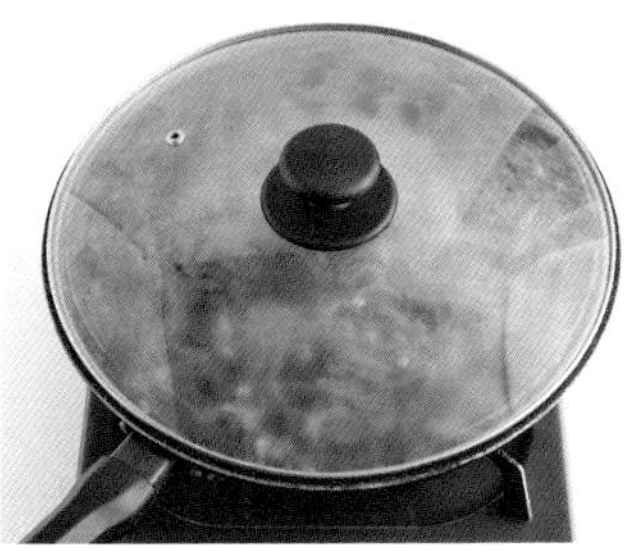

8 ニラとごま油大さじ1を入れ、混ぜて完成。

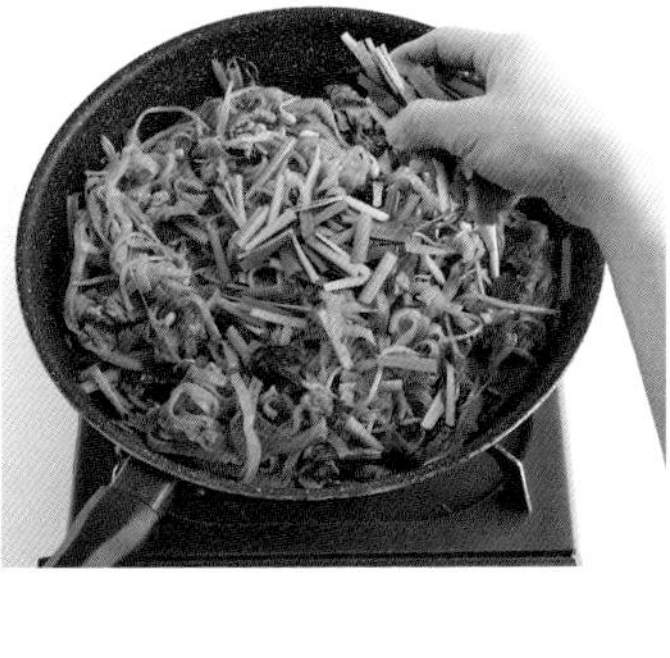

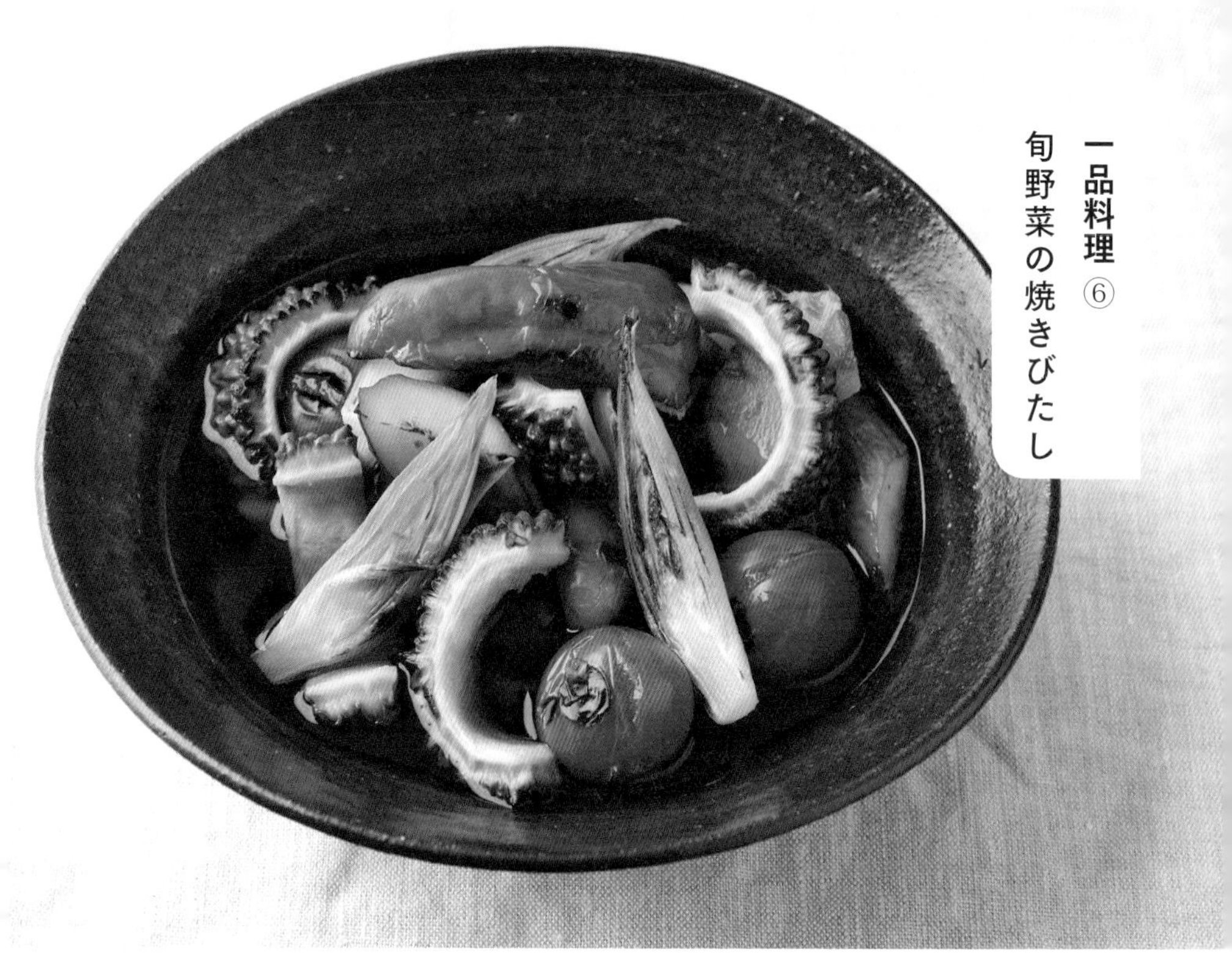

一品料理⑥
旬野菜の焼きびたし

体にこもった余分な熱をとる

・1年中味わえる料理ですが、夏野菜で作るのがおすすめです。真夏の食欲不振、夏バテが回復します。
・ズッキーニ、なす、エリンギ、オクラ、アスパラガスなど夏野菜なら何を使ってもOKです。

旬のメモ

秋はきのこ、冬は根菜、春は菜花など、旬の野菜でアレンジが可能。根菜はじっくり焼くこと。葉物もゆでずに生のまま焼きつけてだし汁につけるだけ。

材料［2人分］

ピーマン……3～4個
ミニトマト……4個
ゴーヤ……1/2本
きゅうり……1本
みょうが……2本
かつおぶし……1パック（2.5g）

A
水……600ml
しょうが……1片（薄切り）
しょうゆ……大さじ2
塩……小さじ1/2

1 ゴーヤを縦半分に切って、種をスプーンで取り除く。

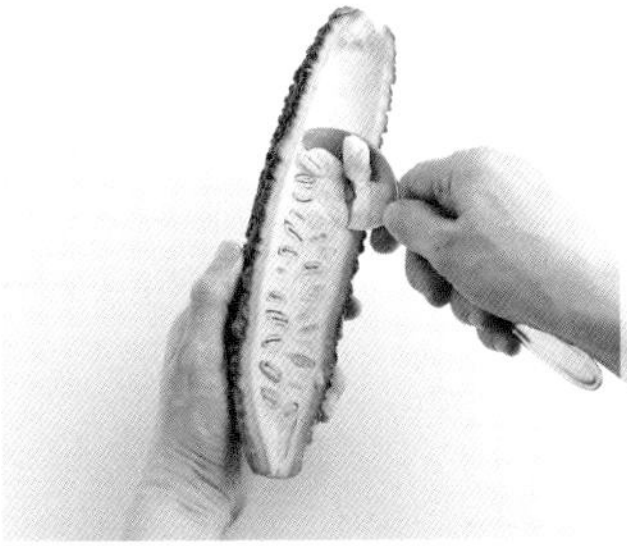

2 野菜を食べやすい大きさに切る。

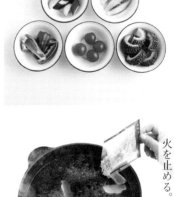

3 フライパンにAを煮立たせ、かつおぶしを入れて火を止める。

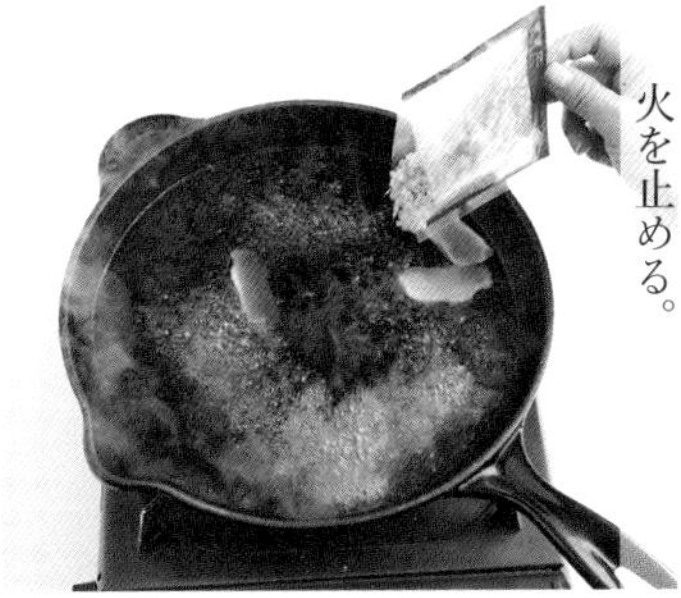

4 ③のだし汁を容器に移す。

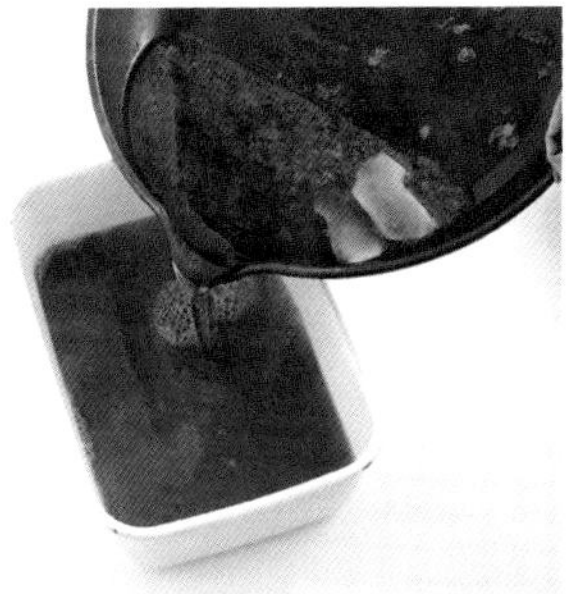

5 野菜に焼き色をつけ、だし汁の中に入れていく。

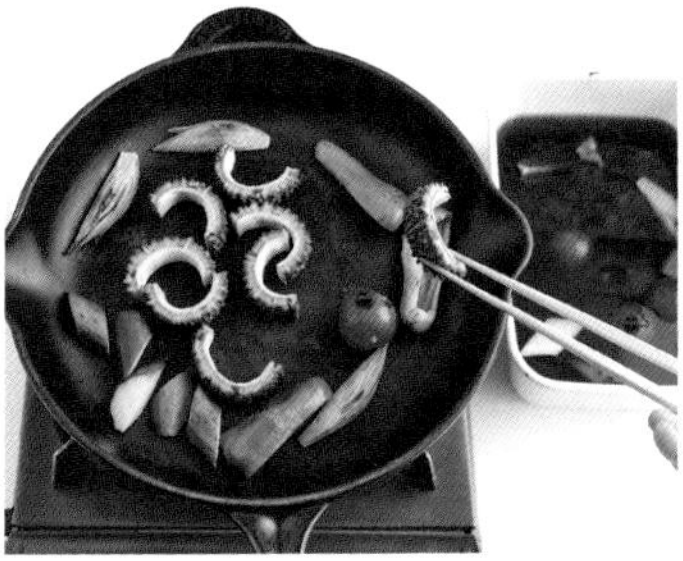

油は引かず、オーブンで
グリルするイメージ。
ミニトマトは
焼きすぎないこと。

6 30分程度つけおく。

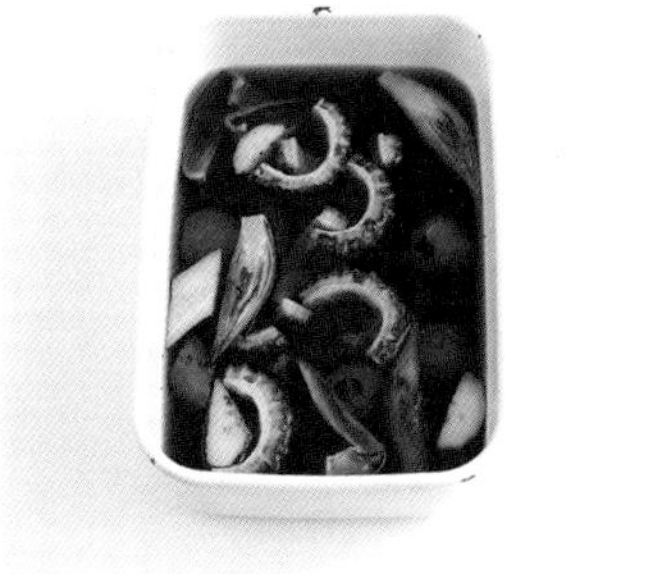

食べるときは
常温でいただきます。
保存する場合は冷蔵庫で。

一品料理⑦ 鮭のかす汁仕立て

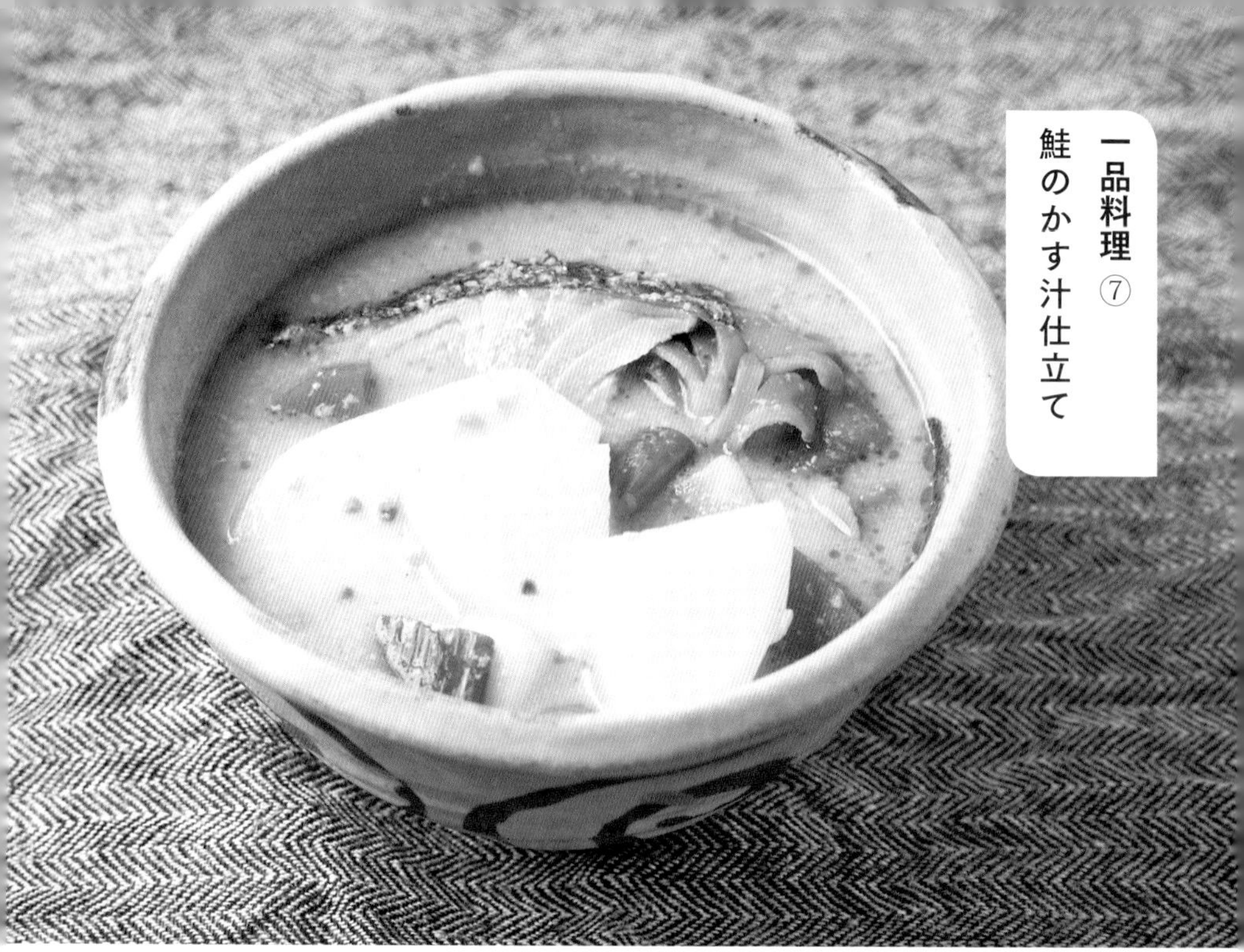

酒かすは「チーズ枠」大きめの碗に入れてメインに

・酒かすは発酵食品で、腸の善玉菌を増やす役割があります。グラタンのチーズ枠のイメージで、料理にコクとこってり感を出してくれます。

旬のメモ

里いもは粘膜を潤すので、乾燥のはじまる秋に食べると体調が整います。寒くなりはじめは気づかぬ乾燥に注意を。

材料［2人分］

- 鮭（甘塩）……2切れ
- 大根……1/4本
- にんじん……1/2本
- 里いも……2個
- まいたけ……1/4パック
- 長ねぎ……1/2本
- 水……800ml
- 酒かす……100g
- みそ……大さじ2

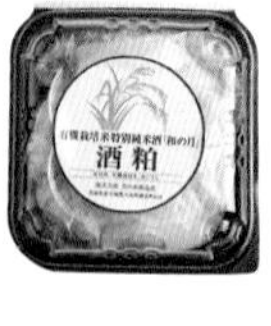

あまった酒かすはみそと混ぜて肉や魚を漬けておくとおいしい粕漬けになります。

❶ 野菜を切る。ねぎは白い部分と青い部分に分けておく。

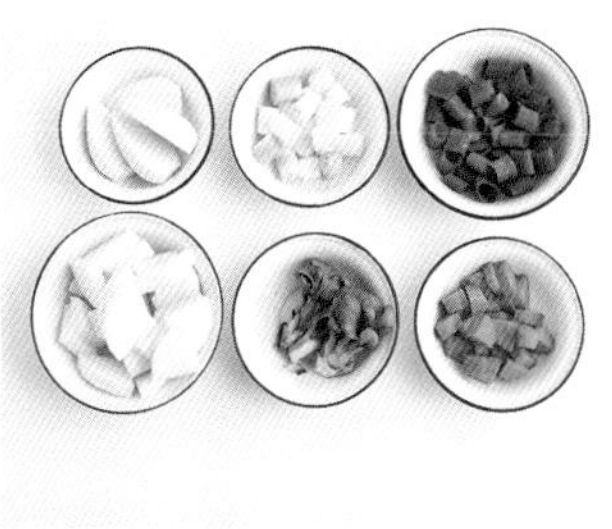

里いもは煮とけやすいので
あまり小さく
切りすぎないように。

❷ 鍋にねぎの青い部分以外の野菜と水を入れ強火にかける。

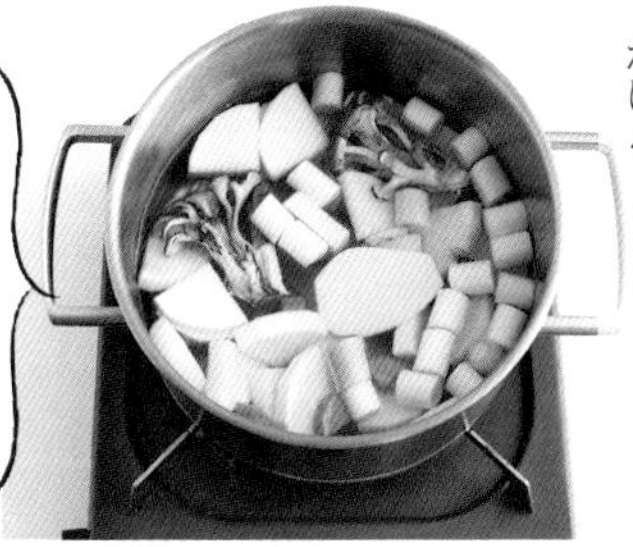

煮立ったらアクをとる

❸ 煮立ったら鮭を入れ、弱めの中火で8分煮る。

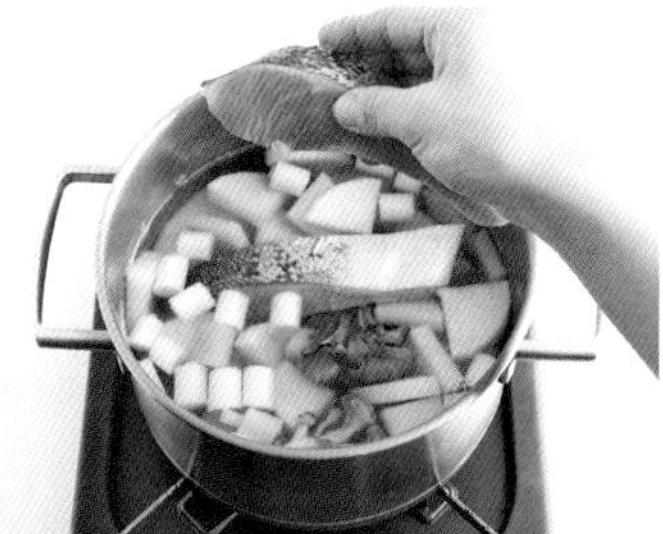

❹ 酒かすに汁を加えてゆるめ、鍋に入れ戻して軽く煮る。

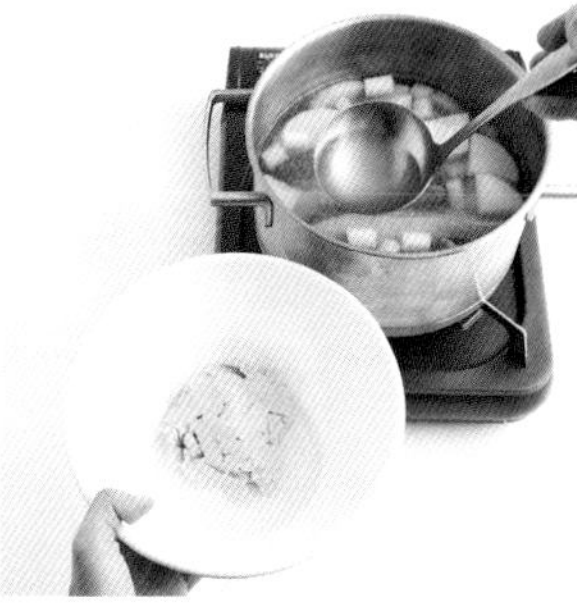

❺ みそを溶き入れる。

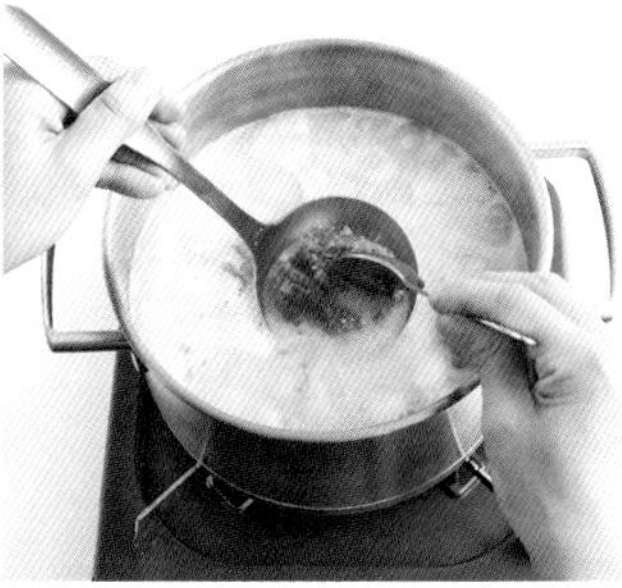

❻ 火を止めて、ねぎの青い部分を入れたら完成。

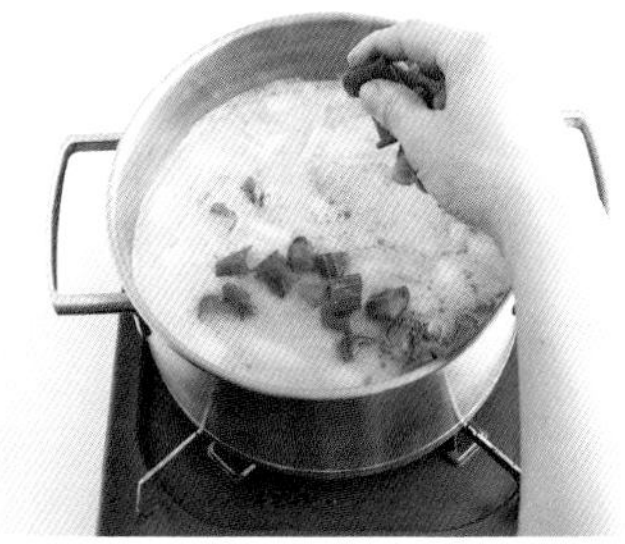

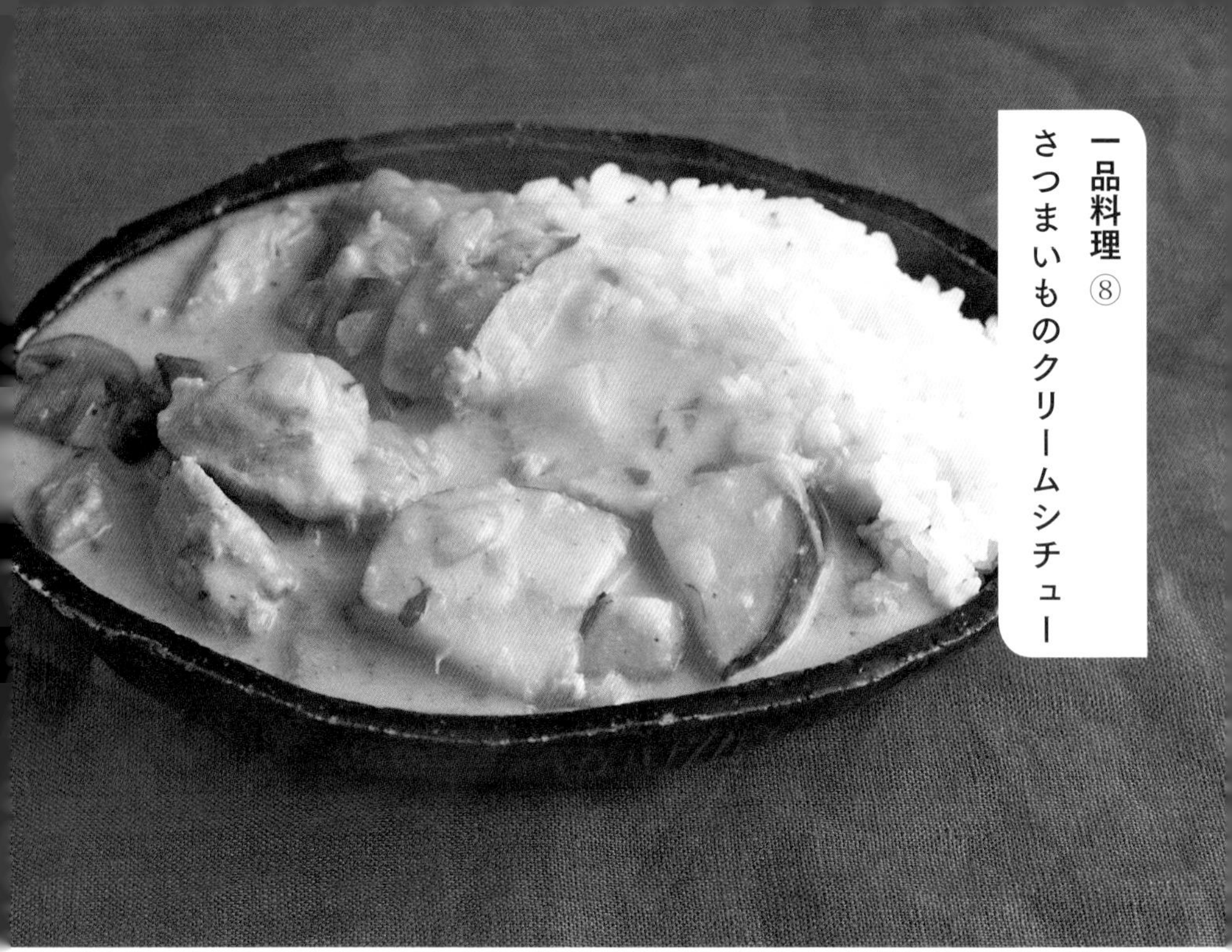

一品料理⑧　さつまいものクリームシチュー

ごはんによく合うみそ味のシチュー

・味のポイントはセロリの葉。少し入れるだけで洋食感が出て風味がアップします。
・マッシュルームのだしもうま味が増すので、何層ものおいしさを味わえます。

旬のメモ

急に寒くなった秋の日に、こっくりしたシチューを。さつまいもはカリウムが豊富で体内の余分な塩分を排出してくれます。さつまいものかわりに里いもを使っても◎

材料［2人分］

さつまいも……1本（200g程度）
鶏もも肉（からあげ用）……200g
玉ねぎ……小1個
マッシュルーム……6〜7個
セロリの葉……1枝（10g程度）
水……200ml
米粉……大さじ2
オリーブオイル……大さじ1
豆乳（なければ牛乳）……300ml
みそ……大さじ2
塩……小さじ1
ナツメグ……2振り

1 野菜をひと口大に切る。セロリの葉はみじん切りに。

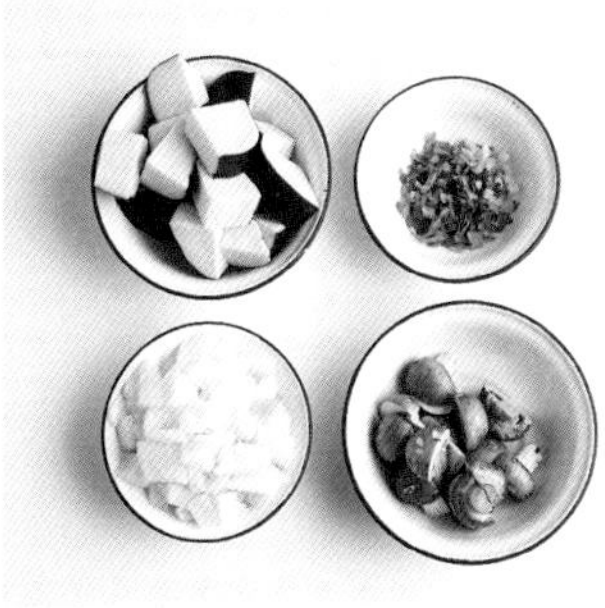

2 ボールにみそを入れ、豆乳（牛乳）でのばしておく。

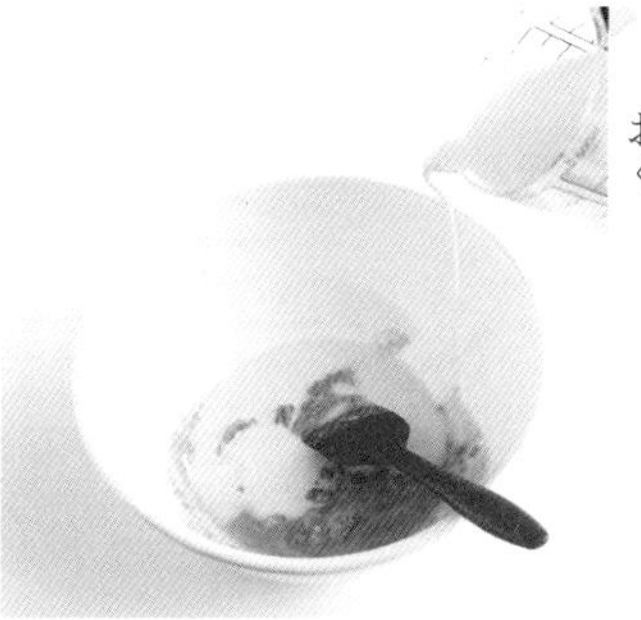

3 熱した鍋にオリーブオイルを引き、鶏肉を皮面から焼く。

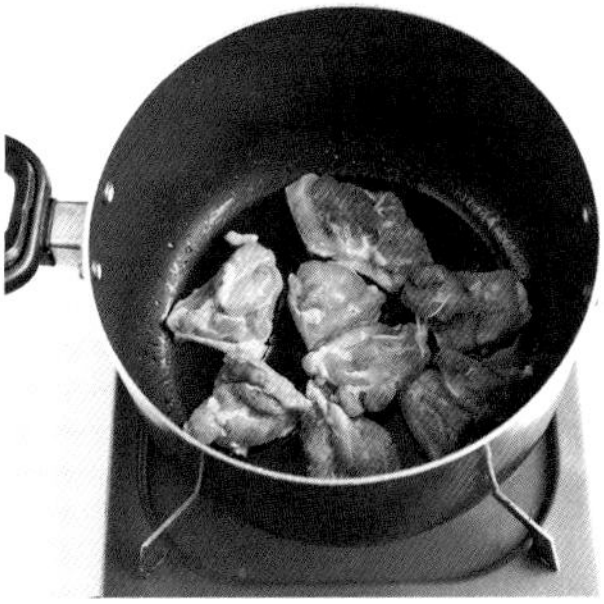

4 鶏肉を裏返して、玉ねぎ、セロリの葉、マッシュルームを加えて中火で炒める。

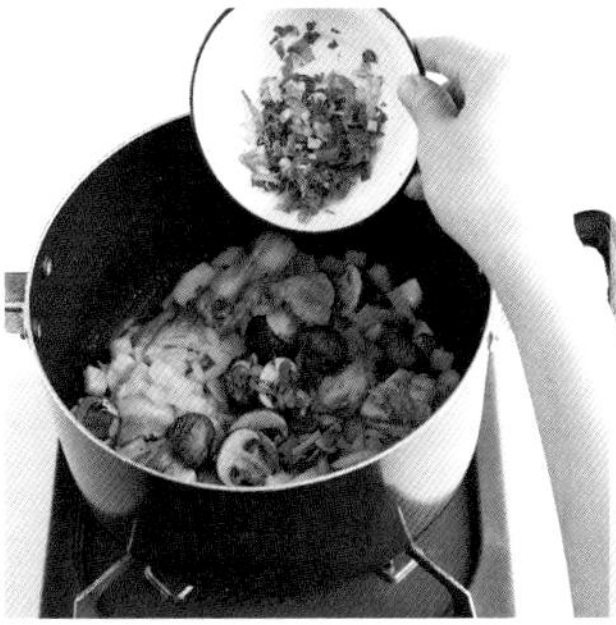

5 玉ねぎが透明になったらさつまいもを加えて中火で炒める。

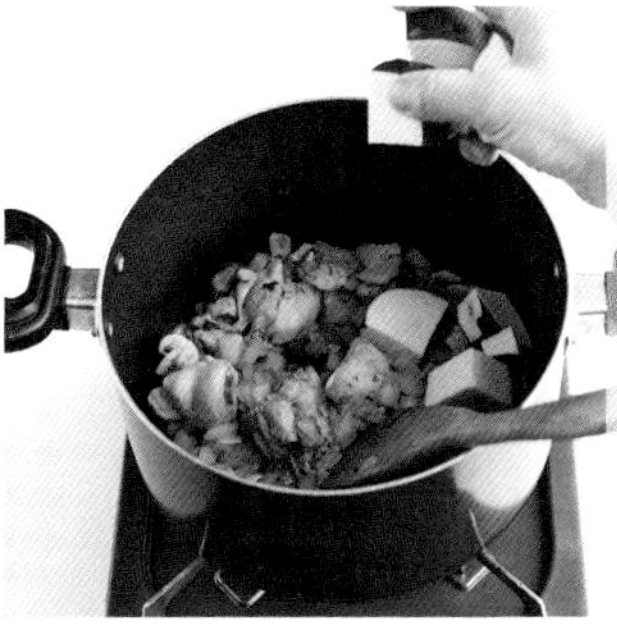

6 水、ナツメグ、塩を入れて中火で10分煮る。アクが出たらとる。

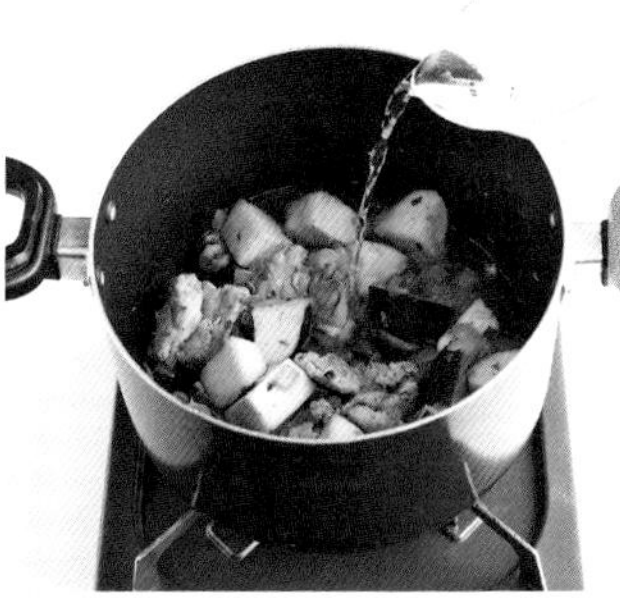

7 ボールに米粉を入れ、煮汁をおたま2杯入れる。よく混ぜてから鍋に戻す。

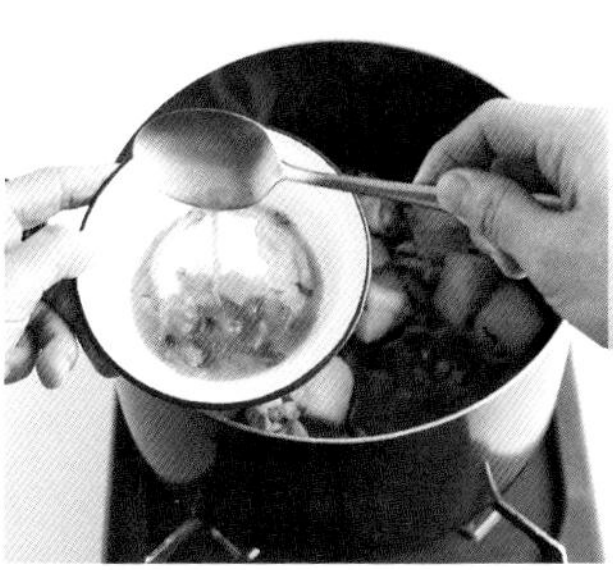

8 中火で2分煮たあと、②を入れてそっと混ぜる。沸騰寸前で火を止めて完成。

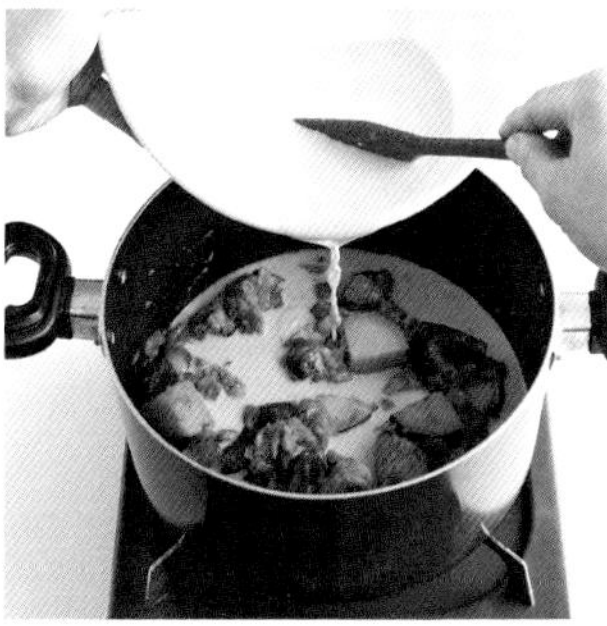

一品料理⑨ きのこピラフ

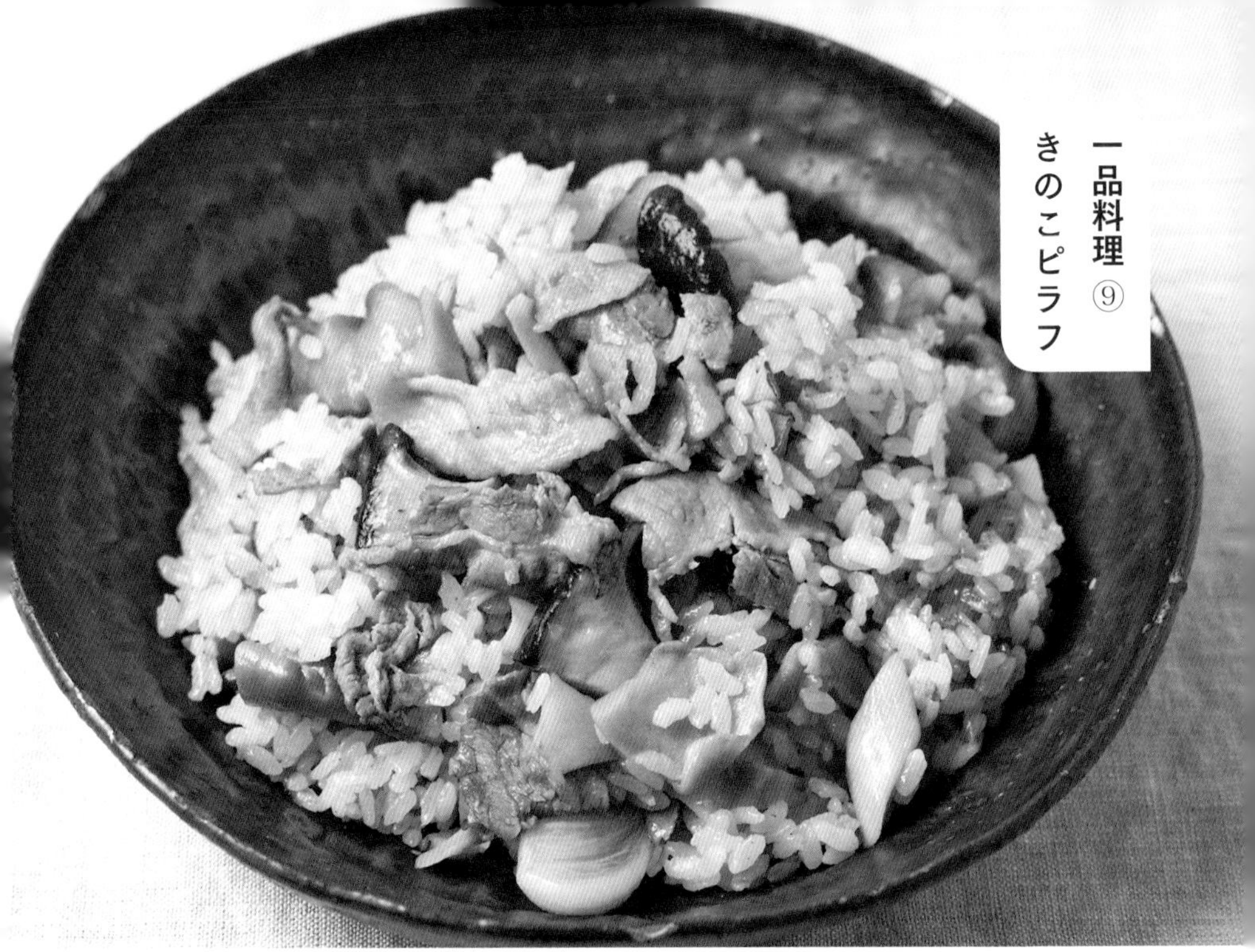

肉入りきのこの炊き込みごはん カレーのようにメイン扱い

・しめじでもえのきでも、お好みのきのこで試してみてください。食感がいいエリンギはおすすめ。まいたけはよいだしが出るのでかならず入れてくださいね。

旬のメモ

きのこ類には秋の不調を補う栄養素がたっぷり含まれています。急な乾燥や冷え対策はもちろん、免疫もアップするので秋は多めに食べましょう。

材料［2人分］

米……2合
水……440ml
まいたけ……1パック
エリンギ……1本
豚こまぎれ肉……100g
ニンニク……1片
オリーブオイル……大さじ1（1/2×2回）
塩……小さじ1/2

1 まいたけ、エリンギをひと口サイズに刻む。

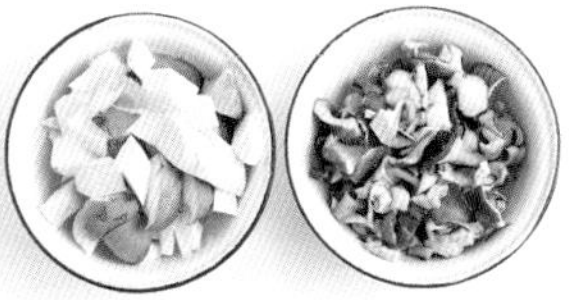

2 ニンニクは半分にして、芯を取り、つぶしておく。

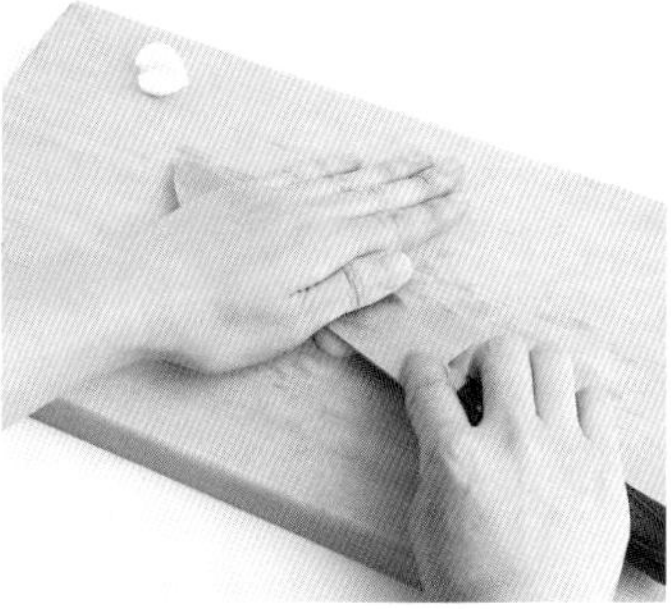

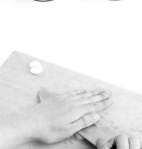

3 ニンニクとオリーブオイル大さじ½を火にかけ香りを出す。

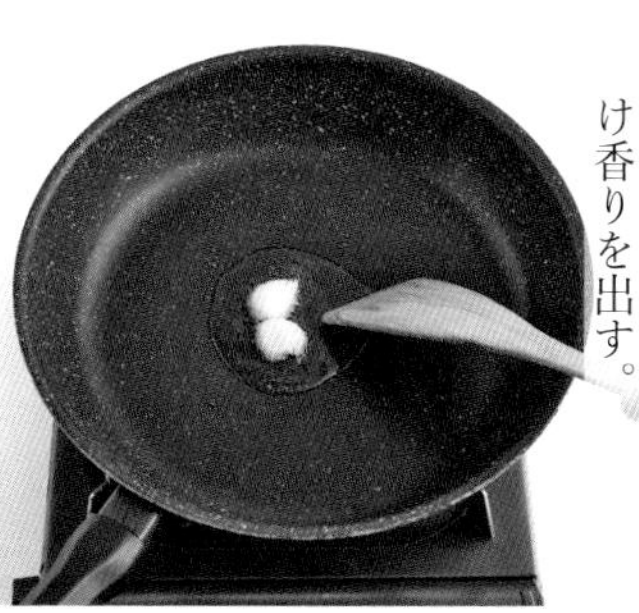

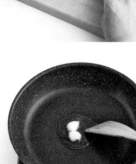

4 豚こまぎれ肉ときのこを加え、炒める。

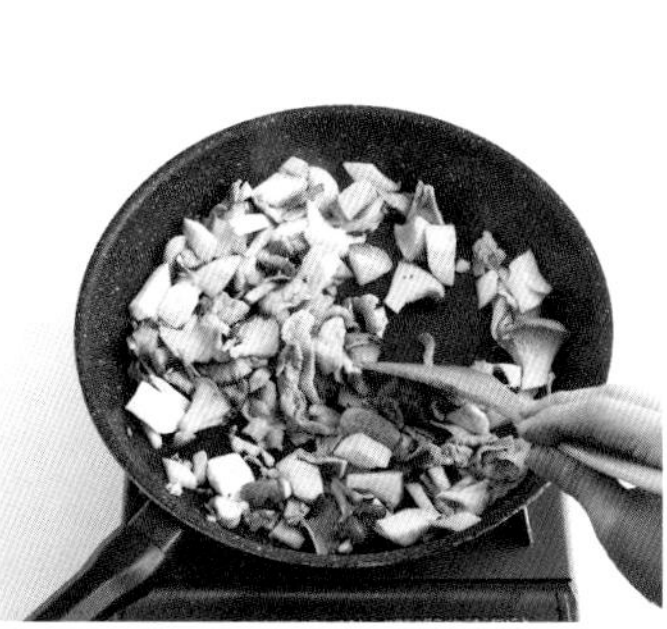

5 ④を皿に取り出す。

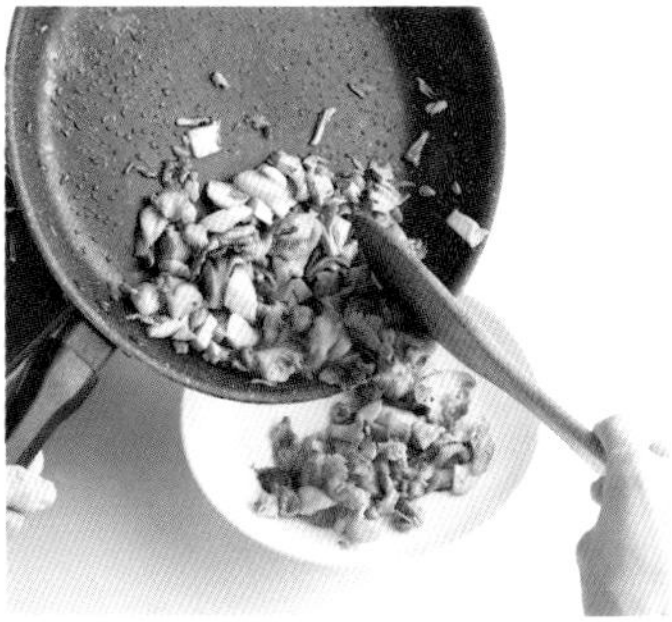

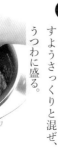

6 鍋にオリーブオイル大さじ½を足し、米を洗わずに入れ炒める。

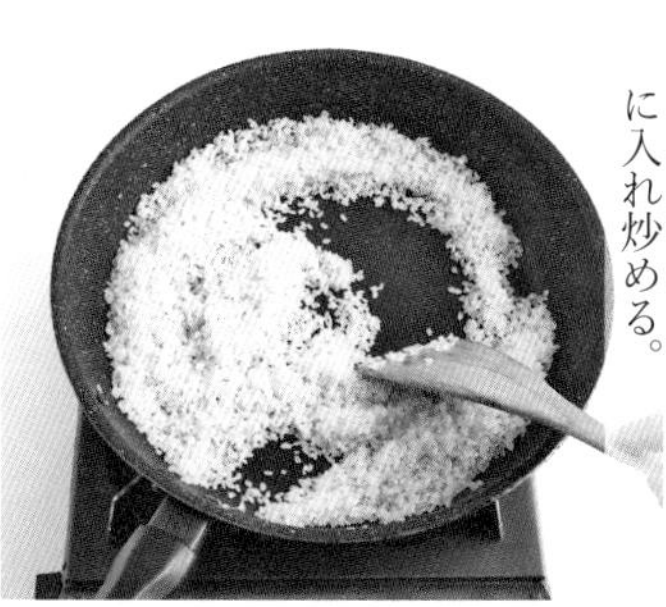

7 炒めた米、水、塩を炊飯器に入れ軽く混ぜ、⑤をのせて炊飯。

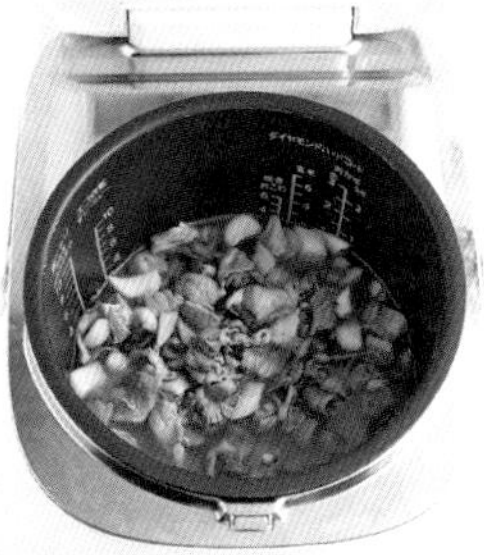

8 炊き上がったら天地を返すようさっくりと混ぜ、うつわに盛る。

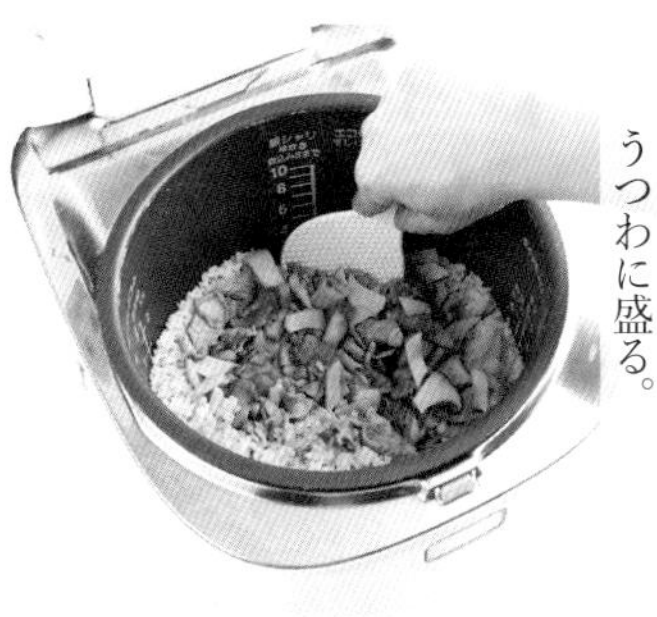

一品料理⑩ 大根と豚肉の梅煮

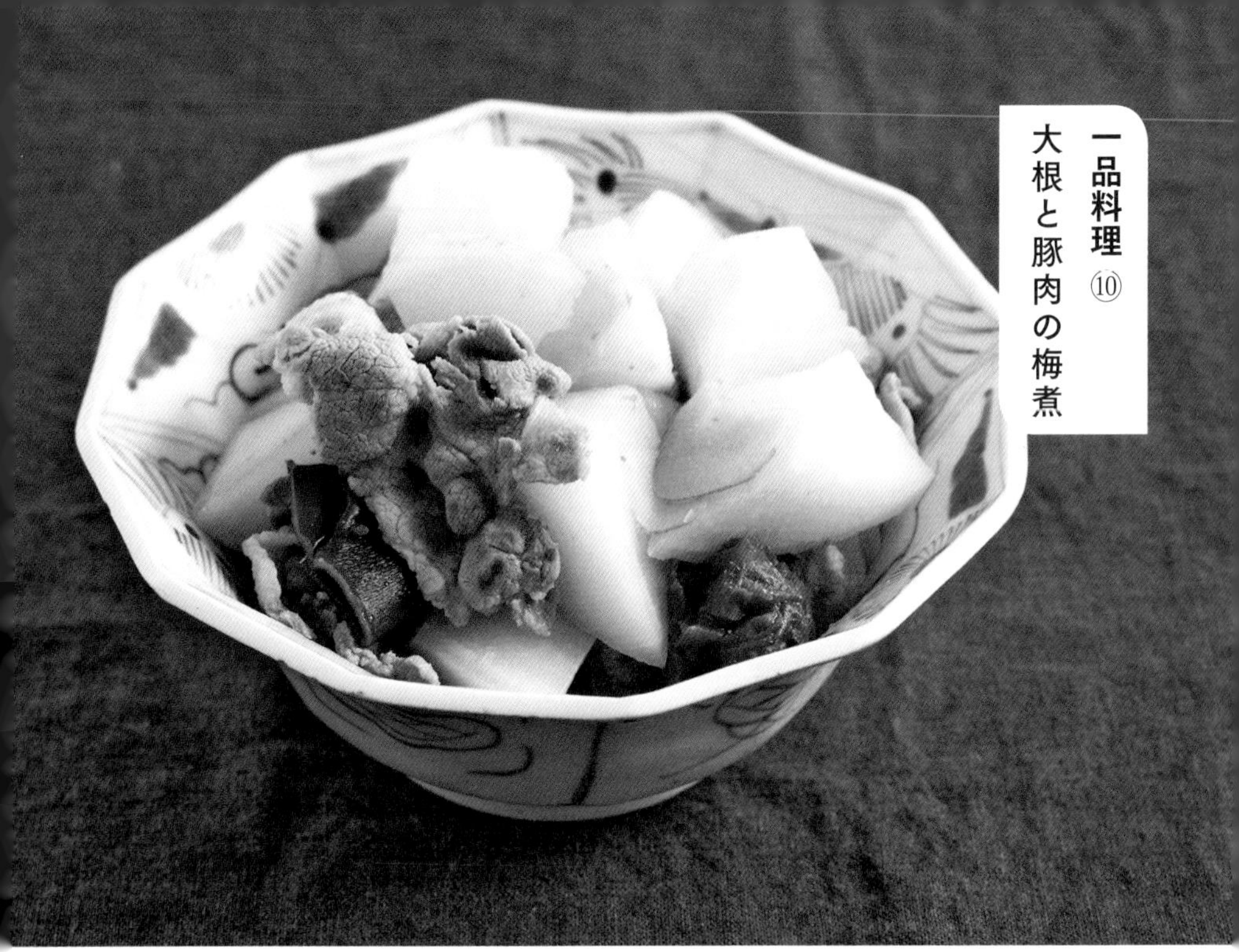

寒さで疲弊した体は腸から冷えをとっていく

・大根の鮮度が大事なので、買ったらすぐに調理すること。
・大根を白菜やじゃがいも、ブロッコリー、ごぼうにかえてもＯＫ。

旬のメモ

冷え取りの黄金コンビ「梅干し&しょうが」でおなかから冷えがとれます。冬の大根はみずみずしく実が引き締まっていて美味。特に三浦大根は煮物向きで、びっくりするほどジューシーに仕上がります。

材料［２人分］

大根……1/4 本
豚肩ロース（スライス）……150g
梅干し……３個（塩気の強さにより調整）
しょうが……１片
昆布……3×6cm
水……200ml
しょうゆ……小さじ１

❶ 大根は大きめの乱切りに。しょうがは薄切り。

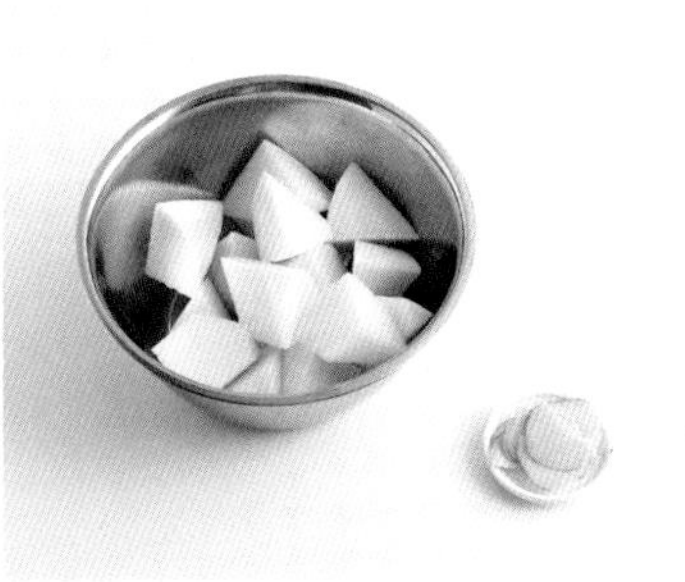

❷ 鍋に水と豚肉を入れて中火にかける。

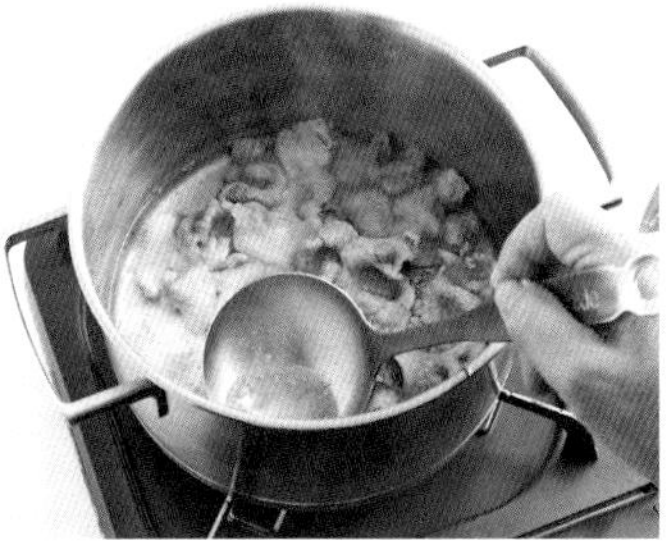

煮立ったら
ていねいにアクをとる。

❸ しょうが→昆布→梅干し→大根→しょうゆの順に入れ足す。

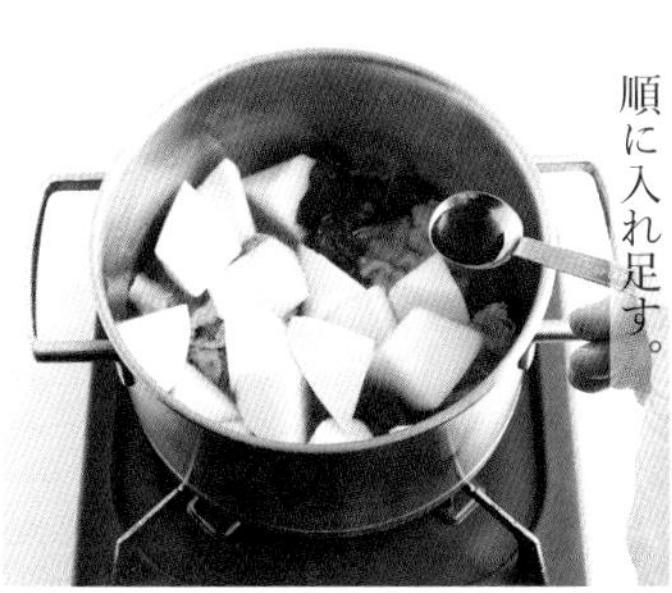

❹ フタをして弱火で15分やさしく煮る。

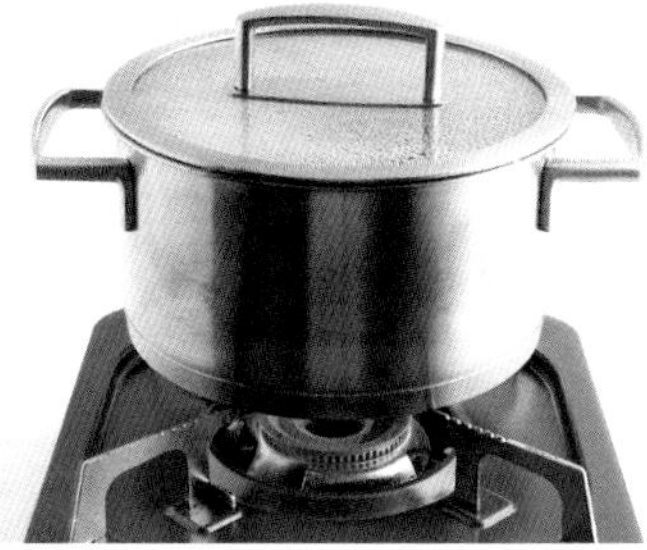

うま味をゆっくり
大根にしみこませるため、
決してグラグラ煮立てないこと。

❺ 全体をほぐし混ぜ、味見をする。味が薄いようなら塩を足す。

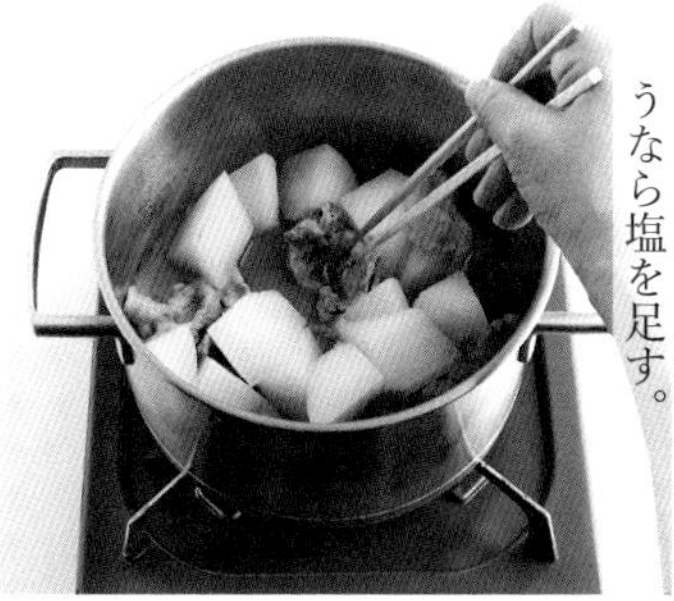

時間をおいて食べるときは
梅干しから塩気が出てくるので、
塩は足さないほうがよい。
昆布は取り出さず、
具として食べます。

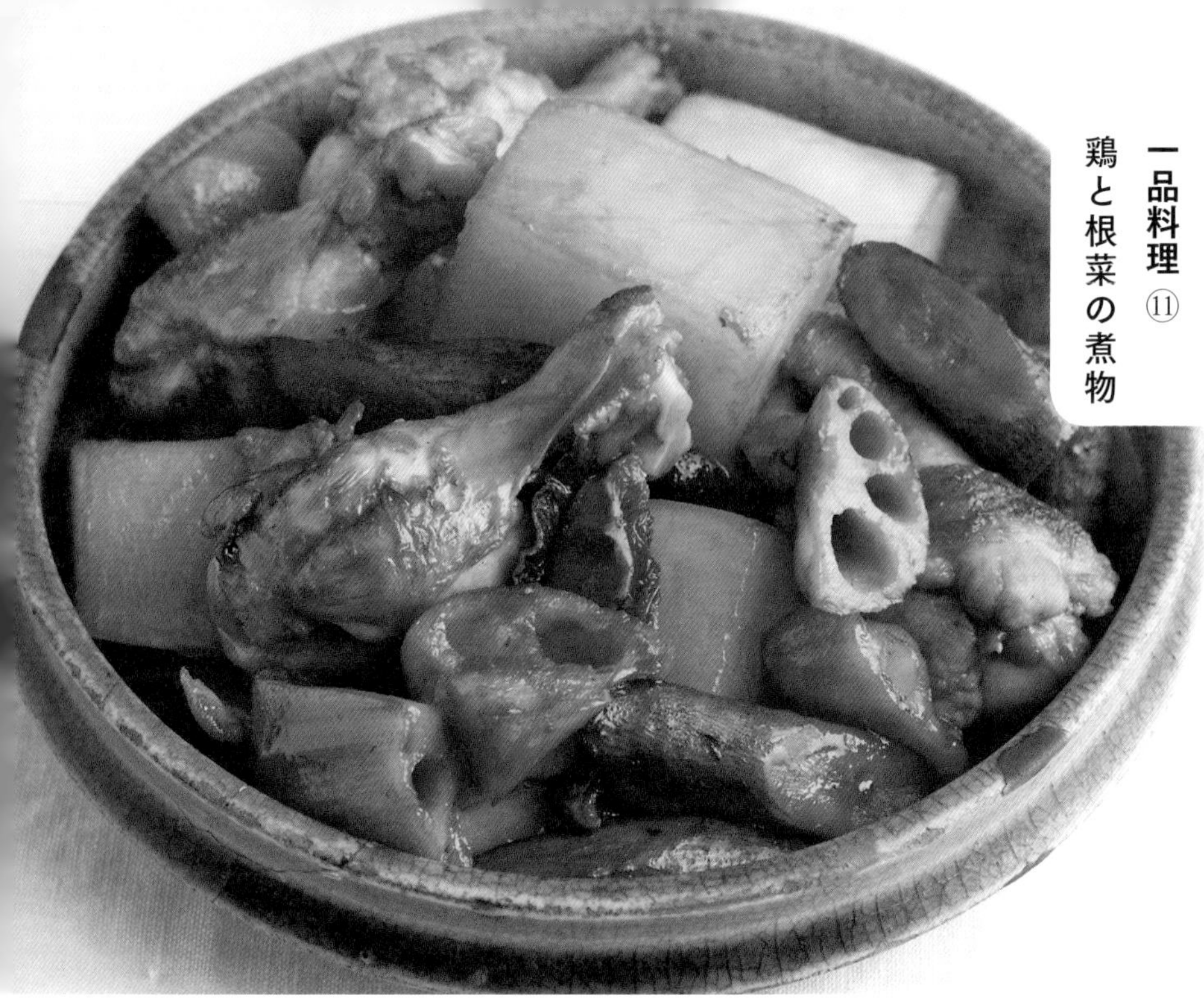

一品料理⑪ 鶏と根菜の煮物

作りたても翌日もおいしい 多めに作りたい定番煮物

・「ザ・ふつうの煮物」です。懐かしい味に心がホッとします。
・鶏とごぼうのうま味を大根が吸って、得も言われぬおいしさ。
・冬は冷蔵庫で3～4日保存可能（夏はすぐに食べましょう）。

旬のメモ

冬が旬の根菜類は体をあたためるので、寒い時期は特におすすめです。

材料［2人分］

- 鶏手羽元……4本
- 大根……1/4本（200g程度）
- れんこん……80g
- ごぼう……1/2本（90g程度）
- A 酒……大さじ2
- 　みりん……大さじ3
- 　しょうゆ……大さじ2
- 干ししいたけ……4g
- 水……50ml

❶ 干ししいたけを分量の水で戻す。

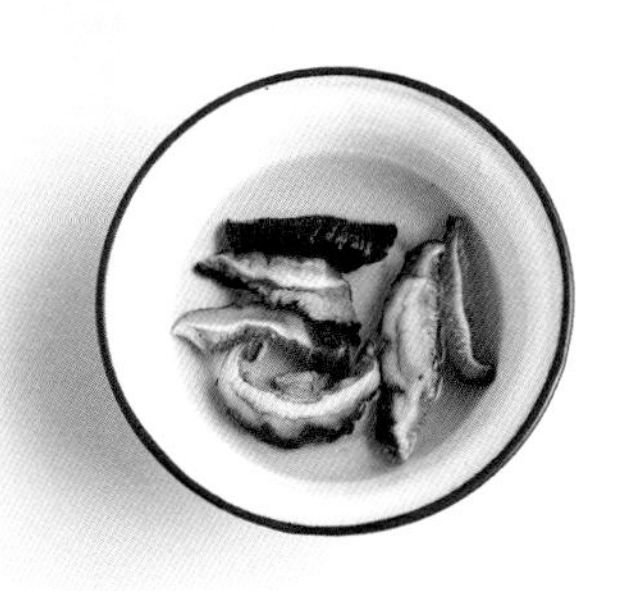

❷ 野菜を切る。

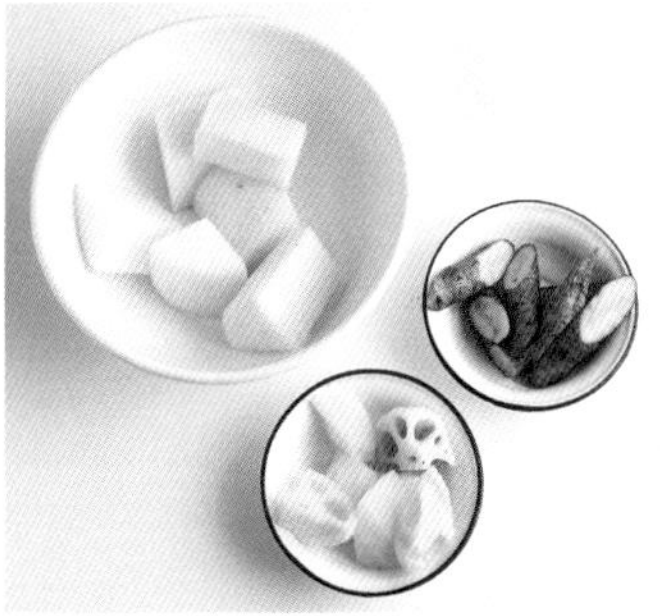

❸ フライパンを熱し鶏手羽元を入れ、焼き色をつける。

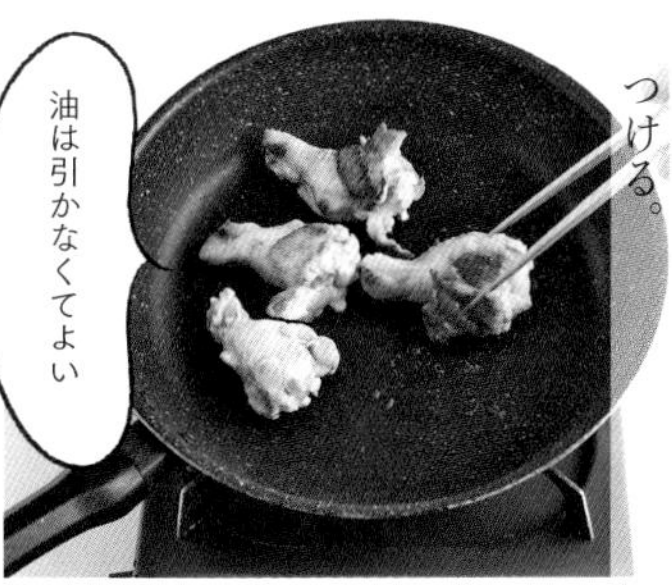
油は引かなくてよい

❹ 大根、ごぼう、れんこんを入れ、軽く炒める。

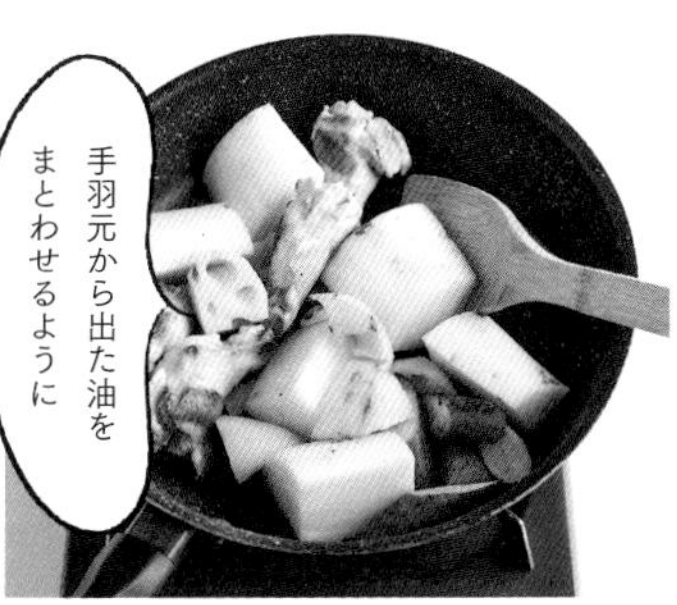
手羽元から出た油をまとわせるように

❺ Aと①を戻し汁ごと入れる。

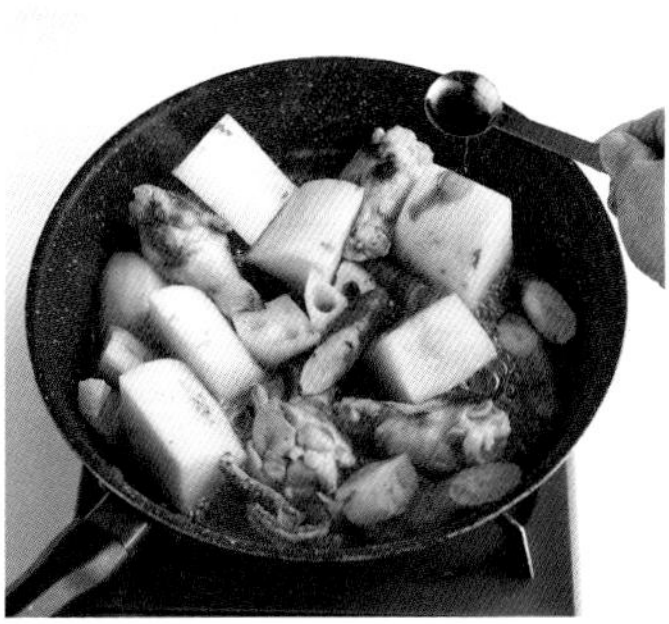

❻ フタをして吹きこぼれない程度の中火で10分煮る。

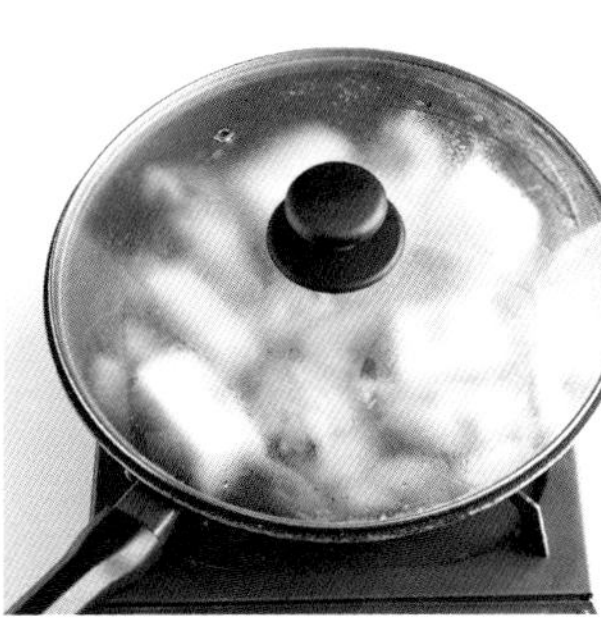

❼ フタを開けて炒り煮にする。

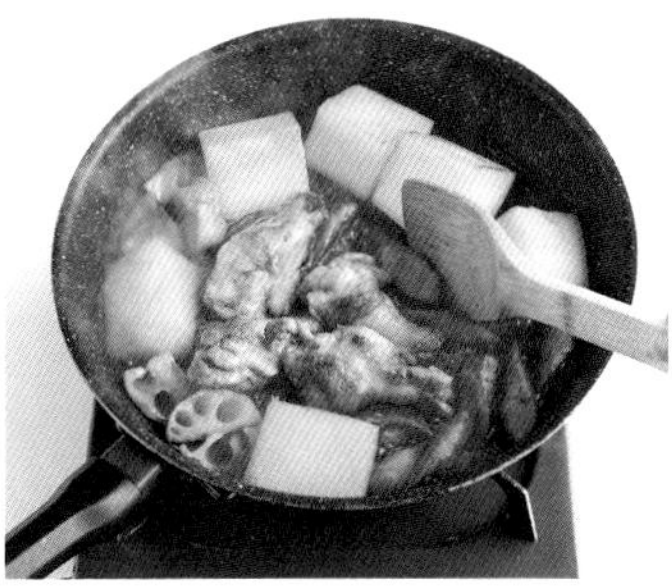

煮汁がなくなる寸前まで
混ぜながら煮る。

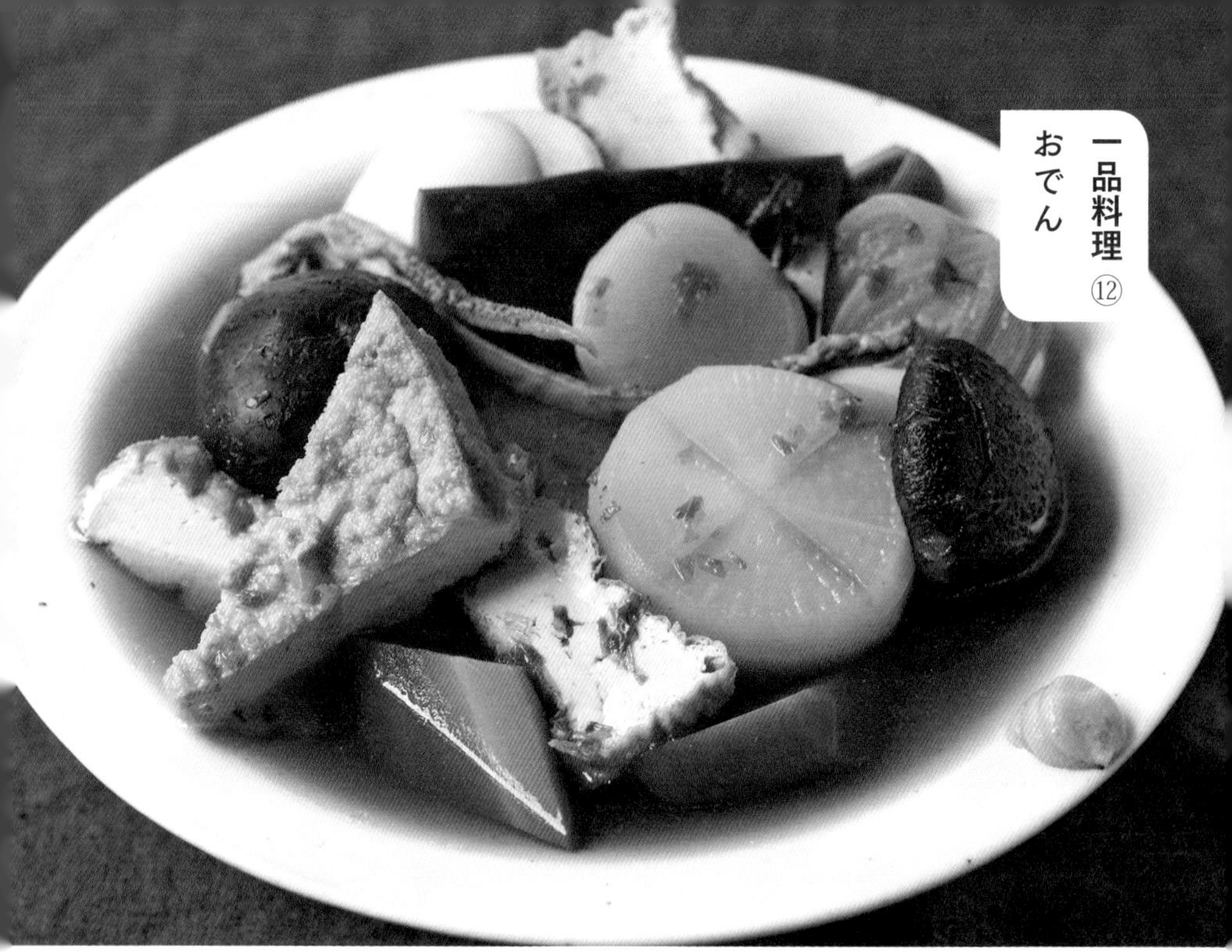

一品料理⑫
おでん

最後の一滴まで つゆがおいしい 練り物を使わないおでん

・添加物が多めの練り物を使わないので、食べ疲れません。
・剣先イカと迷っていたら、市場のおじさんに「おでんにするならするめ」とすすめられました。

材料［2人分］

- 大根……1/8本
- にんじん……1/2本
- かぶ……2個
- 玉ねぎ……小1個（または長ねぎ1本）
- 厚揚げ……1枚
- A
  - 干ししいたけ……2枚
  - するめ……1/2枚
  - 昆布……10×10cm
  - 水……1500ml
- かつおぶし……2パック（5g）
- しょうゆ……大さじ3
- みりん……大さじ3
- 塩……小さじ1
- お好みでからし……適量

＊大根と玉ねぎor長ねぎは必須。根菜は何を入れてもOK。お好みでこんにゃくや玉子もどうぞ。

〈下ごしらえ〉前の晩にAを鍋に入れ漬けおく。するめは2分の1枚を半分にさく。

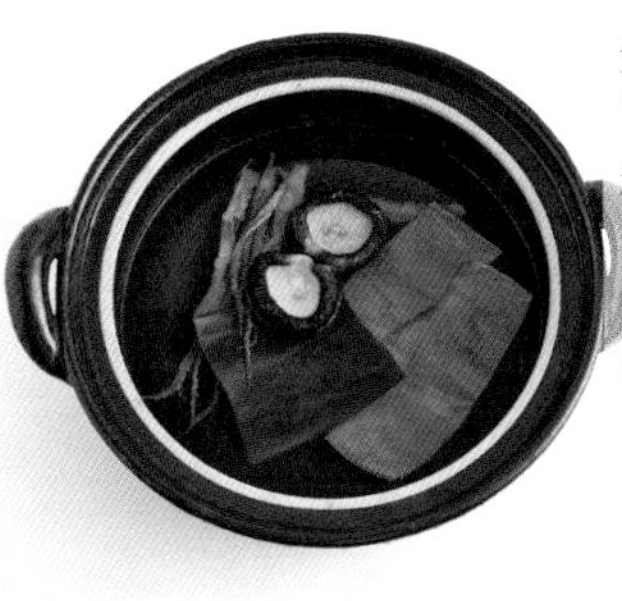

❶ 野菜を切る。

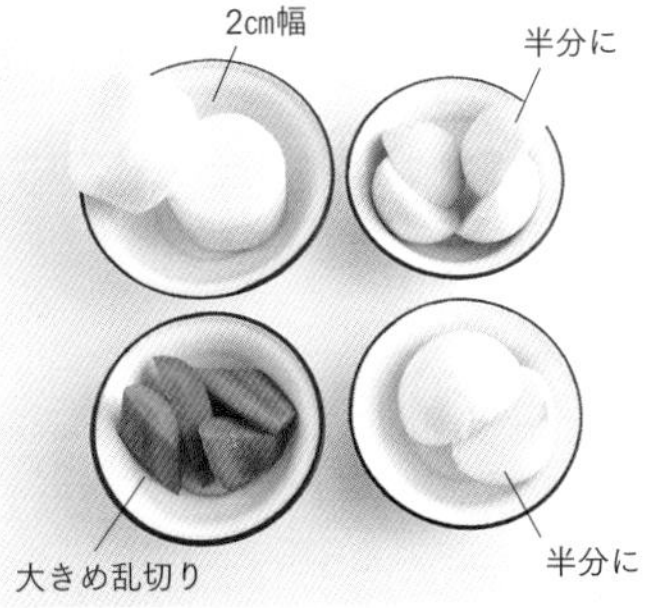

❷ 厚揚げは三角になるように4等分に切る。

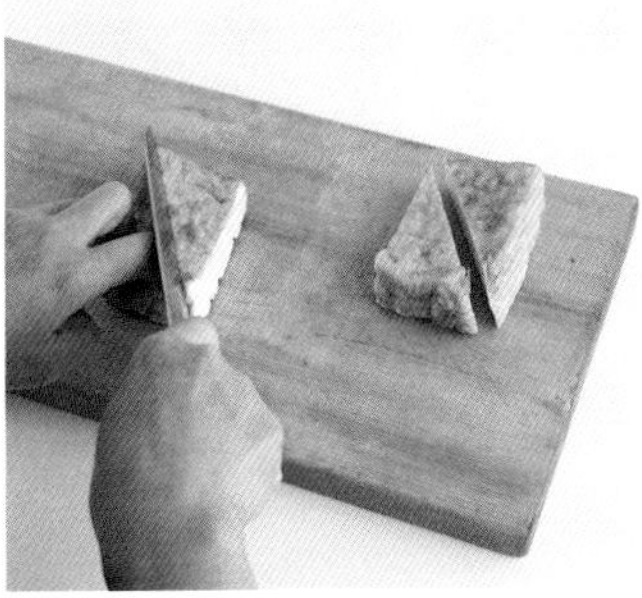

❸ 鍋を火にかけて、大根、にんじん、かぶ、玉ねぎを入れて煮立たせ、弱めの中火で20分煮る。

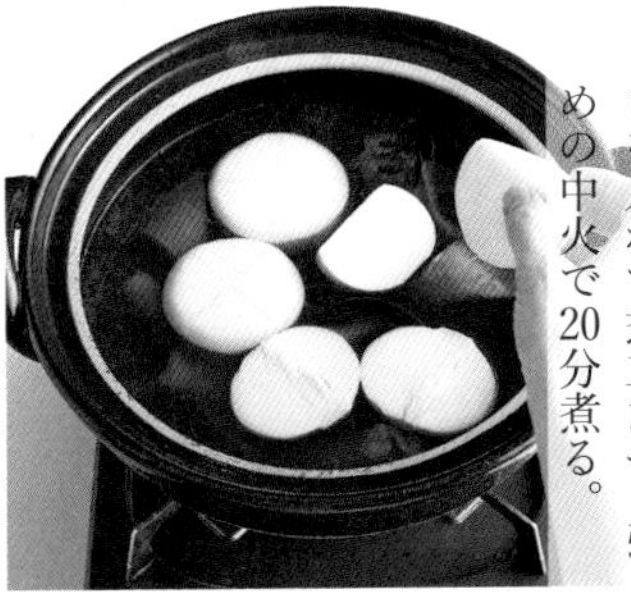

❹ かつおぶし、しょうゆ、みりん、塩、厚揚げを入れ弱火で5分煮る。

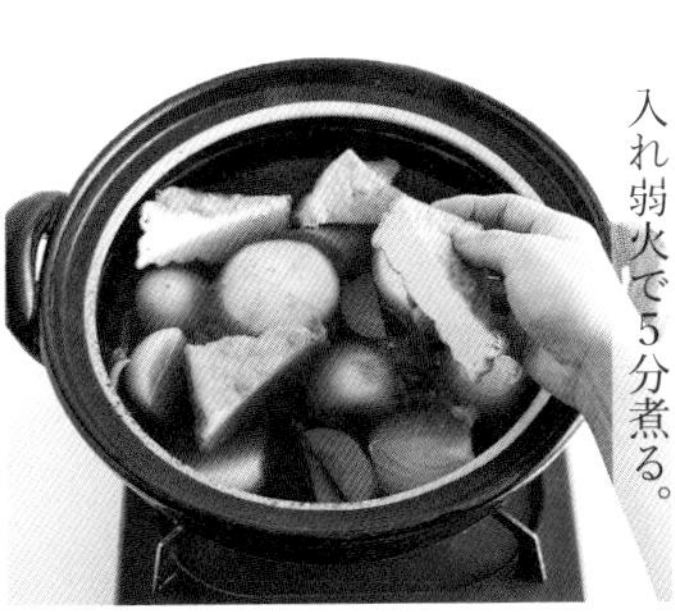

❺ 火を止め冷ます。

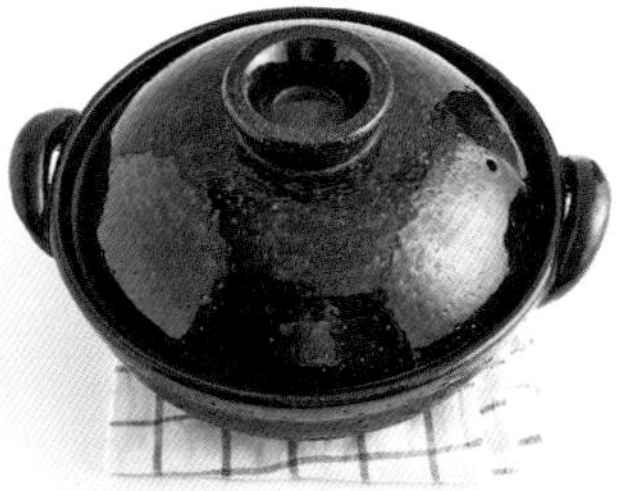

冷めていく過程で
味がしみていくので、
一度冷ますのがポイント。
食べる直前に
あたため直しましょう。

❻ 味がしみたら完成。

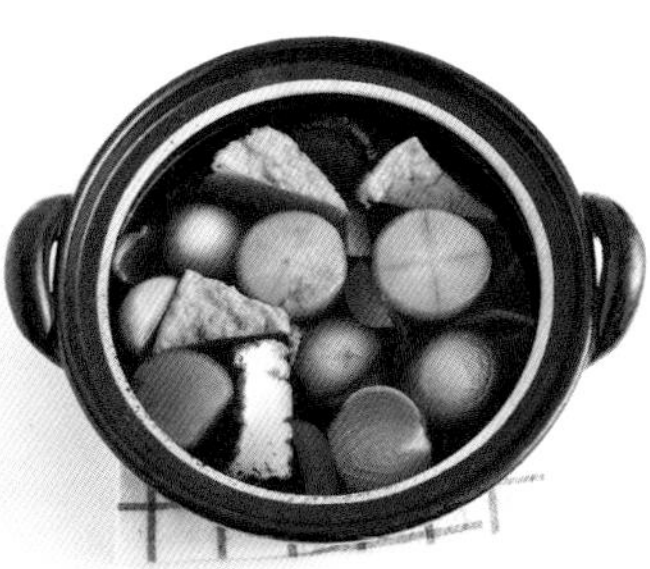

お雑煮の寛容さ

私にとっての究極の一品料理は、お雑煮です。お雑煮ってすごいです。うま味たっぷりのあたたかいスープに、野菜や肉、お餅が入っていて、どんなだしでも、何を入れても見事に調和する、寛容な料理です。

グルテンフリー中は、うどん、ラーメン、パスタ、パンが食べられず、さっとすませたいランチのメニューに悩んでしまうという声をよく聞きます。ぜひお雑煮ランチをおすすめしたい！　一品でおなかも気持ちも満足できます。お正月だけでなく、日々のレギュラーメニューに推したい料理なのです。

印象深いお雑煮は、新潟で先輩のお母さんが作ってくれたもの。おいしい鶏肉とこまかく切った野菜が多種類たっぷり入っていて、本当においしかった。食卓にはカニなどごちそうがたくさん並んでいるのに、お雑煮を何度もおかわりして笑われました。

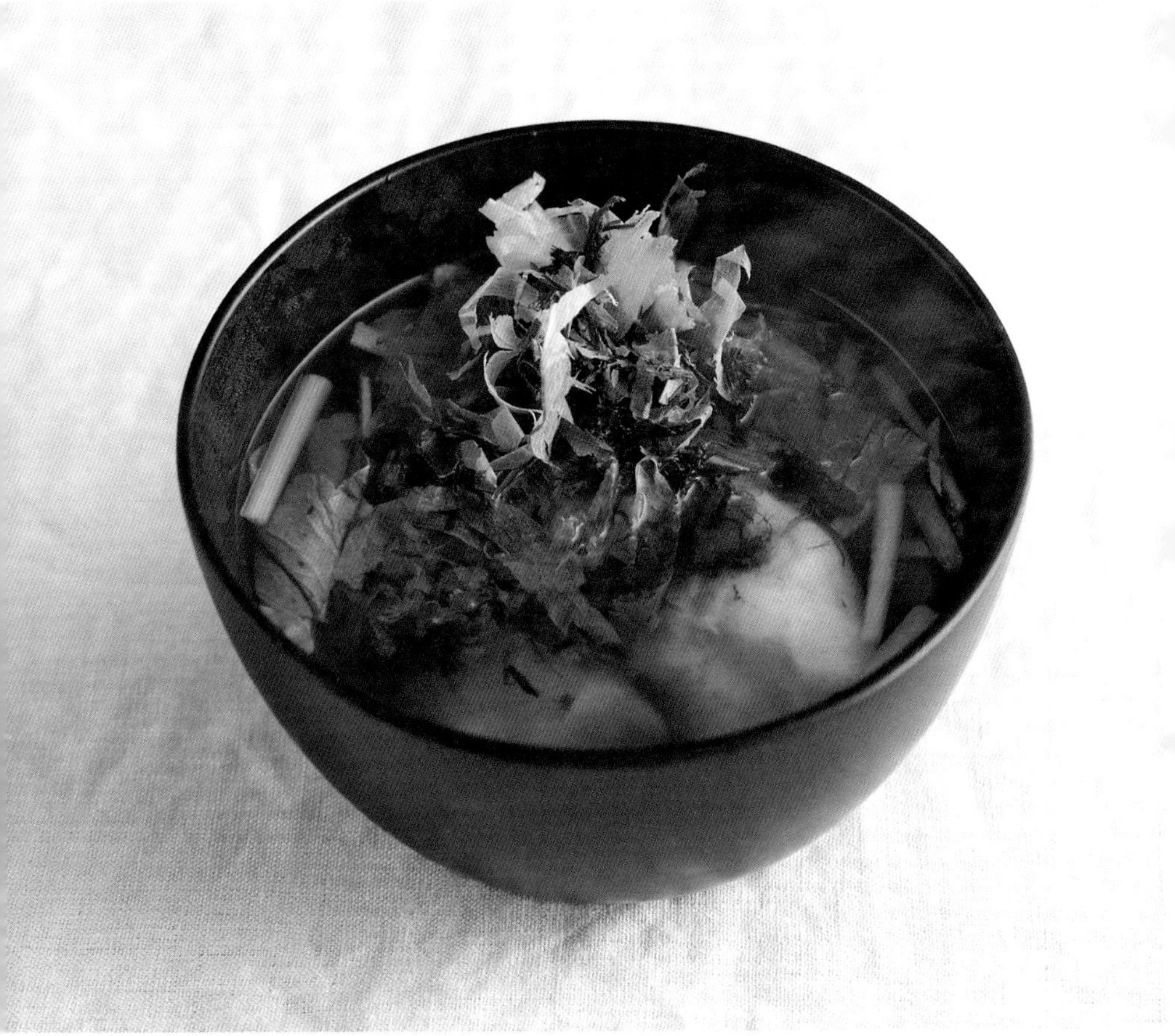

たかせ家のお雑煮

実家のお雑煮が私の基本。一番だしに塩としょうゆで味つけし、具は小松菜と餅だけのシンプルなもの。味の決め手は、食べる直前にのせるすじ青のりとかつおぶし。

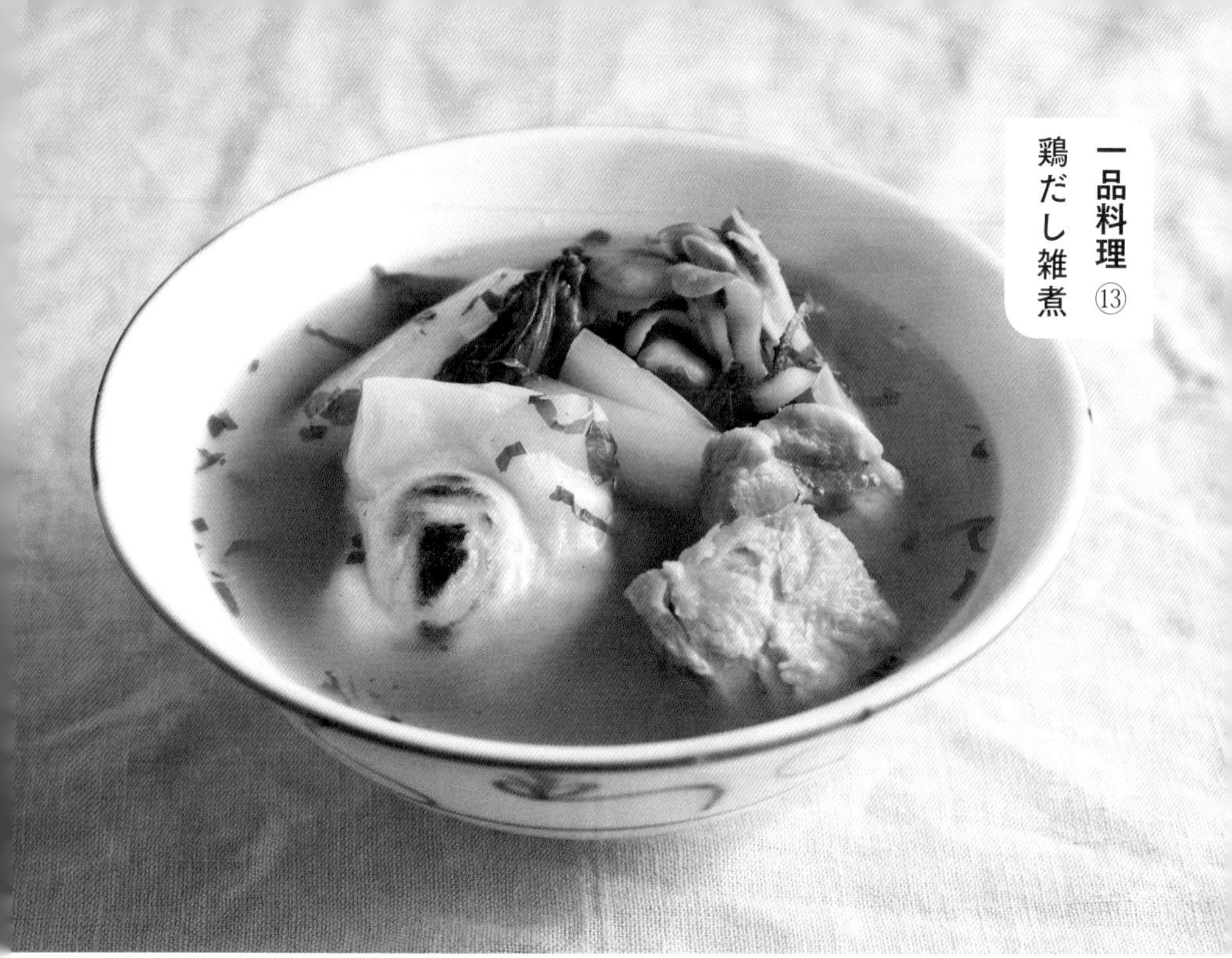

うま味と野菜と炭水化物これ以外、何もいらない完全料理

・このスープは、米麺にも合うし、ごはんを焼きつけたおこげにも合います。
・グルテンフリー生活の「ラーメン食べたい欲求」のときにぴったり。

材料［2人分］

- 鶏もも肉（からあげ用）……200g
- 水……700ml
- チンゲン菜……2株
- まいたけ……1パック
- セロリの葉……2枝（20g程度）
- にぼし……2尾
- 塩……小さじ1と1/2
- 餅……2個（お好みの量）

1 チンゲン菜は5㎝幅、セロリの葉はこまかく切る。まいたけはひと口サイズに。

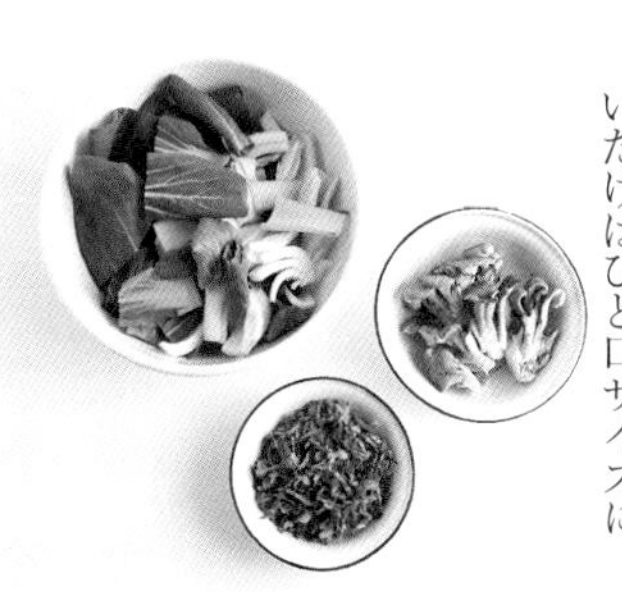

2 にぼしの頭・内臓を取り除いておく。

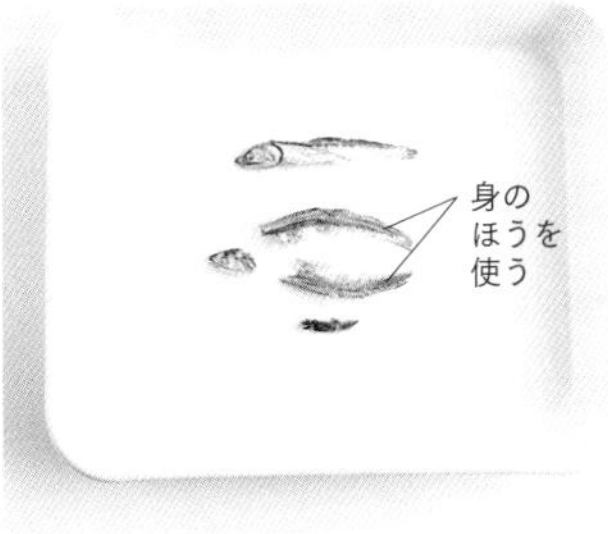

3 冷たい鍋に、鶏もも肉の皮を下に広げ、中火で5分焼く。

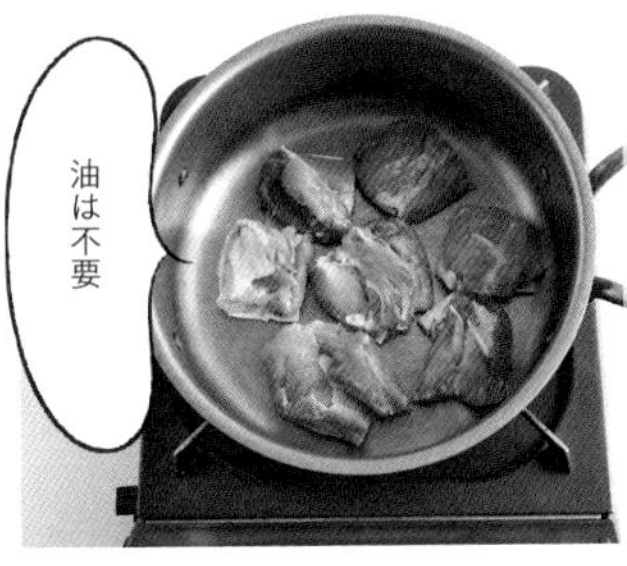

4 皮面に焼き色がついたら、裏返して水を入れる。

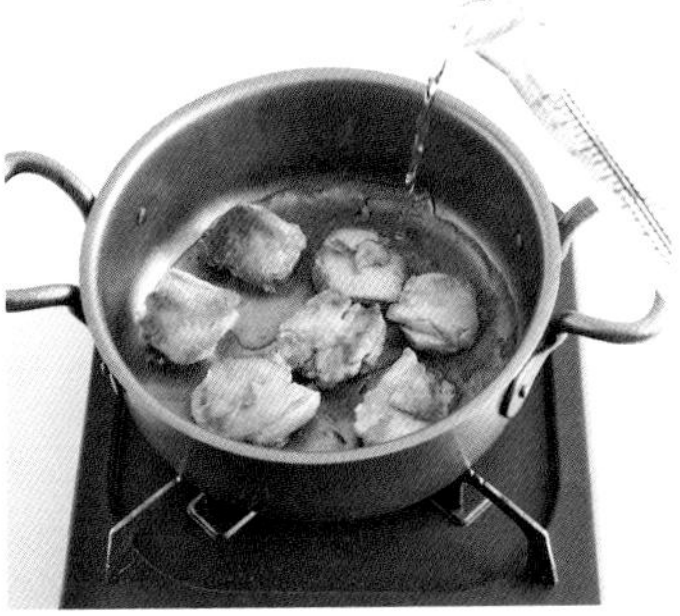

5 セロリの葉、まいたけ、にぼし、塩を入れる。

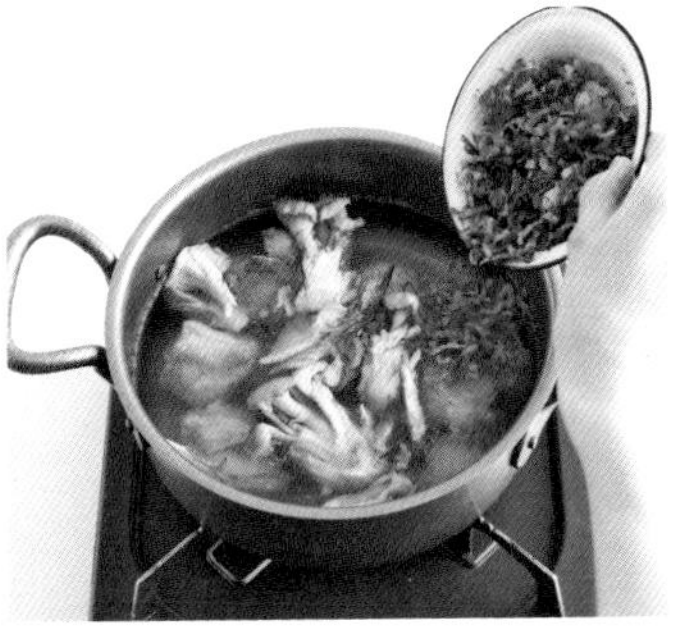

中火で5分煮る。
アクが出てきたらとる。

6 チンゲン菜を入れ、強火で2分煮る。

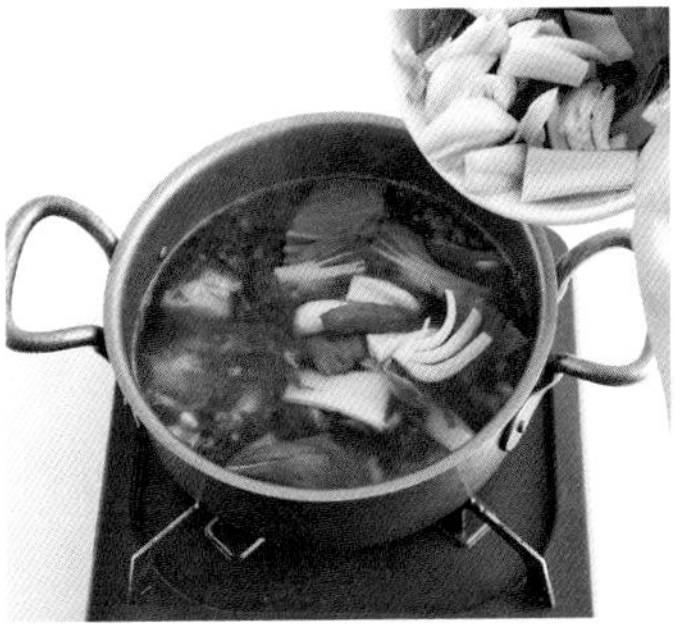

7 うつわに焼いた餅を入れ、スープを注ぎ入れる。

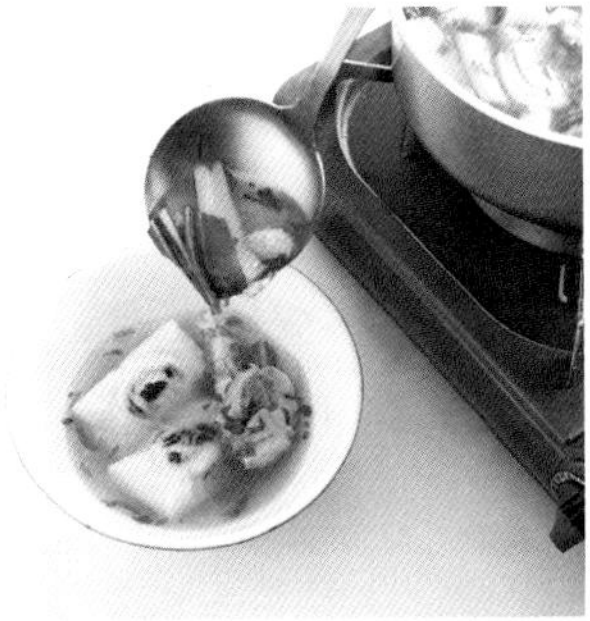

コラム2 炭水化物を抜かない

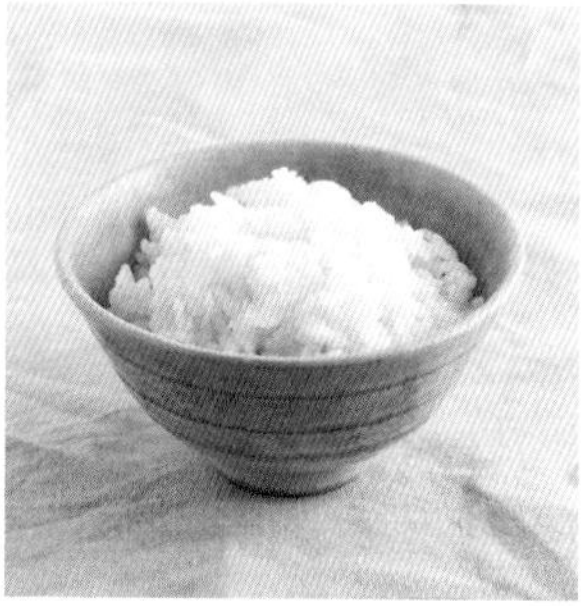

料理の仕事は想像以上に消耗します。一度疲れてスタミナが切れると、2〜3日回復できません。ですから日々しっかりごはんを食べて、疲れる手前で休息をとるようにしています。料理の仕事に限らずどんな職種でも、あるいは子育てや介護をされている方でも、疲れて自分のエネルギーが枯渇したら続けられません。

エネルギーの持続のためには炭水化物が必要不可欠です。なかでも白米は腹持ちもよく栄養素が豊富で、超優良なエネルギー源です。

糖質制限ダイエットが流行っているせいか、「ごはん＝太る」という思い込みに支配されている方も多いようですが、とても危険なことだと思います。旬の食材をシンプルに料理して、炊きたてごはんと食べる。それは生きることそのものです。元気になるために、しっかりごはんを食べましょう。バランスよく食べれば太りませんから、大丈夫です！

第5章

続けられる献立

○やっぱり「旬」が大事
○「白米+疲れないおかず」の組み合わせ
○便に「かさ」を出す
○繰り返し同じものを作る

気負わず続けるために

ここまで、本当に疲れている人のために、限界までプロセスを少なくしたメニューをご紹介してきました。ここからは、日々の連続した食事＝献立にスポットを当てて考えていきましょう。

繰り返しますが、体調が整っていくプロセスはとてもゆっくりです。小さな変化を毎日続けていくことで効果があらわれてきます。

1日0．01ミリしか進めなくとも、1年で3・65センチ、5年で18・25センチ。長さに換算するのもおかしいことですが、この本で目指す「やる気の出る体」は、半年から1年かけて達成していくものなので、小さな変化を尊いものととらえて、日々続けていってほしいのです。

ゆるく、長く続ける。これが大事。無理したら続きません。

体にいい食事を長く続けるためには、気負わないことがいちばん。「疲れきってしまって、ごはんを作れない」と悩んでいらっしゃる方は、とてもまじめな方だと思います。献立の「あるべき姿」に縛られているのではないでしょうか。

献立で大切なことは、次のふたつです。

①簡単にできる（手順がシンプル）

②旬の食材を使う（おいしくて経済的）

旬の食材を使って短時間で作り、できたてをいただく。まずその作業を繰り返してみましょう。

旬の食材を使うのは、とにかく経済的でラクなのです。買い物からしてラクです。考えなくてもその季節に必要な栄養もとれます。

たとえば冬の日においしそうな白菜と豚肉を買ってきます。ごはんを炊き、白菜と豚肉に酒を振って蒸して、しょうゆで味つけをする。熱々の炊き立てごはんといっしょにもりもりいただくと、それだけですごくおいしいです。みそ汁があったら最高ですが、なくても大丈夫。あたたかい料理に心と体が芯から元気になります。

白米＋食べ疲れないおかず

食事のあと、体が重だるくなり、疲れてしまうことはありませんか？

体にいい食材であっても、体調によっては消化に負担がかかる場合があります。

疲れているときは「白米と和のおかず」を基本に献立を考えるとよいでしょう。和食は油や乳製品を使わなくてすむメニューが多く、負担になりにくいのです。

また、主食を白米にすることで、納豆、ぬか漬け、しょうゆやみそなど、発酵食品・発酵調味料を自然に取り入れられるのもよいところです。わざわざ「植物性乳酸菌を！」と意識するのは面倒ですから。

最近では玄米が健康食として推奨されていますが、玄米は消化負担が大きいので、体調不良のときは白米のほうがよいでしょう。消化できずに肌が荒れることもあります。

本章も白米との組み合わせを前提にしたおかずを紹介しています。

便に「かさ」を出す

未病と言われる不調は、体の中の毒素を体外に出すことで解消されるものも多くあります。私も食生活を変えてすぐ排便がスムーズになり、体調が整いました。便秘と肌荒れの関連性は有名ですが、頭痛、不眠、肩こりなども関係があると言われています。

スッキリした排便には、便の「かさ」が必要です。つまり、うんちが大きいほうがいいのです。毎日の食事で動物性たんぱく質が多すぎたり、乳製品が多かったりすると、便の「かさ」が出ず詰まり気味になります。主食を米にして野菜が多い和のおかずを食べると、自然と便の量が増えます。水溶性食物繊維と植物性の乳酸菌が多めにとれるからです。

次ページから旬を意識した主菜と副菜を紹介していきます。すべて食べ疲れない組み合わせですし、プロセスが少ないものばかりです。

献立を立てやすいよう主菜・副菜と分けていますが、そこにこだわらず、食べたいものを作って、白米といっしょに食べましょう。

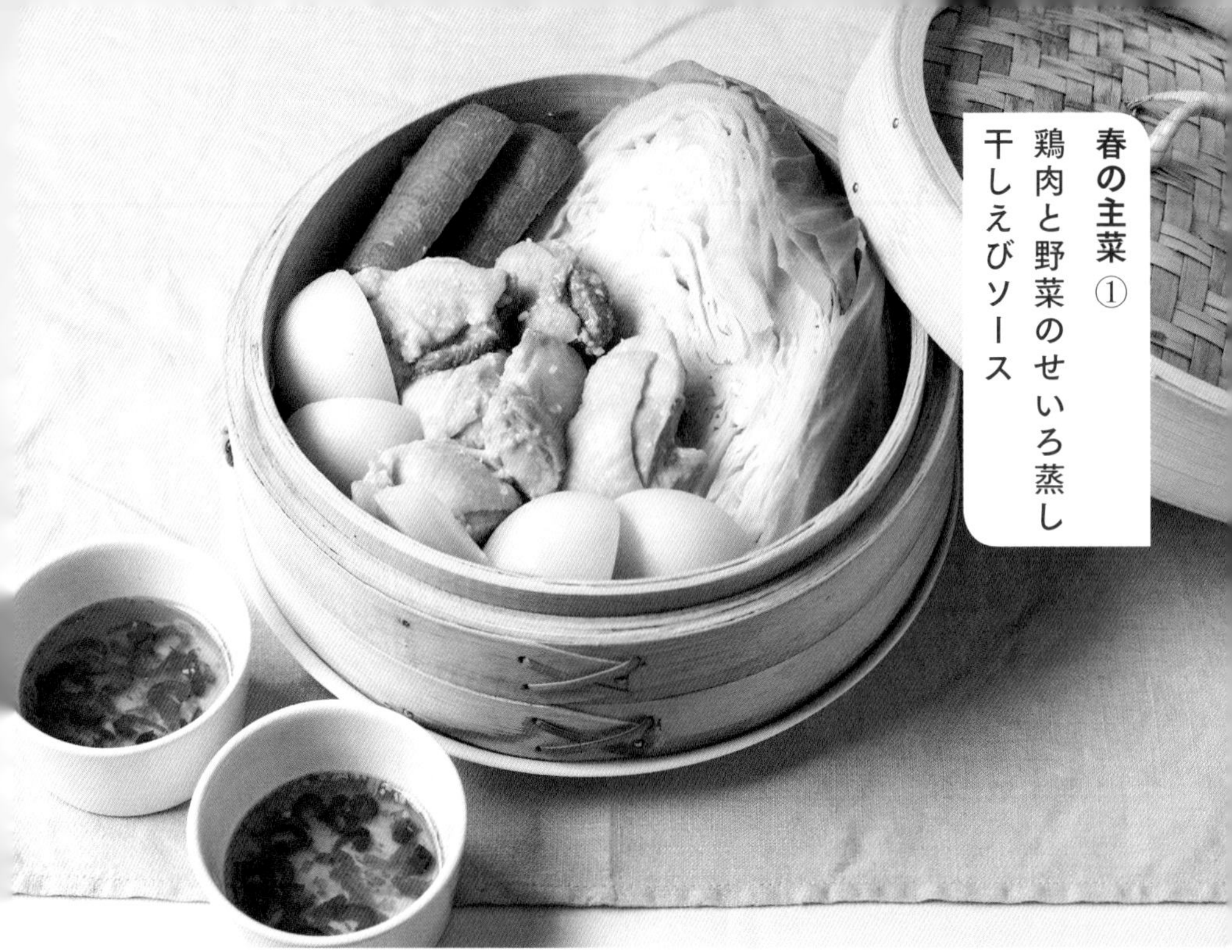

春の主菜 ①
鶏肉と野菜のせいろ蒸し 干しえびソース

干しえびソースで すべての野菜がごちそうに

・せいろがなければ、ザルの入るふたのある鍋にお湯を沸かして蒸せます。

・アスパラガスを入れる場合は、最後に足して3分程度蒸しましょう。

・干しえびソースが余ったら、ポトフの味つけやごはんのおともに。生トマトにかけても美味。

旬のメモ

春はキャベツ、菜の花などを食べて、芽吹くパワーで元気に!

材料［2～3人分］

- 鶏もも肉（からあげ用）……6切れ（200g程度）
- キャベツ……1/4個（350g程度）
- かぶ……2個
- にんじん……1/2本
- 塩こうじ……小さじ2

「干しえびソース」

- オリーブオイル……100ml
- 干しえび……大さじ1
- ニンニク……1片
- 塩……小さじ2/3

❶ 鶏もも肉に、塩こうじをもみこんでおく。

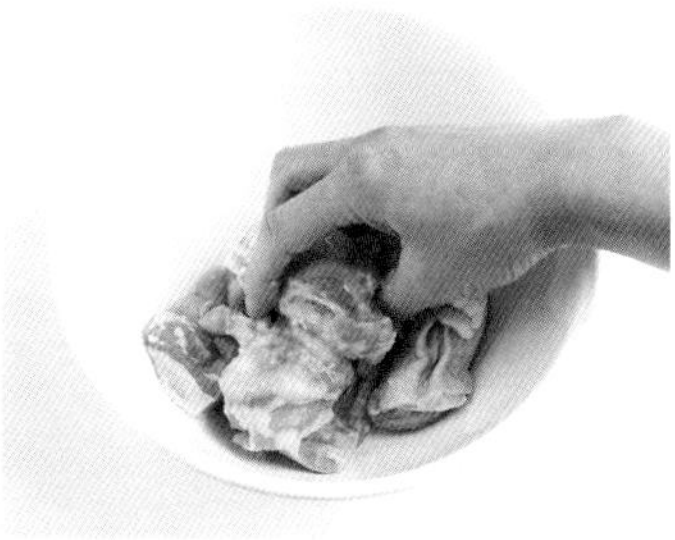

❷ 野菜を切る。

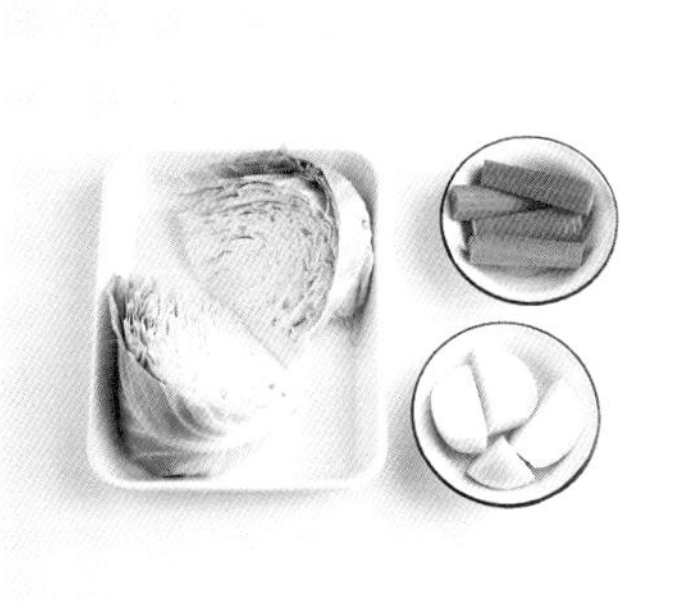

❸ ニンニクを粗みじん切りにする。

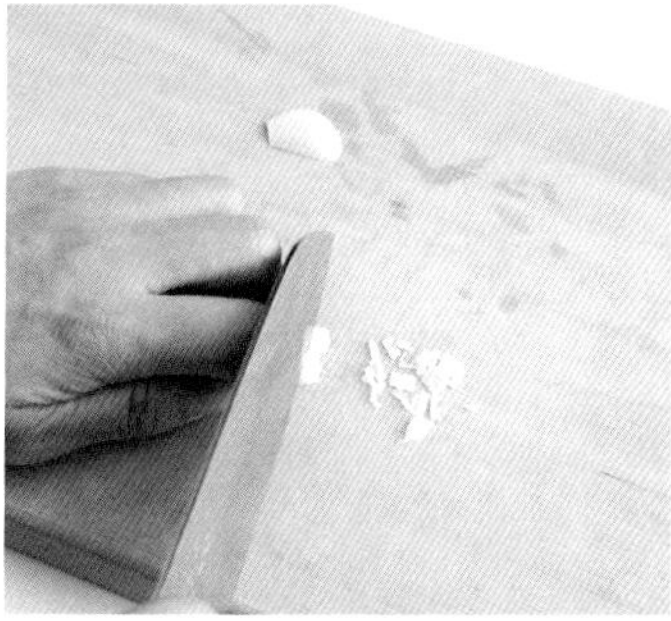

❹ せいろにキャベツの外葉をしいて具材を入れる。鍋に水を張りせいろをセット。

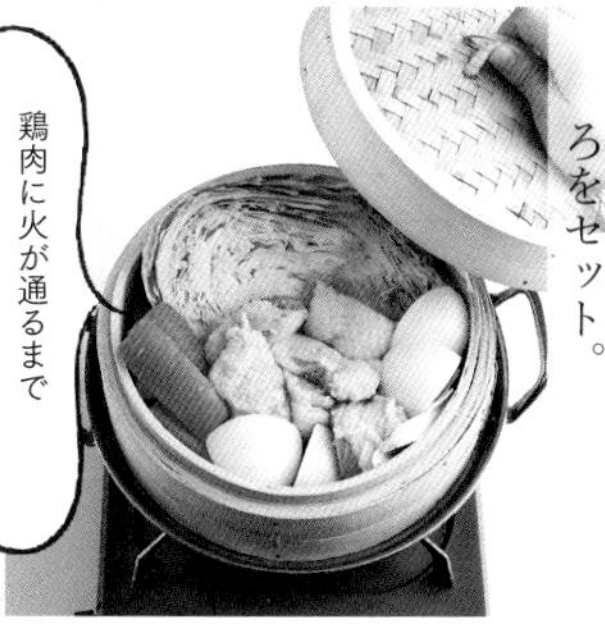

鶏肉に火が通るまで20分蒸す。火加減は強火

❺ 野菜を蒸すあいだに、オリーブオイルとニンニクを中火にかける。

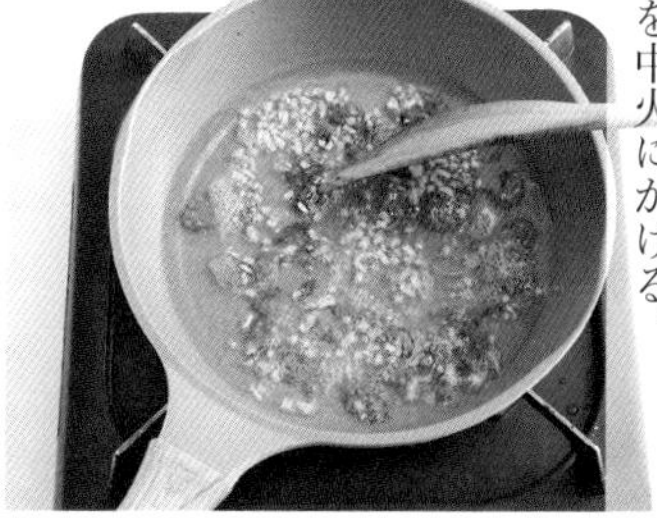

ニンニクが色づきはじめたら
干しえびを入れる。
香ばしい香りがしてきたら、
塩を入れ火を止める。
余熱で火が通るので
焦がさないよう注意。

❻ 蒸し上がったらフタを取り、⑤のソースを添えて食卓へ。

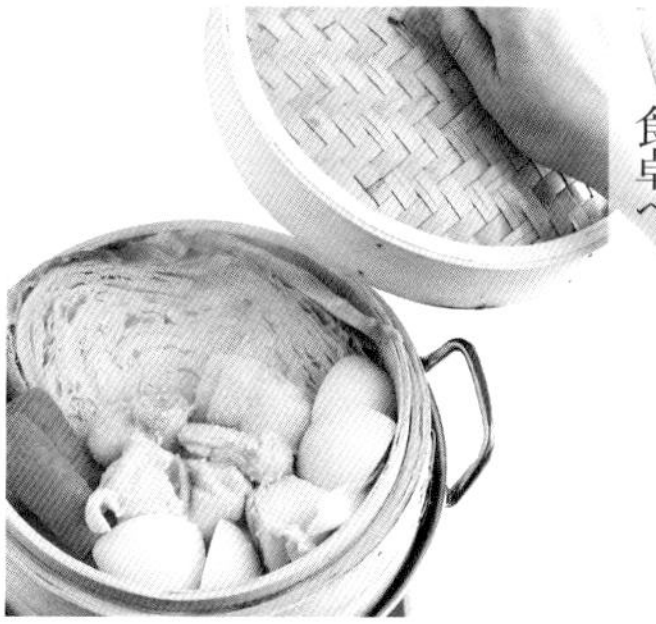

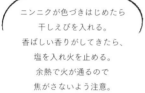

春の主菜② しらすの卵とじ

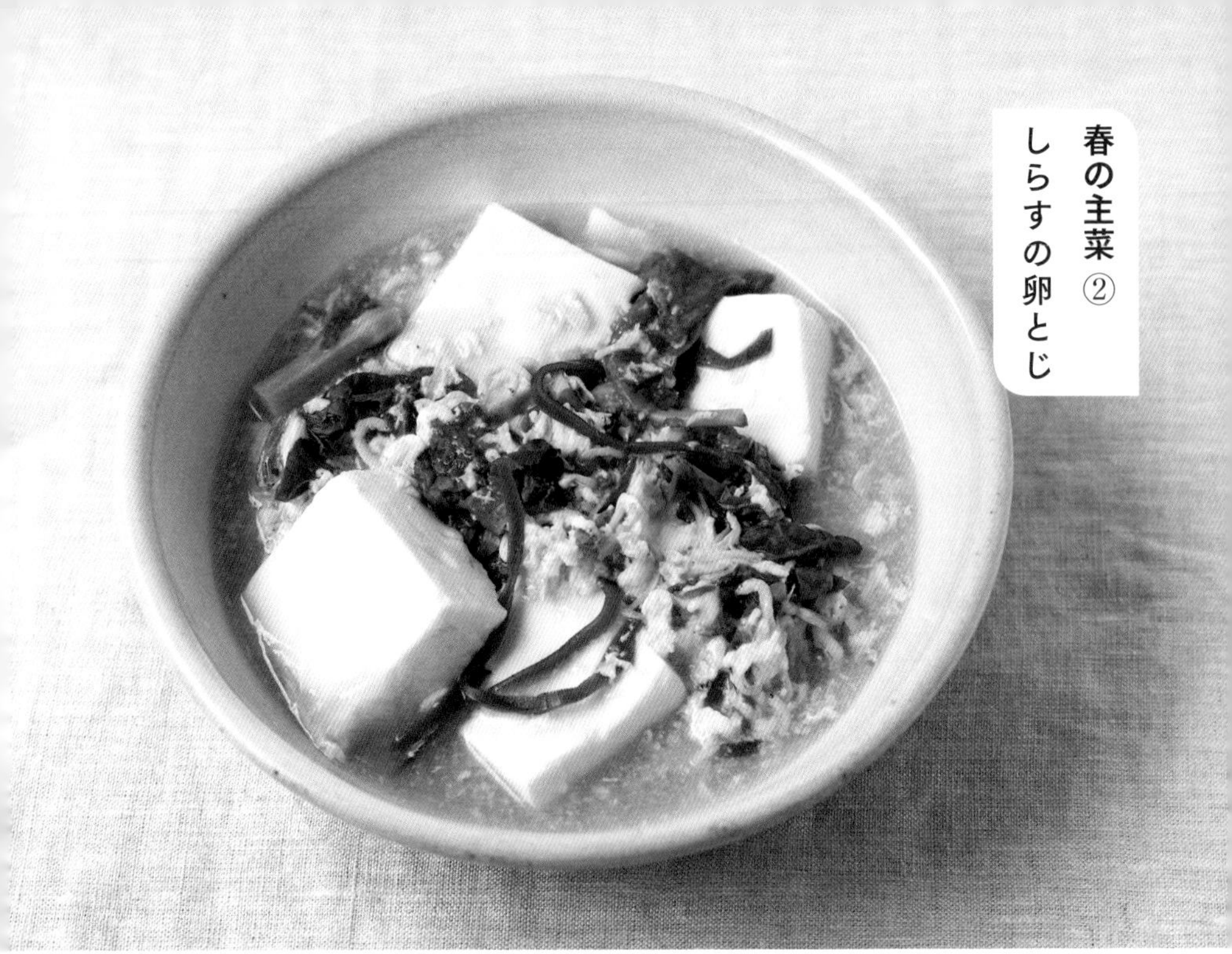

良質なたんぱく質が大集合
病み上がりにもやさしい
とろとろ味

・豆腐は木綿でも絹でもお好みで。
・豆腐に片栗粉をはたいているのでとろみがあり、するすると食べられます。

旬のメモ

旬のしらすは栄養の宝庫。たんぱく質とカルシウム、カルシウムを吸収するビタミンDまで含まれています。海の恵みであるマグネシウムも豊富で、塩分が「体を動かすきっかけ」を作ってくれます。

材料［2人分］

- 菜花……1束（200g程度）
- 豆腐……1/2丁
- 卵……2個
- しらす……50g
- 昆布……3×10cm
- 片栗粉……大さじ1/2
- 水……350ml
- しょうゆ……大さじ1

❶ 昆布を分量の水にひたす。

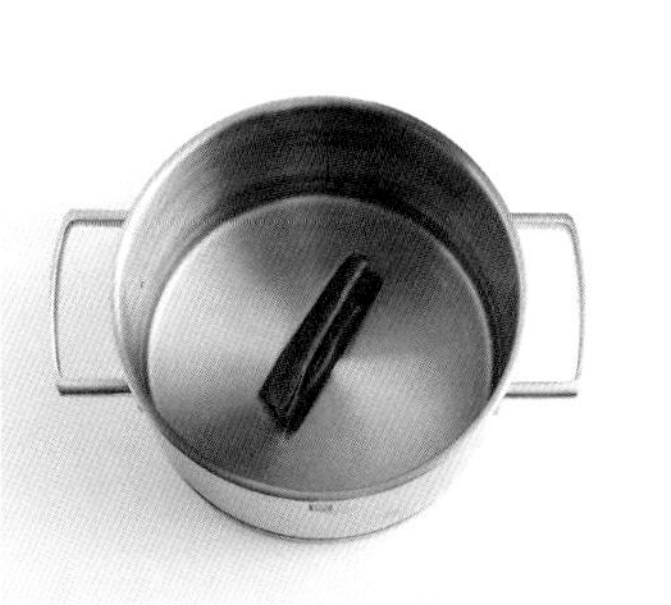

❷ 昆布がやわらかくなったら短冊切りにして水に入れ戻す。

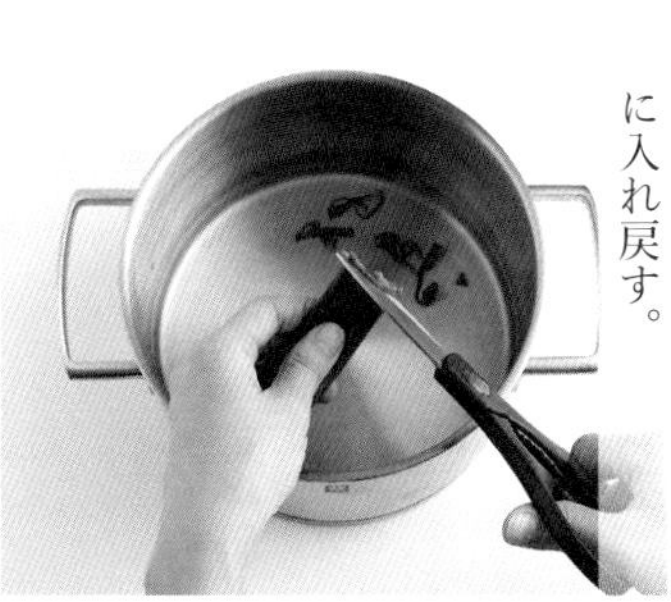

❸ 豆腐と菜花を切る。

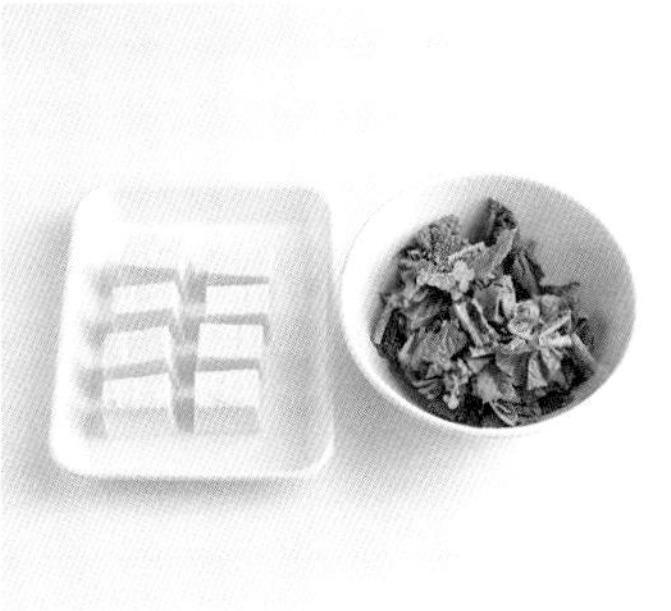

❹ 豆腐に片栗粉をまぶす。

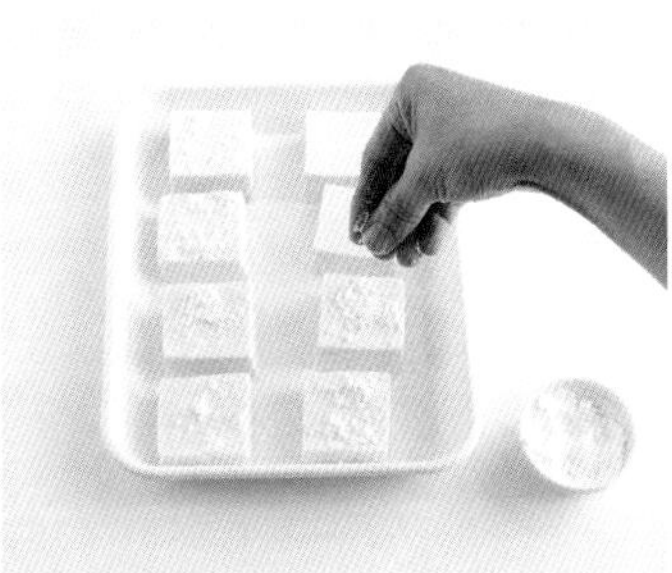

❺ ②を中火にかけ、煮立ったら菜花、しらす、しょうゆを入れて沸騰後2分煮る。

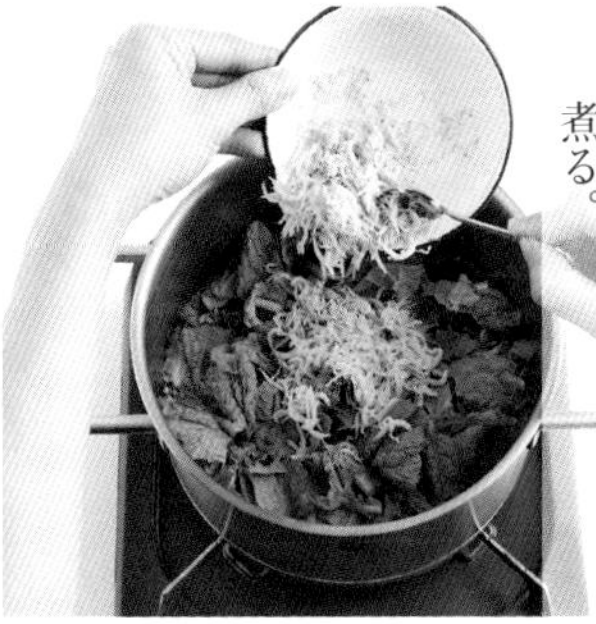

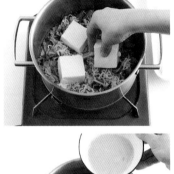

❻ 豆腐を入れる。

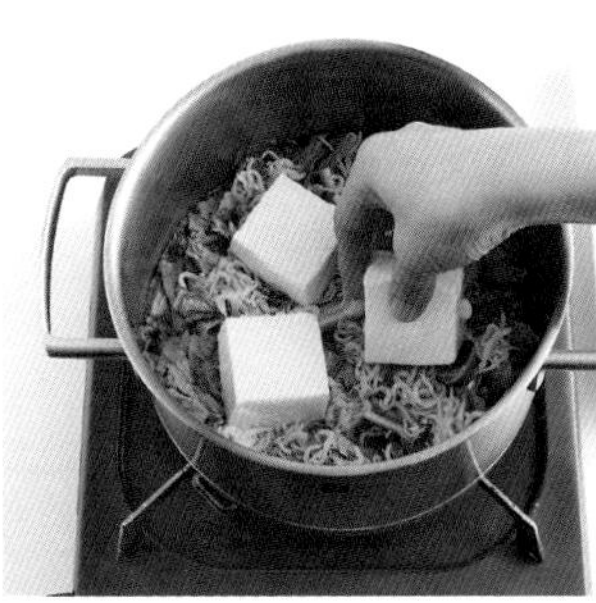

❼ ⑥が煮立ったら、卵を軽く溶いて回し入れる。

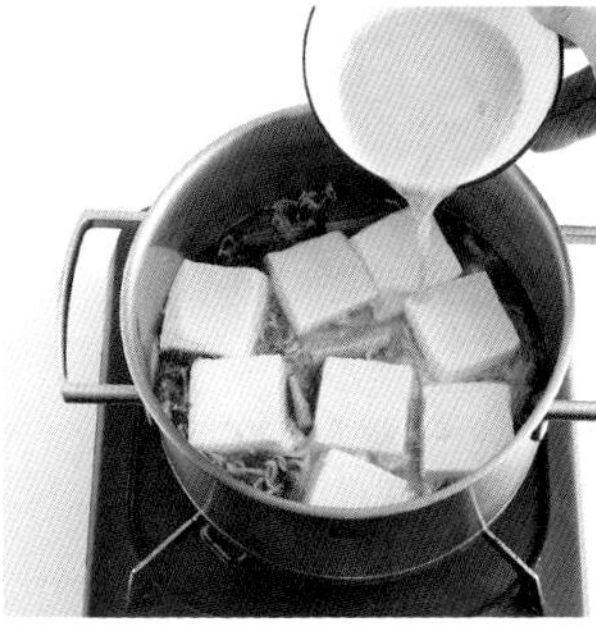

<メモ>

季節の野菜でアレンジできます。夏はトマト、ズッキーニ、ニラ。秋はきのこ類と小松菜。冬は大根、春菊、せりなど。

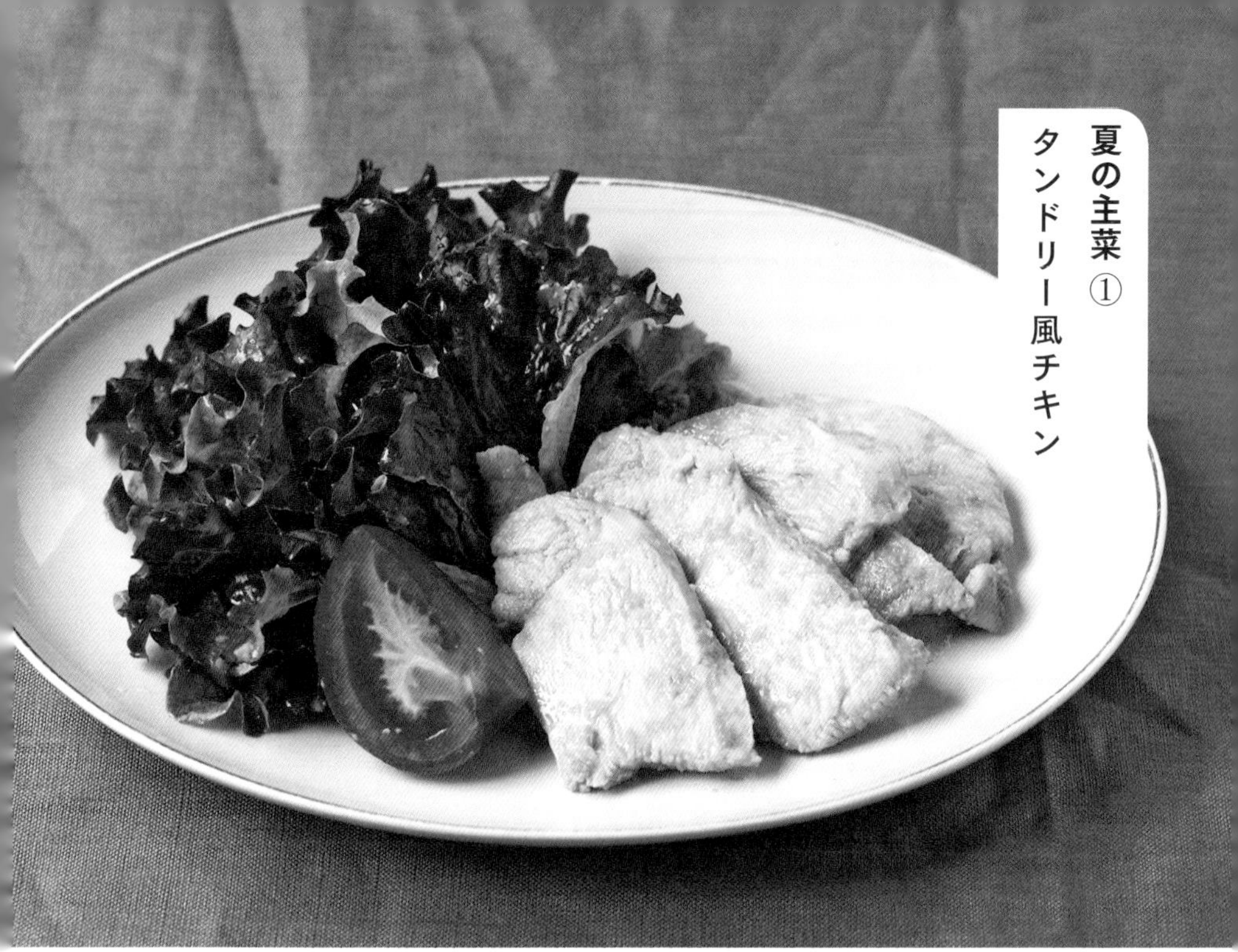

夏の主菜①
タンドリー風チキン

冷めてもジューシーでお弁当に最適

・塩こうじの力で、鶏むね肉がジューシーに。

・ヨーグルトは豆乳が原材料のものも販売されているので、乳製品を控えたい方はそちらを。

旬のメモ

消化促進・解毒作用があるターメリックで、夏の暑さに疲れた内臓をいたわりましょう。

材料［２人分］

鶏むね肉……１枚（250g程度）

A
ヨーグルト……大さじ２
塩こうじ……大さじ1/2
しょうゆ……大さじ1/2
米酢……大さじ1/2
ターメリック……大さじ1/2
塩……小さじ1/2
しょうがパウダー……小さじ1/4（なければすりおろし小さじ１）

サニーレタス……1/2個
トマト……1/2個
オリーブオイル……大さじ1/2

❶ 鶏肉の皮をはがし、切る。

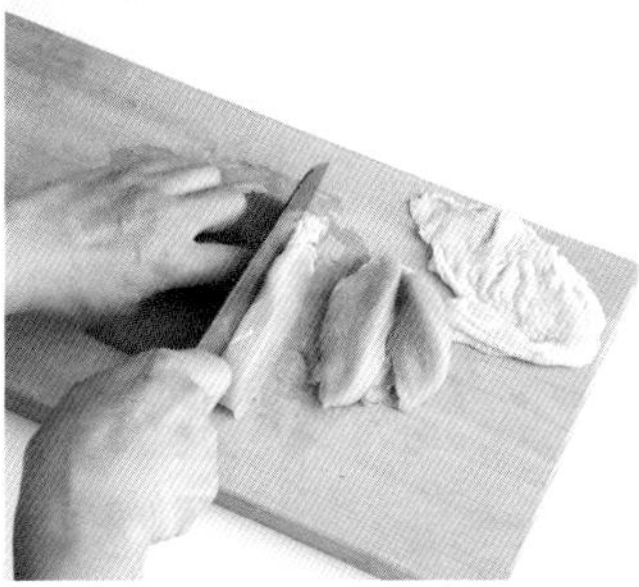

❷ ボールにAを入れ、鶏肉をもみこむ。最低20分漬けおく。

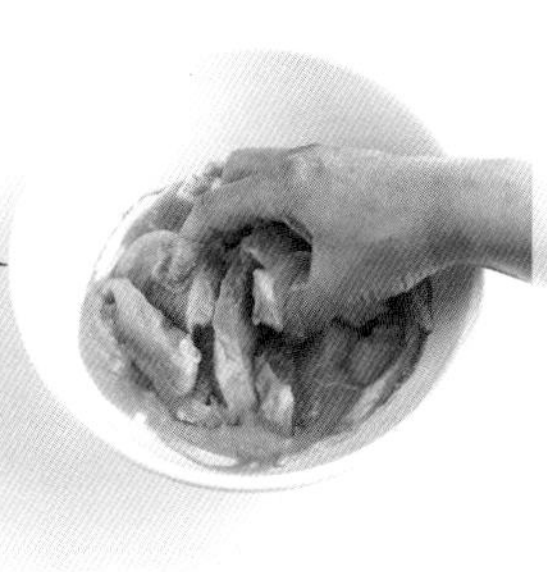

できれば半日漬けこむ

❸ 冷たいフライパンにオリーブオイルを回し入れ、鶏肉を広げる。

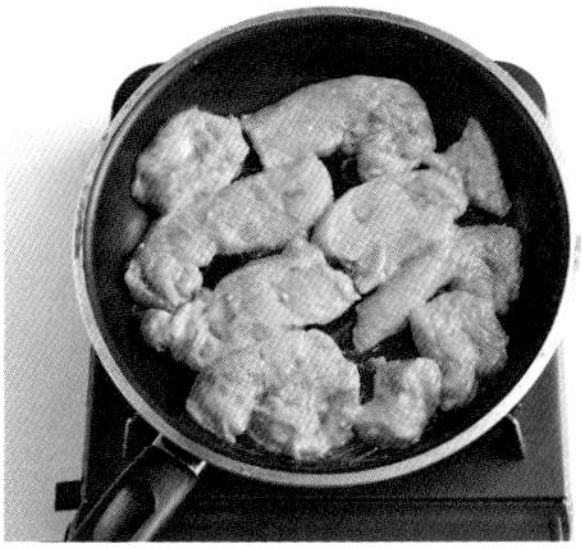

フタをして弱めの中火で
5分焼く。
火を強くしないよう注意。

❹ フタを開け、鶏肉を返してさらに中火で2分焼く。

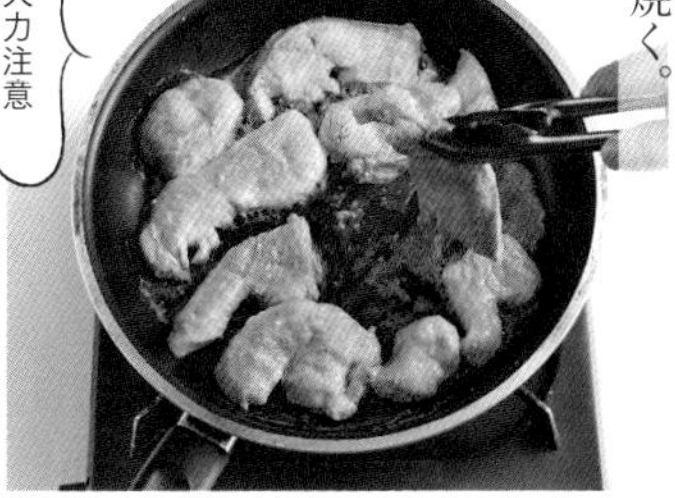

火力注意

火を強くしすぎないことで
ふっくら仕上がる。

❺ 皿にサニーレタスとトマトを盛り、鶏肉を盛りつける。

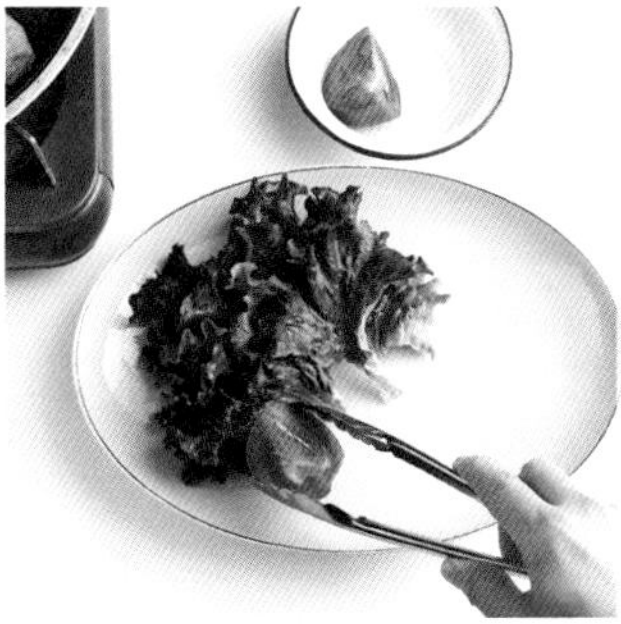

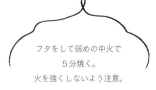

＜思い出＞

勤めていたホテルでは、季節のフェアごとに現地からシェフを招致していました。このレシピはオリエンタルフェアの際に、中東から来たシェフに教えていただいた「シャワルマチキン」をアレンジしたものです。

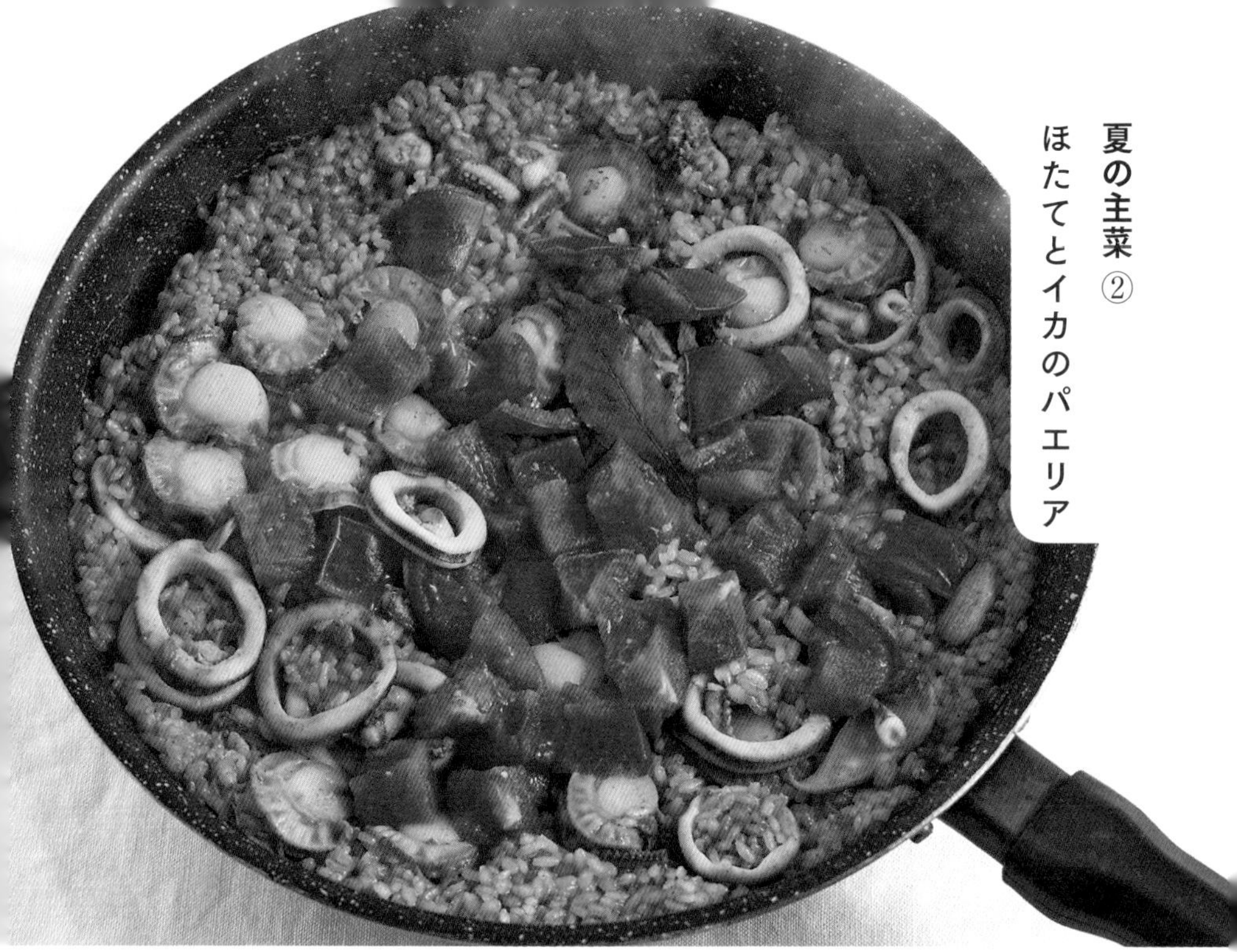

夏の主菜② ほたてとイカのパエリア

見た目は豪華。手順は簡単

・ほたては冷凍でも小さいものでもOK。少しでも入れるとイカだけよりうま味が出ます。

旬のメモ

ターメリックには、抗酸化作用・抗アレルギー作用・解毒作用・消化促進などの効用があり、夏の体の疲れによく働きます。

材料［2～3人分］

- 米……2合
- 冷凍ほたて（小）……100g
- 生イカ……1杯（150g程度）
- トマト……1個
- 水……450ml
- 酒……大さじ1
- しょうゆ……大さじ1
- ターメリック……大さじ1
- 塩……小さじ1
- オリーブオイル……大さじ1
- ニンニク……1片
- ローリエ（あれば）……1枚

＊28cmのフライパンを使用しています。

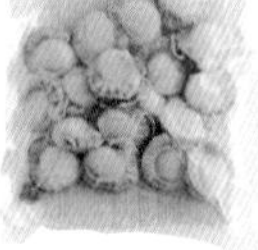

冷凍ほたて（ボイル済）は料理前に解凍しておく。

❶ イカの軟骨と内臓を取り除き、輪切りにする。

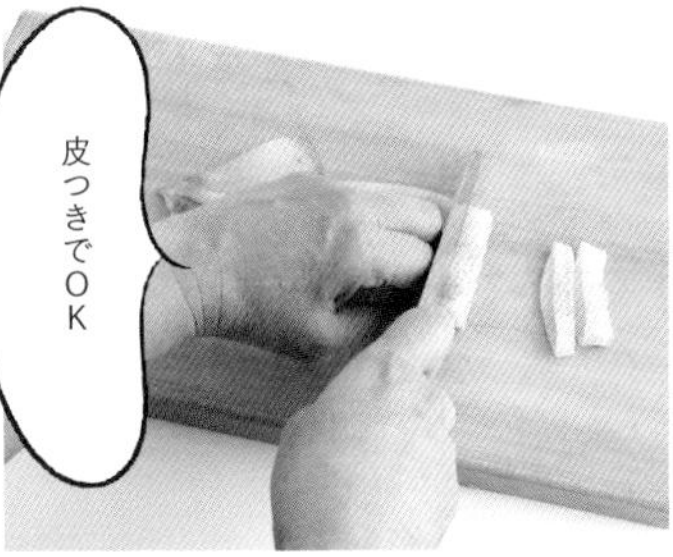

❷ トマトを切る。ニンニクは芽をとり、つぶす。

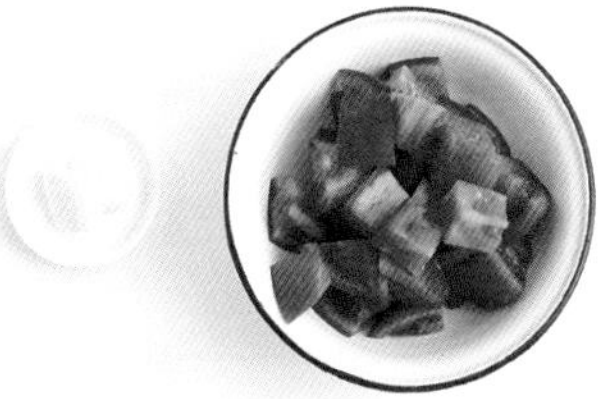

❸ オリーブオイルとニンニクを中火にかける。

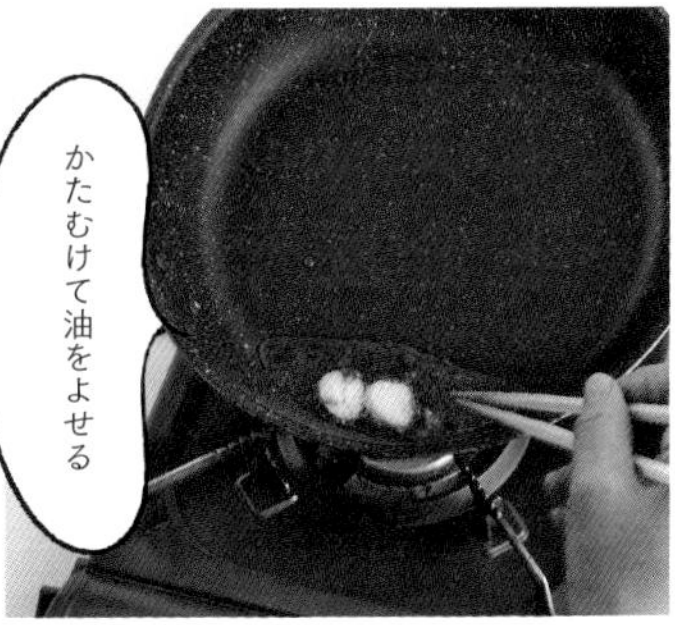

❹ ニンニクが色づいたら、イカとほたてを入れ強火で炒める。

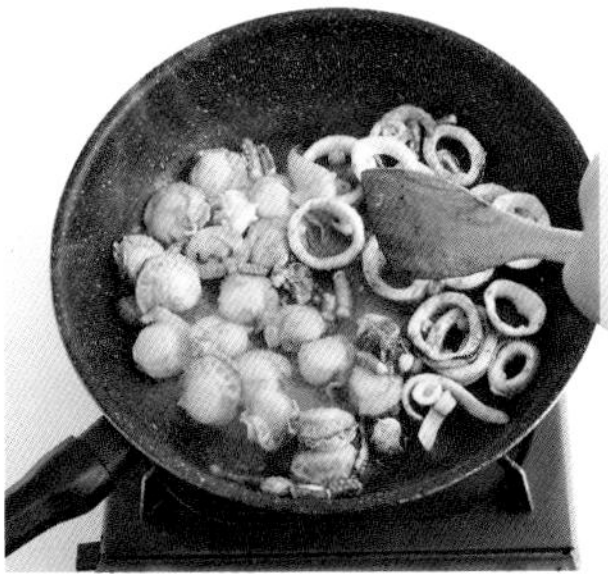

❺ 米を洗わず入れ、中火で2分炒める。

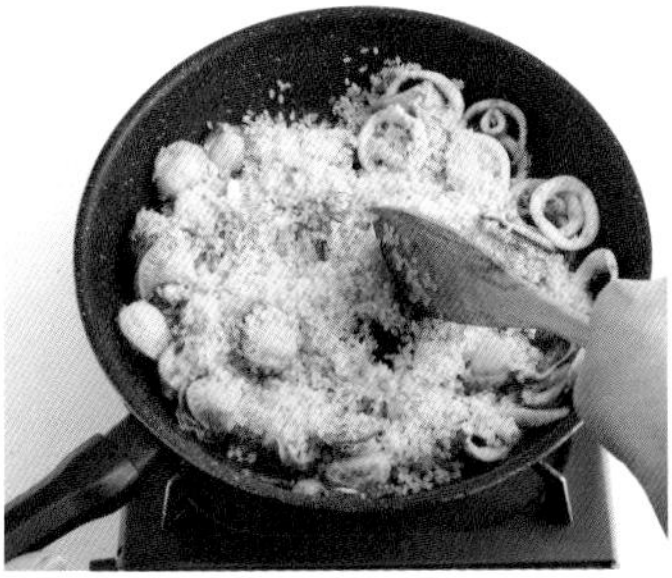

❻ 酒、塩、しょうゆ、ターメリック、水を入れ軽く混ぜる。

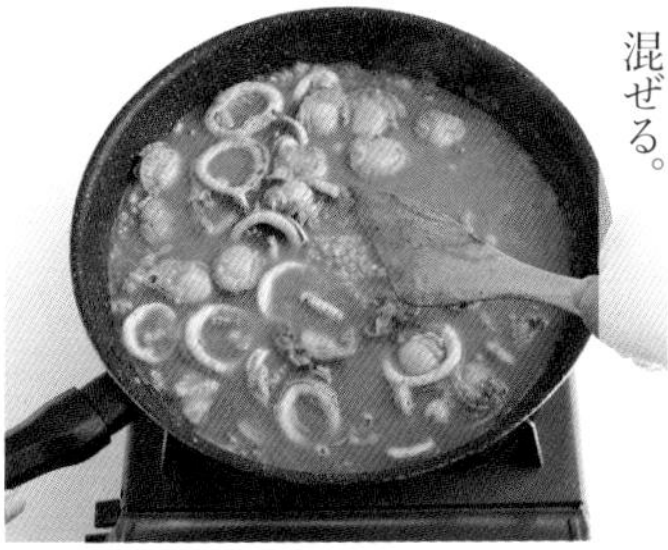

❼ トマト、ローリエをのせフタをして強火にかける。

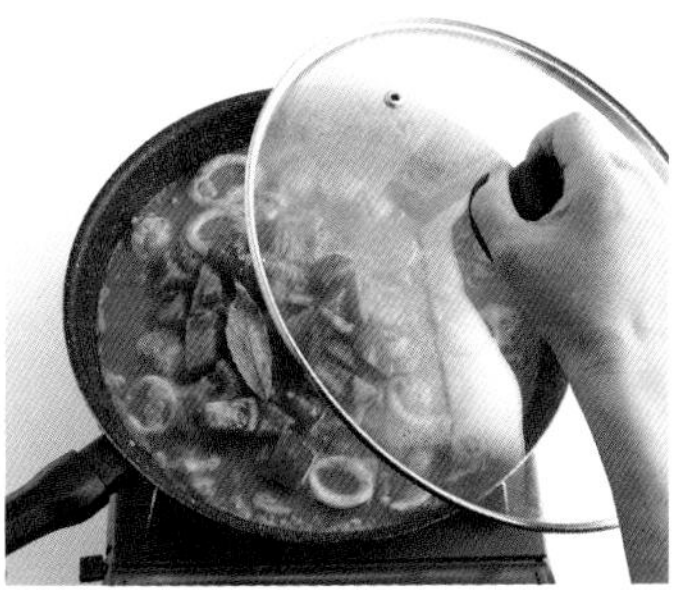

煮立ったら弱火で16分炊き、
強火1分で仕上げる。
水分が少ないと焦げやすいので、
においに注意しながら加熱。
炊きあがったら
フタをしたまま最低10分は蒸らす。

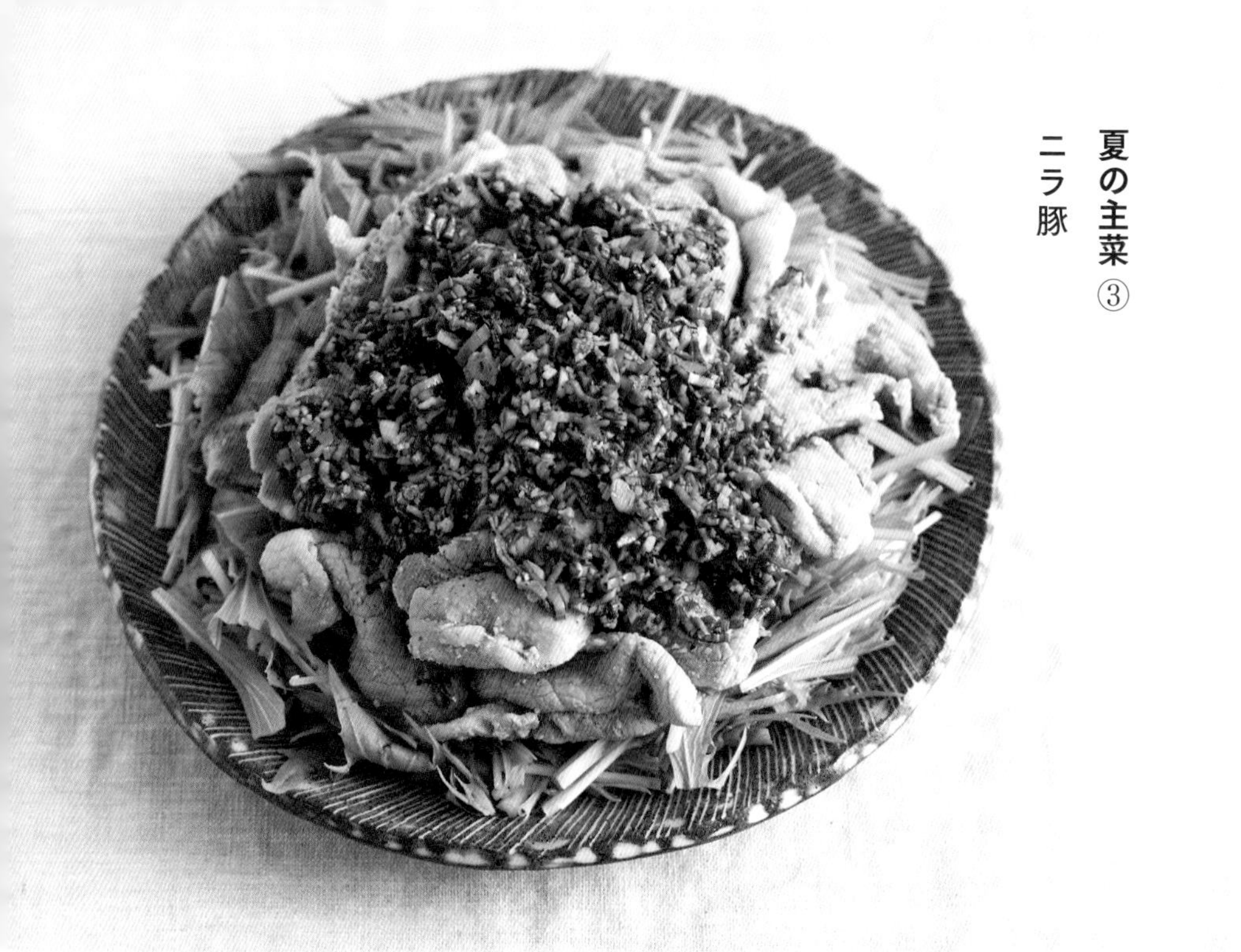

夏の主菜③
ニラ豚

白いごはんとモリモリ食べたい元気回復おかず

・油を使わない酒蒸し料理。胃腸に負担をかけずにスタミナ補給できます。
・さっぱりしたお酢のたれで、食欲がないときもはしが進みます。

旬のメモ

ニラと豚肉は疲労回復食材のトップ2。夏の疲れによく効きますが、春夏秋冬いつでも「疲れたらニラ＋豚肉」と覚えておいてください。

材料［2～3人分］

豚もも肉（スライス）……300g
水菜……1束
（キャベツ、レタス、白菜なども合います）
A ニラ……1束
しょうが……1片
しょうゆ……大さじ2
米酢……大さじ2
ラー油……小さじ1
酒……大さじ3

❶ 野菜を切る。

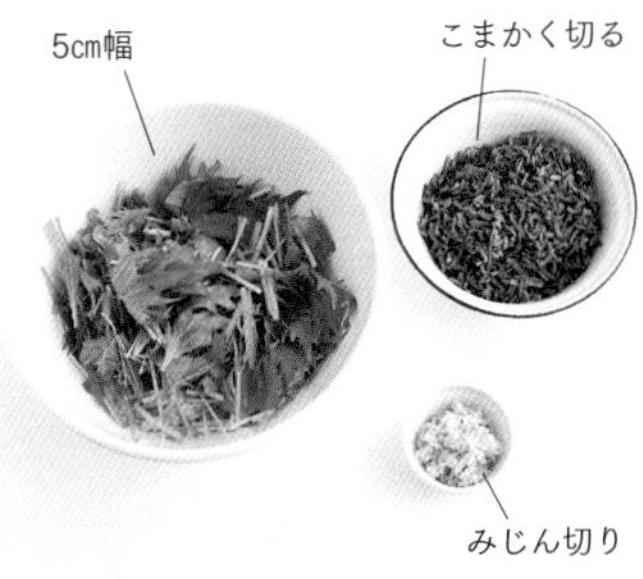

❷ ボールにAを混ぜてたれを作る。

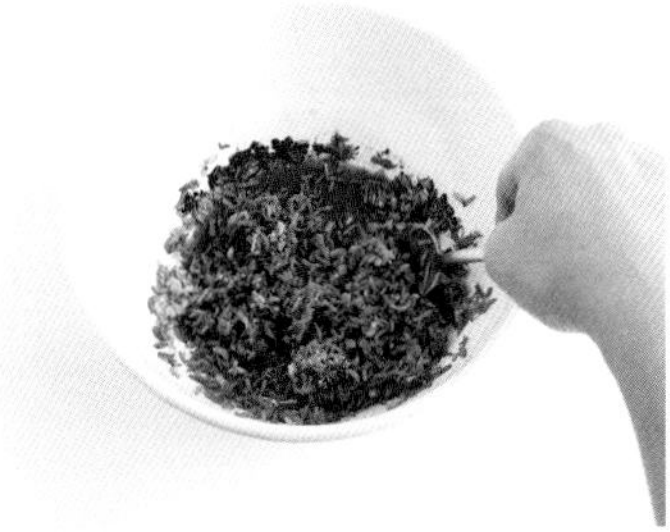

❸ フライパンに豚肉を広げ、酒を入れる。

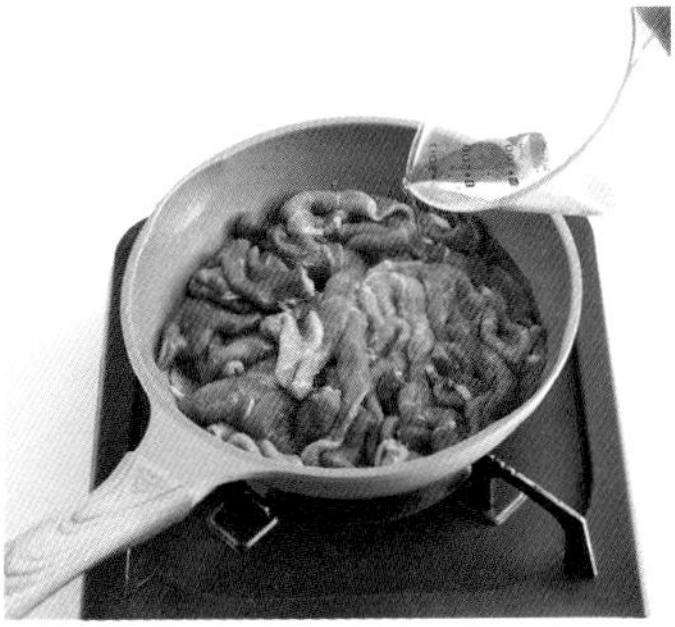

❹ フタをして弱火に3分かける。

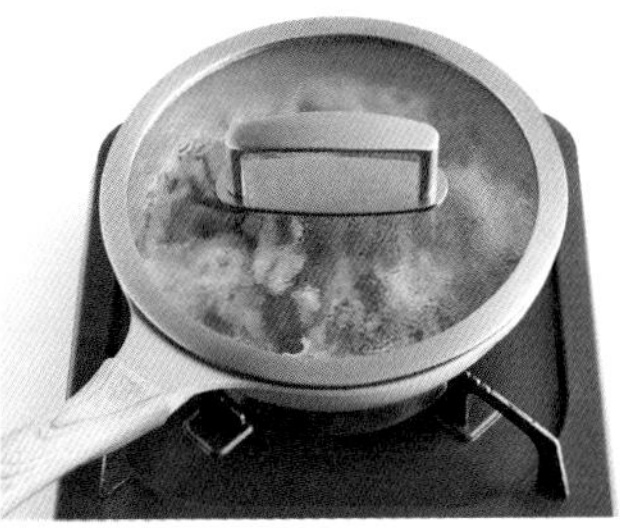

❺ 肉をほぐして裏返し、弱火で2分。

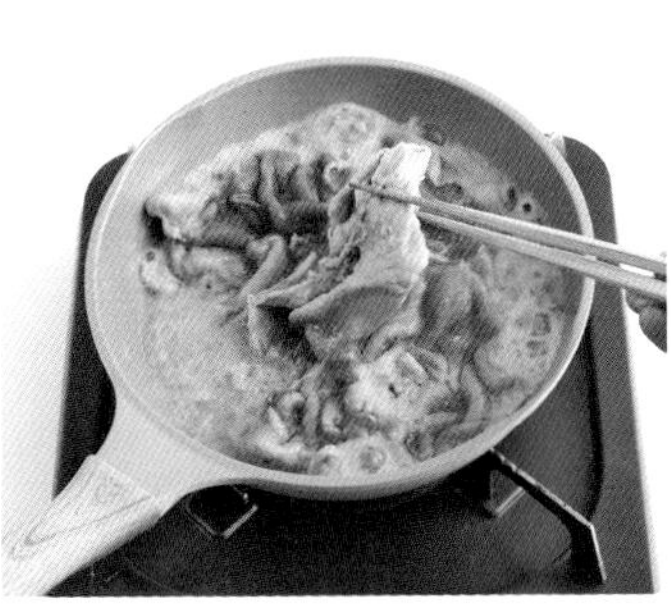

❻ 豚肉が白くなったら火を止め、皿に水菜と豚肉を盛る。

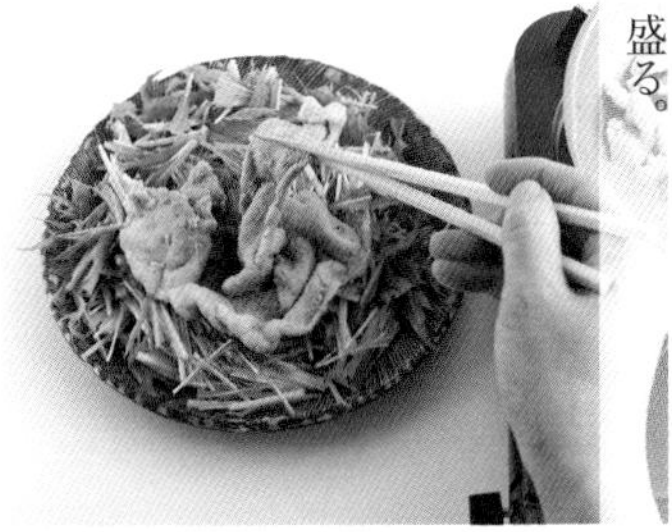

❼ ②のタレをかけて完成。

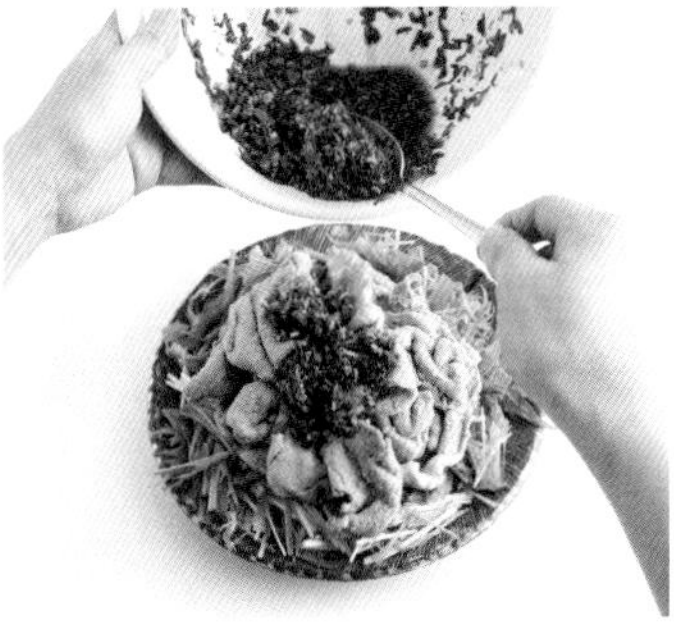

<メモ>

豚肉はゆでるより、蒸し煮にしたほうがビタミンの流出がありません。ニラは消化吸収されにくいので、こまかく切ること。

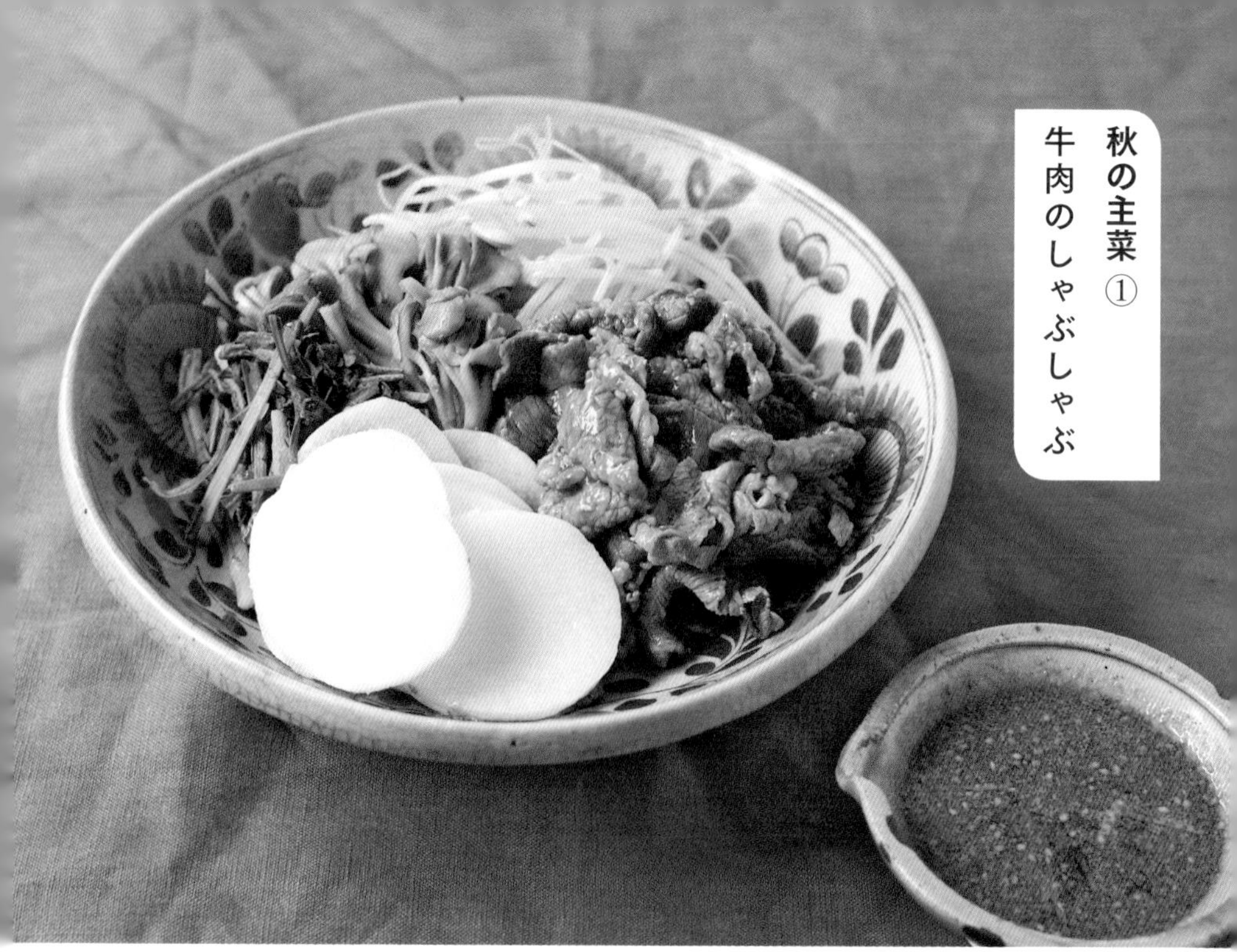

秋の主菜①
牛肉のしゃぶしゃぶ

自由な気持ちでなんでもしゃぶしゃぶ

・市販のポン酢は添加物が多いので、できれば自分で作ってみましょう。

材料［2～3人分］

牛もも肉（薄切り）……150g
塩……小さじ1
片栗粉……大さじ1
もやし……1パック
春菊……1/2束
まいたけ……1/2パック
長いも……1/4本（100g程度）
ポン酢……200ml
白すりごま……大さじ1
ごま油……大さじ1/2

自家製ポン酢材料

柑橘の果汁（ゆず、かぼす、国産レモンなど）……100ml
柑橘の皮（刻む）……1×5cm程度
昆布……3×5cm
しょうゆ……200ml
米酢……200m
＊材料を保存容器に入れるだけで完成。

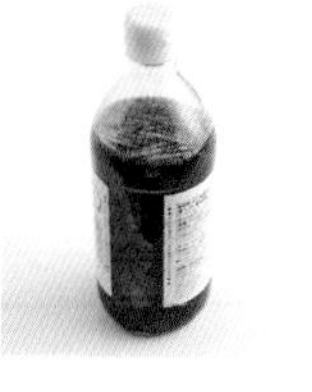

空き瓶に入れると使いやすい。1週間ほど寝かせるとまろやかな味わいに。

❶ 牛肉に塩を振り、片栗粉をまぶす。

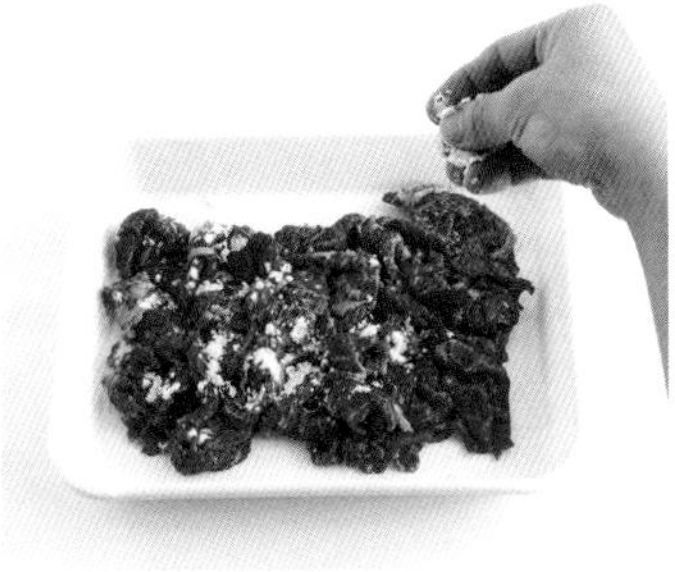

❷ 野菜を切る。

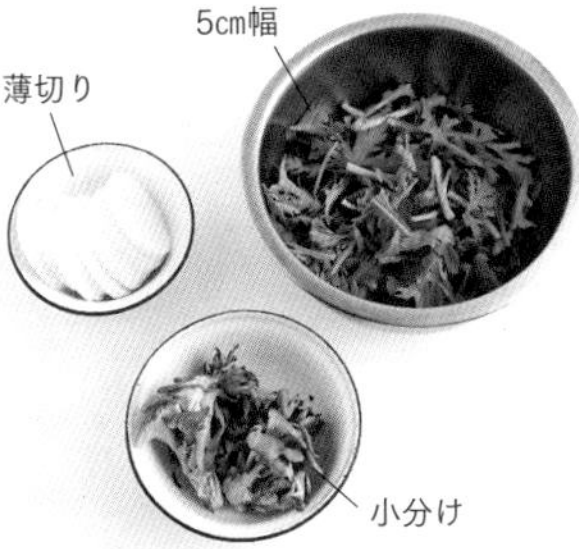

❸ もやしは浄水にさらし、ザルにあげ水気を切っておく。

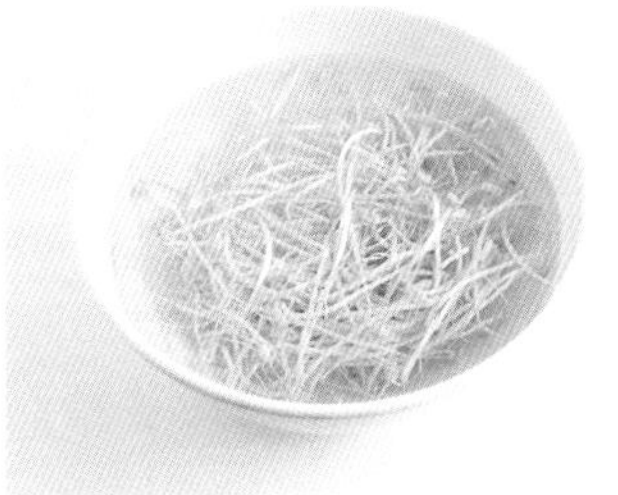

❹ ポン酢に白すりごま、ごま油を入れ混ぜておく。

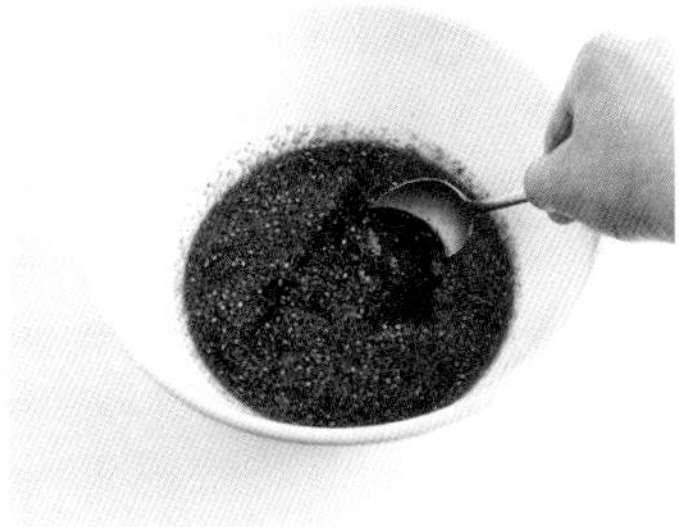

❺ 鍋にお湯を沸かし、牛肉をゆでる。ゆですぎるとかたくなるので注意。

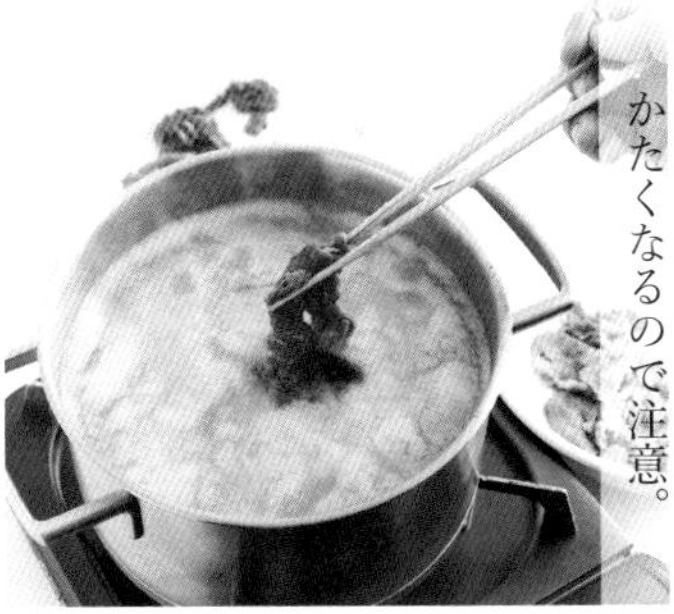

❻ アクをとる。

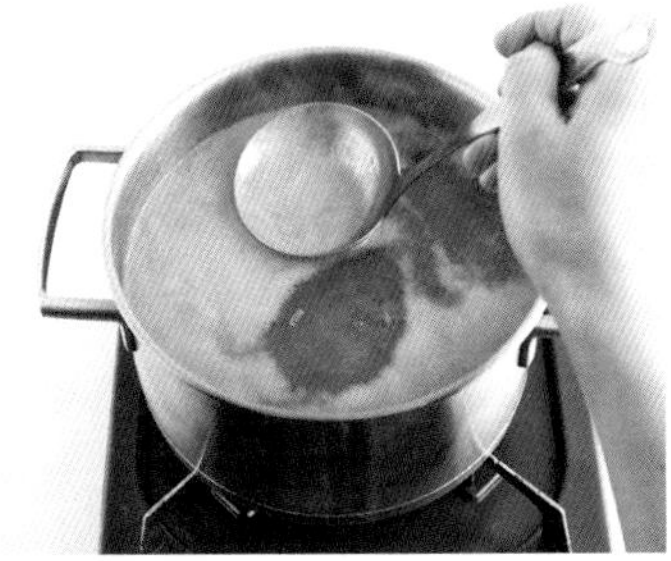

❼ 同じ鍋で野菜をさっとゆで、ザルにあげて皿に盛りつける。

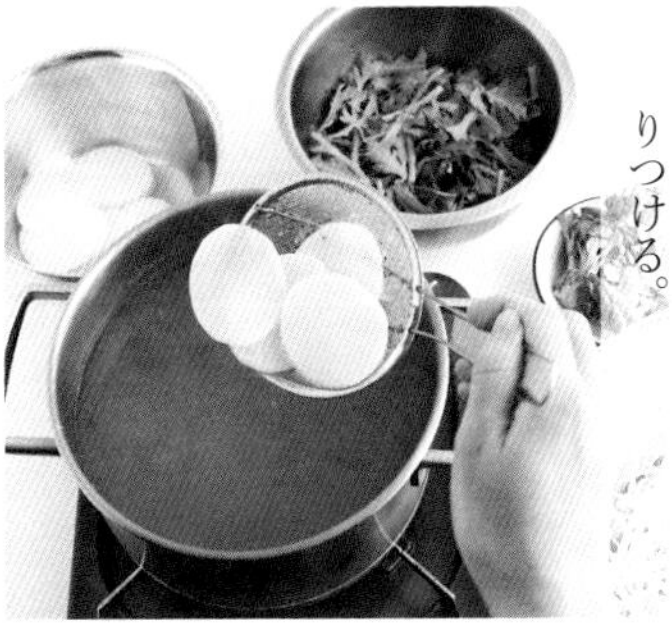

<メモ>

家族の帰宅時間がバラバラな家庭は、このレシピのようにゆでておくとラクです。みんながそろうならば卓上コンロでしゃぶしゃぶしながらいただきましょう。今回は疲労回復のために長いもと春菊を使いましたが、長ねぎの千切り、れんこんの薄切りも牛肉によく合います。

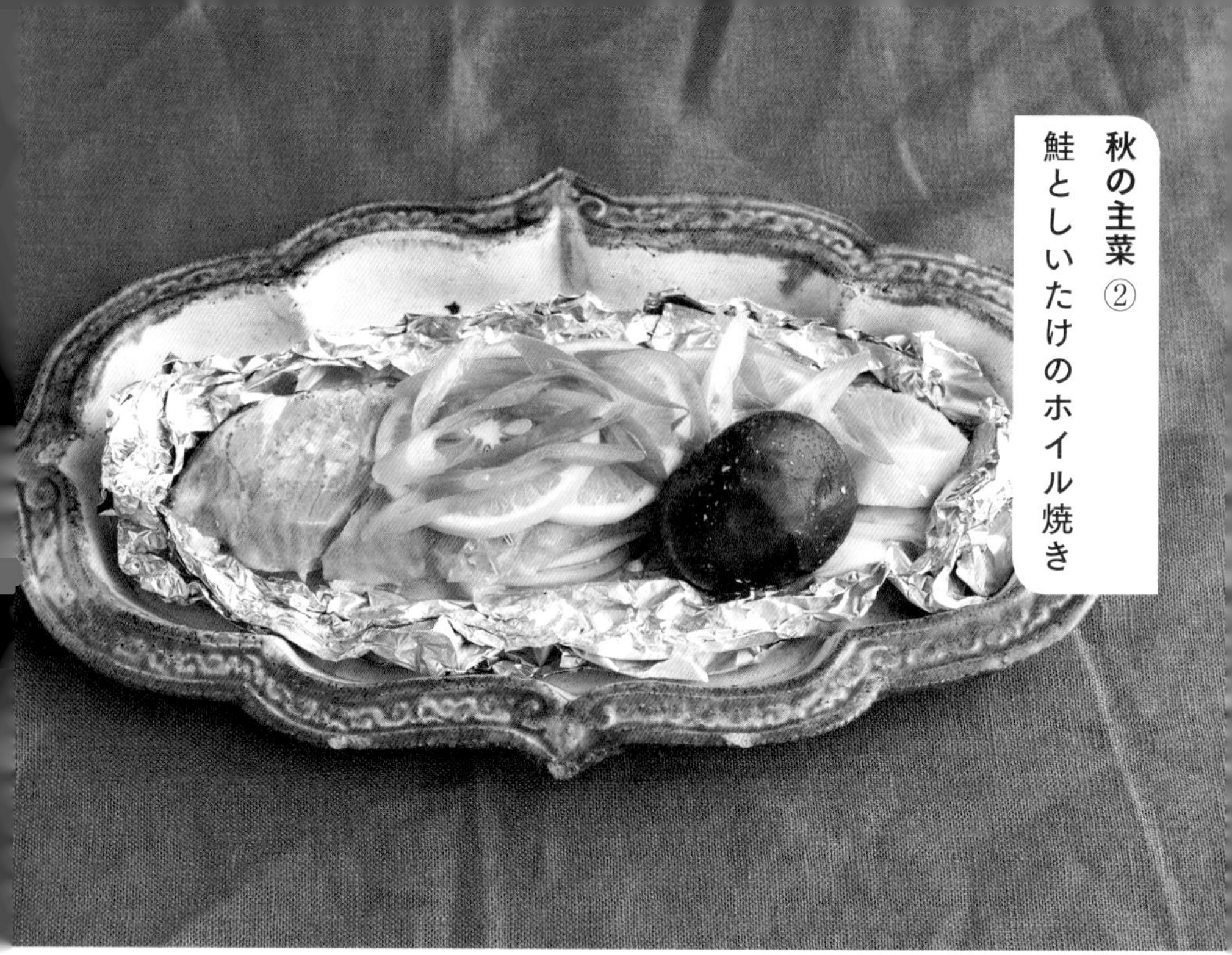

秋の主菜②
鮭としいたけのホイル焼き

ホイル焼きは手早くできる蒸し料理 重ねる順番だけ注意

- 火をよく入れたい野菜を下にして魚が固くなるのを防ぎ、火の通りやすいものをいちばん上に。
- レモンやねぎなどの香味野菜を入れて魚の臭みを消します。しょうゆも臭み消しになります。

旬のメモ

そのほかの季節のおすすめ組み合わせ。春は「真鯛＋わかめ＋長ネギ＋レモン」。夏は「青魚＋ニラ＋トマト＋レモン」。冬は「たらや牡蠣＋長ネギ＋白菜＋ゆず＋みそ」。

材料［2人分］

鮭（甘塩）
……2切れ（生鮭は塩を振るか食べるときにポン酢をかける）
長ねぎ……1/2本
しいたけ……2個
国産レモン
……1/3個
酒……小さじ1
×2切れ

＊自由に具材を変えてよいが、長ねぎ（玉ねぎ）ときのこ類が入るとうま味が出て間違いなしの味に！

1 材料を切る。ねぎは青い部分と白い部分に分ける。しいたけの軸は手でさく。

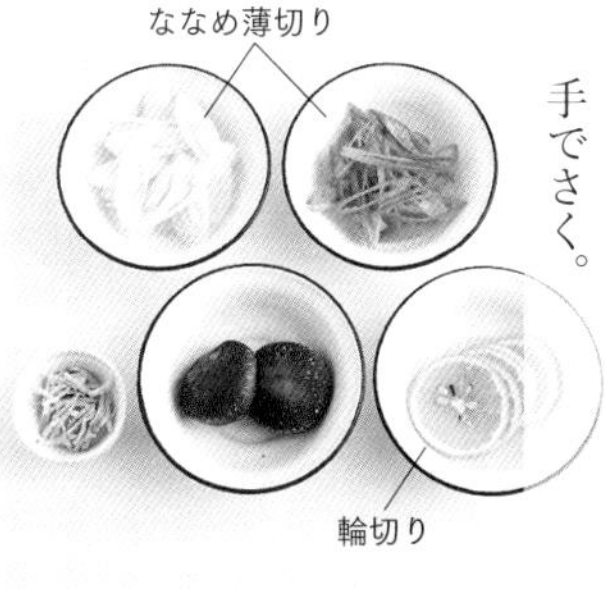

2 アルミホイルに長ねぎの白い部分としいたけの軸をしく。

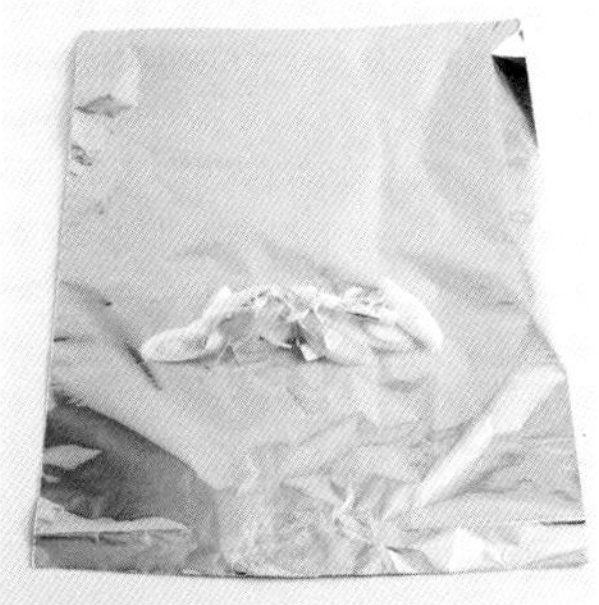

3 鮭をのせて酒（小さじ1）を振る。

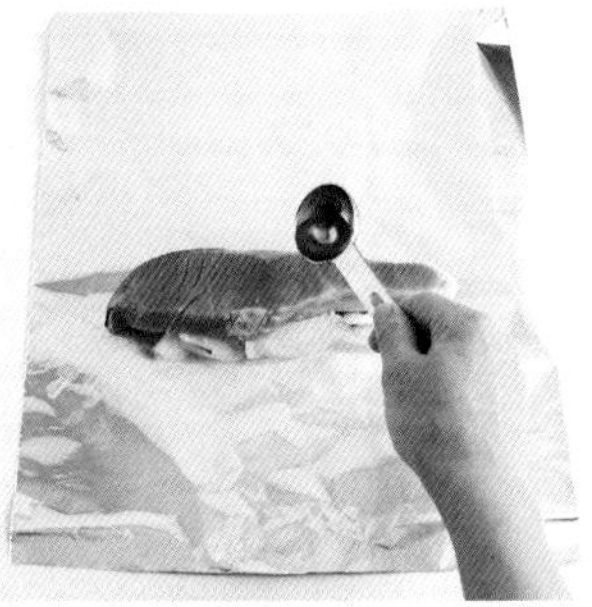

4 長ねぎの緑の部分、レモン、しいたけをのせる。

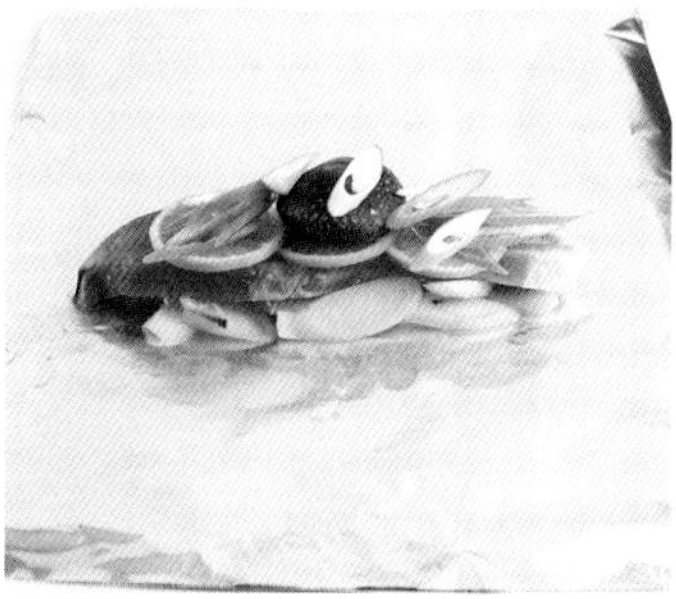

5 ホイルのはじを合わせて巻き込む。

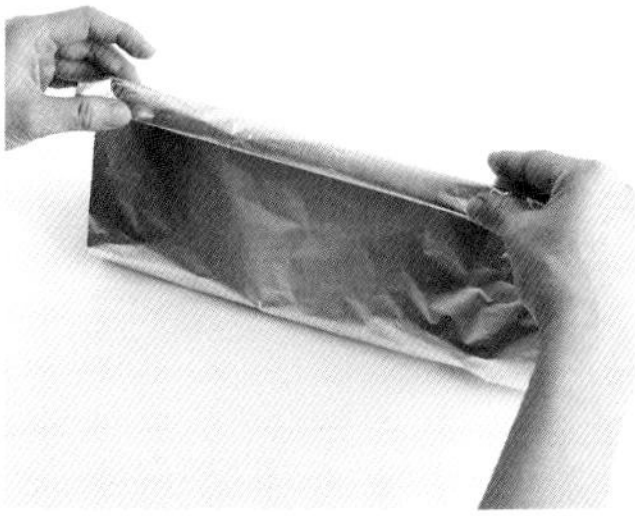

6 両端も巻く。水分が逃げないようしっかり。

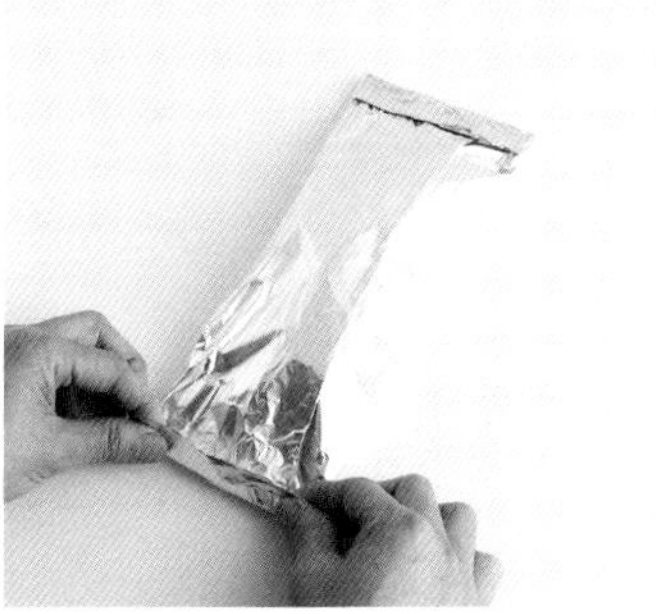

7 フライパンに水（分量外）を2㎝くらい張り、⑥を入れてフタをして中火で15分。

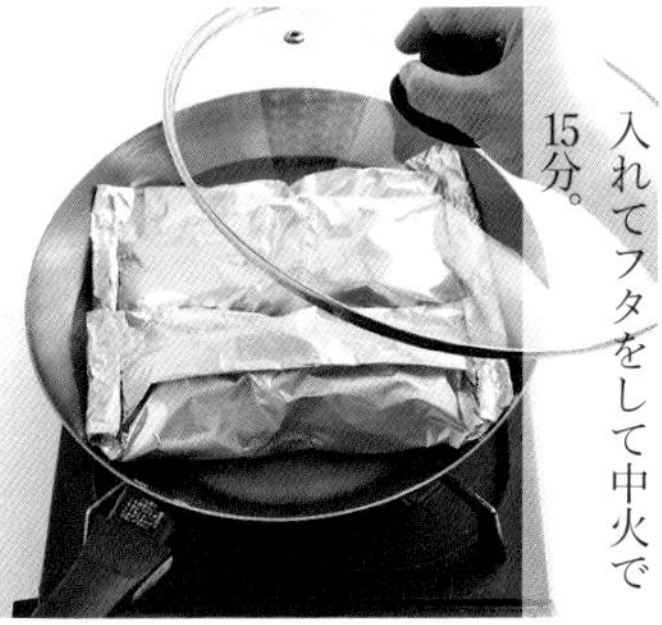

8 皿にホイルごとのせて、食卓でホイルをやぶっていただく。

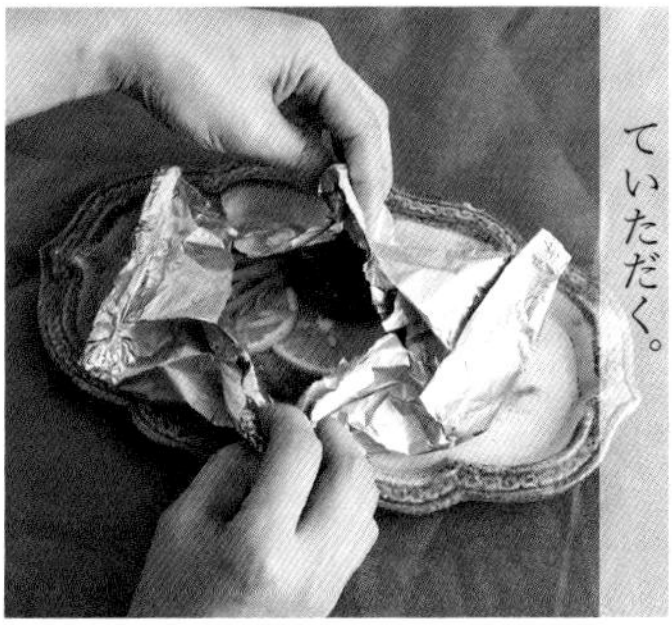

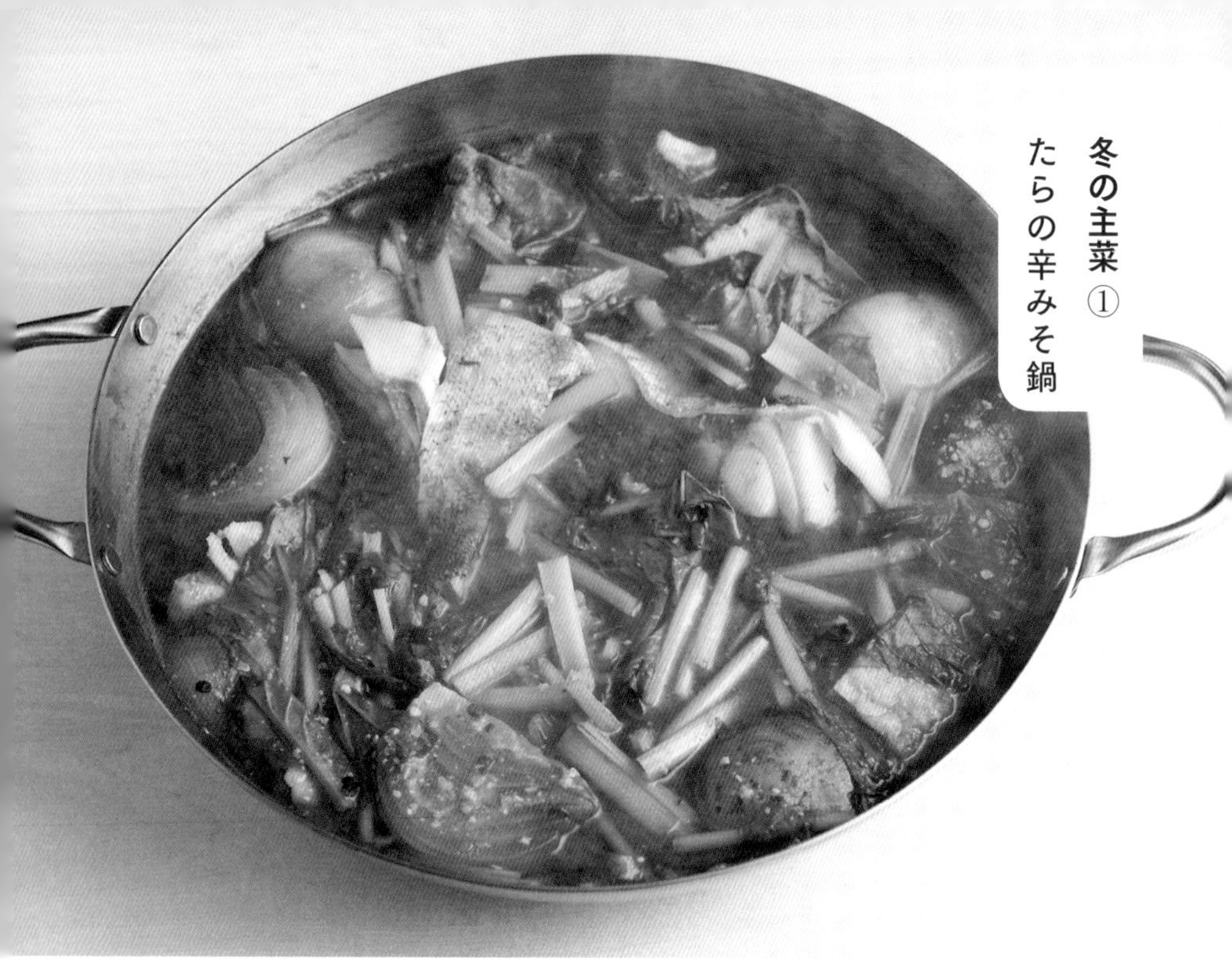

冬の主菜①
たらの辛みそ鍋

辛みとうま味で暗い気分が吹きとぶ

・冬は日照時間が短く鬱々としがちな時期なので、気分が上がる辛み鍋を考えました。
・たらは高たんぱく&低カロリーなので脂質を気にしている方にもおすすめです。

旬のメモ　春は「あさり＋キャベツ＋トマト」、夏は「豚肉＋ニラ＋ズッキーニ」、秋は「豚肉＋里いも＋きのこ類」がおすすめ。

材料［2人分］

たら（生）……3～4切れ（200g程度）
じゃがいも……小2個
玉ねぎ……1個
小松菜……1束
厚揚げ……1/2枚
しいたけ……1個
水……600ml
A　みそ……大さじ4（甘塩たらの場合は半分にして塩分を調整する）
　みりん……大さじ2
　豆板醤……小さじ2（好みで調整）

1 野菜を切る。

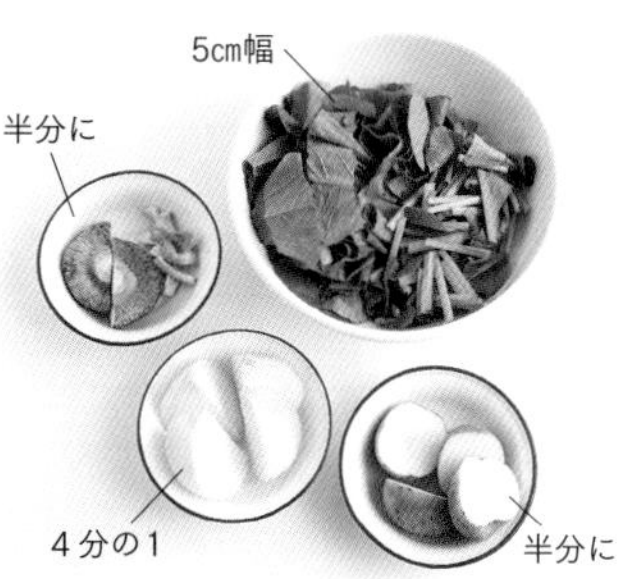

2 厚揚げを切る。

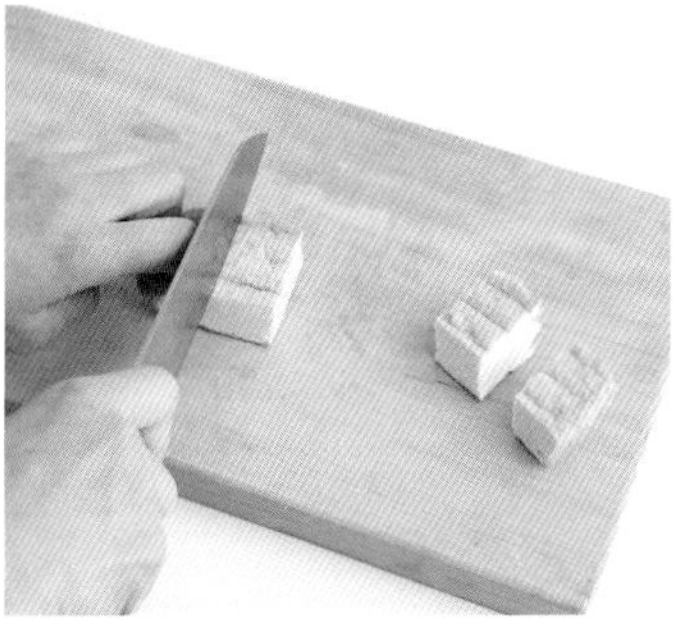

3 鍋に水、じゃがいも、玉ねぎ、しいたけを入れ中火にかける。

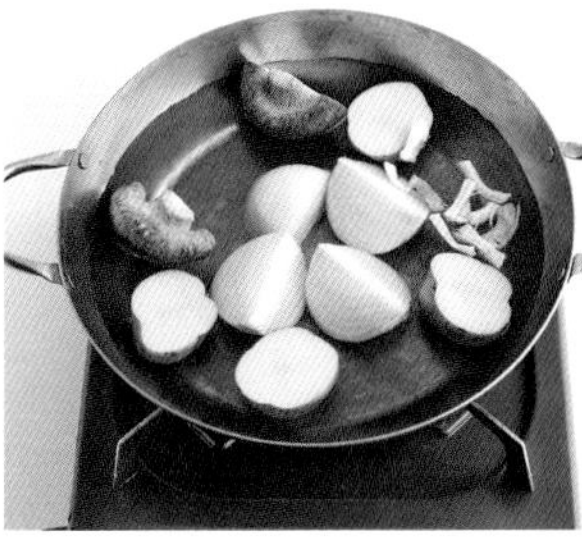

4 煮立ったらフタをしてじゃがいもがやわらかくなるまで煮る。

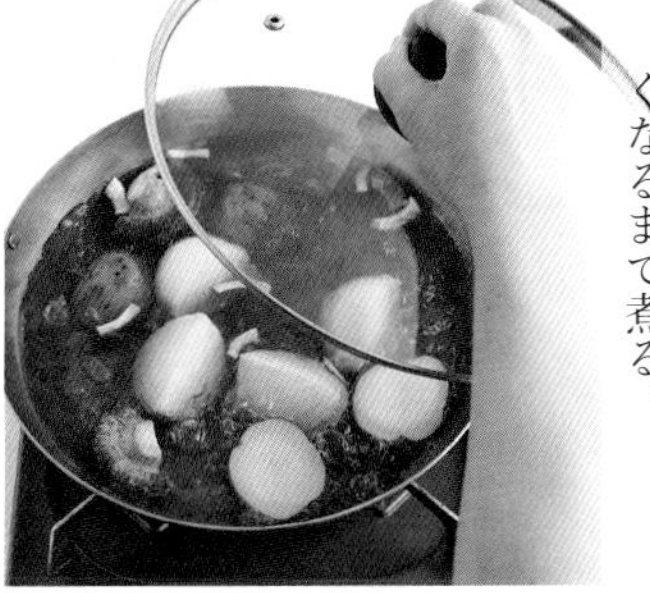

5 Aを混ぜ合わせてから溶き入れる。全体を軽く混ぜる。

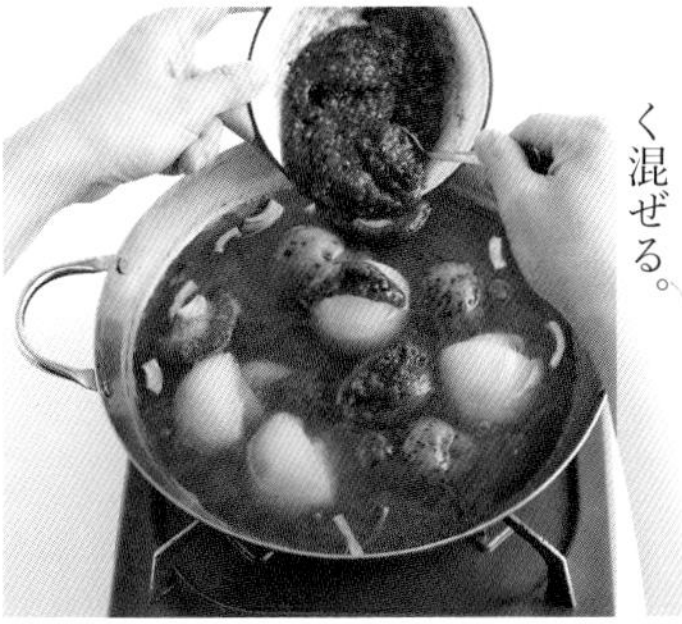

6 たらと厚揚げを入れ中火で3分煮る。

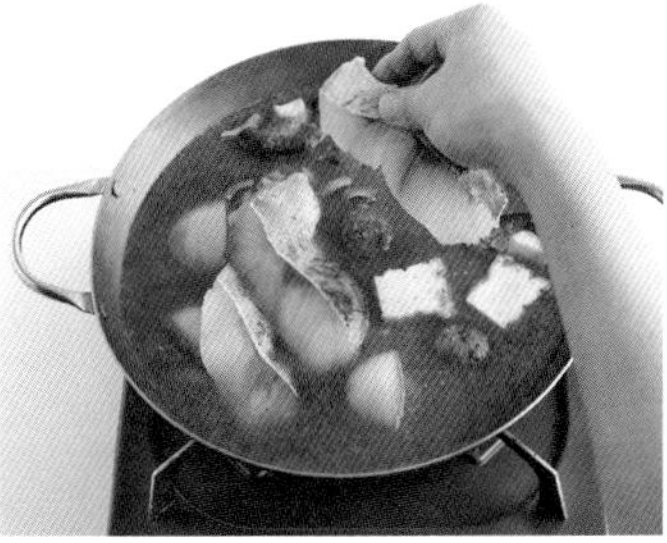

7 小松菜を入れ、弱火でサッと1分煮て完成。

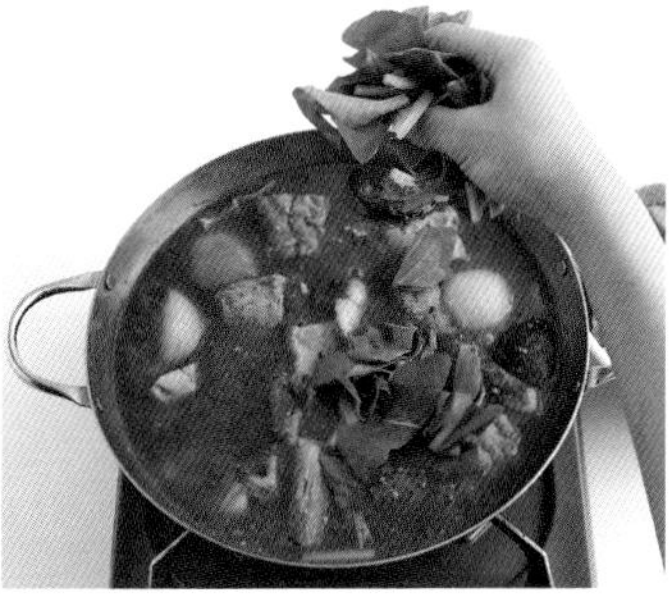

<思い出>

「たらが大好きで冬になるとまるごと買うんだ。塩味、みそ味、煮たり焼いたり。どう食べてもおいしいよ♡」。北海道出身の知人の話がおいしそうで幸せそうで、北海道をイメージした鍋を考えました。じゃがいもが準主役なのも北海道にちなんでいます。

冬の主菜②
冬のポトフ

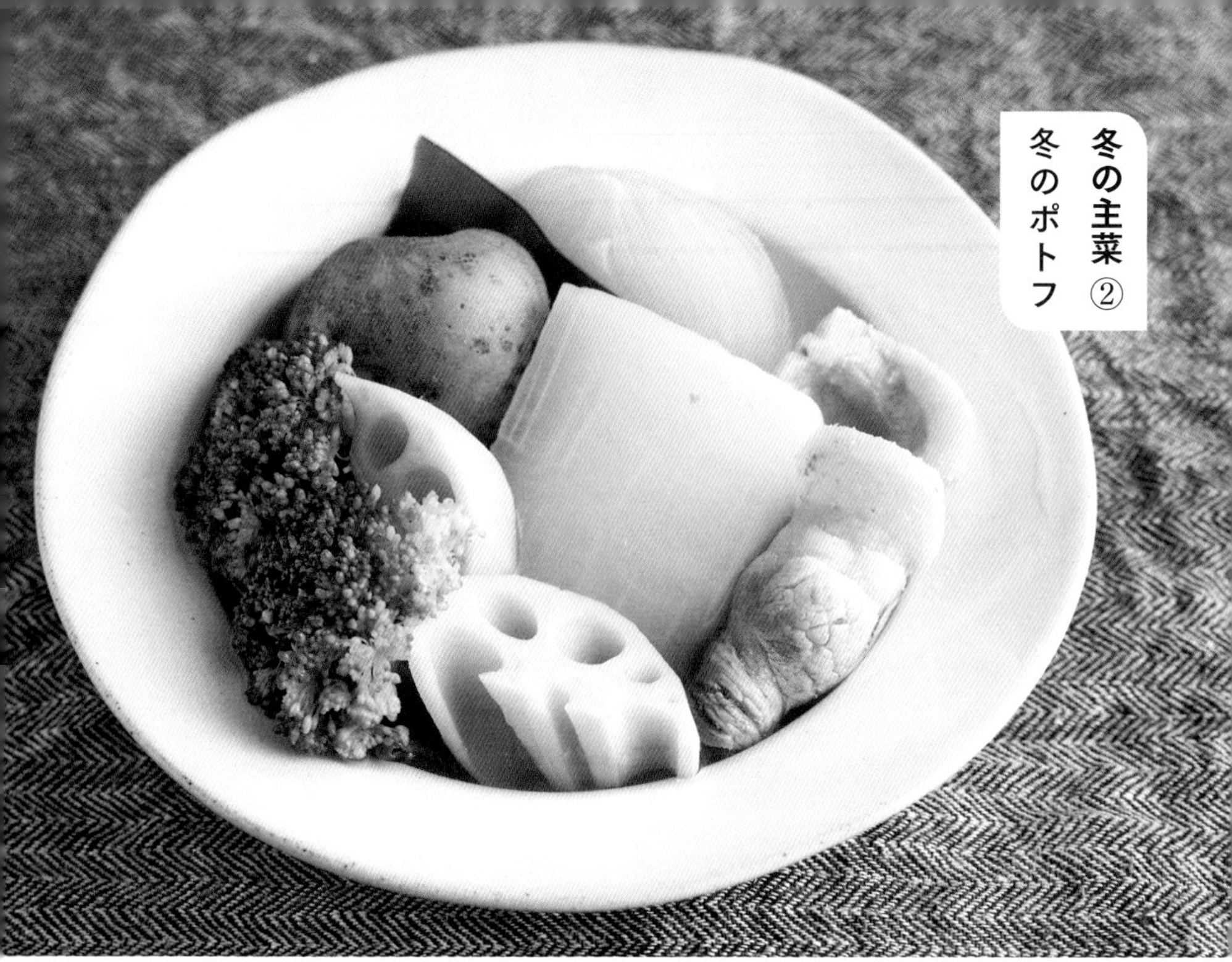

天使の火加減《ミジョテ》で作る やさしくて深い味

・鍋がやさしく沸いた状態をフランス料理で「ミジョテ」と言います。ミジョテは天使のほほえみとも言われ、決して煮立たせずじっくりと煮るやり方です。このポトフは、「ミジョテ」が大切です。

旬のメモ

塩豚は必須ですが春は新じゃがいも、春キャベツ、新玉ねぎ、夏はトマト、ズッキーニ、みょうが、秋はきのこ類、里いもでアレンジ可能。

材料［2人分］

豚バラ肉（焼肉用）…… 150g
塩 …… 小さじ1
昆布 …… 6×10㎝
大根 …… 1/4本（200g程度）
れんこん …… 60g
玉ねぎ …… 1個
じゃがいも …… 小2個
ブロッコリー …… 1/4個
水 …… 1000ml
ベイリーフ …… 1枚
黒こしょう（ホール）…… 4粒
＊塩豚を作る時間がなければ、無添加ベーコン・ソーセージで代用可。

【前日】豚バラ肉に塩をなじませて塩豚にする（当日なら最低30分おく）。

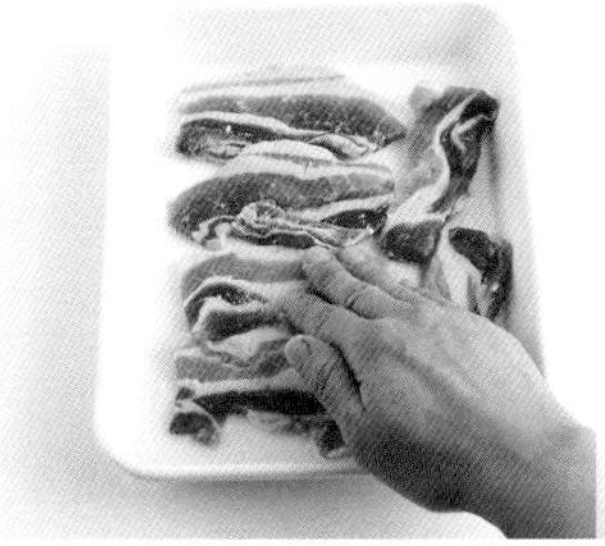

❶ 野菜を切る。じゃがいもは丸のまま。

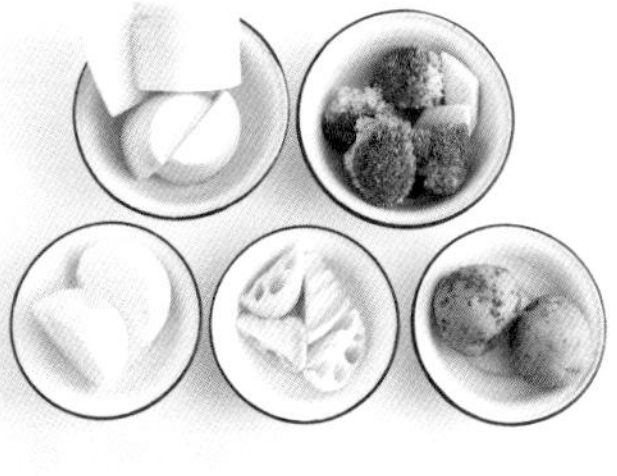

❷ 鍋に水と豚肉を入れ火にかける。

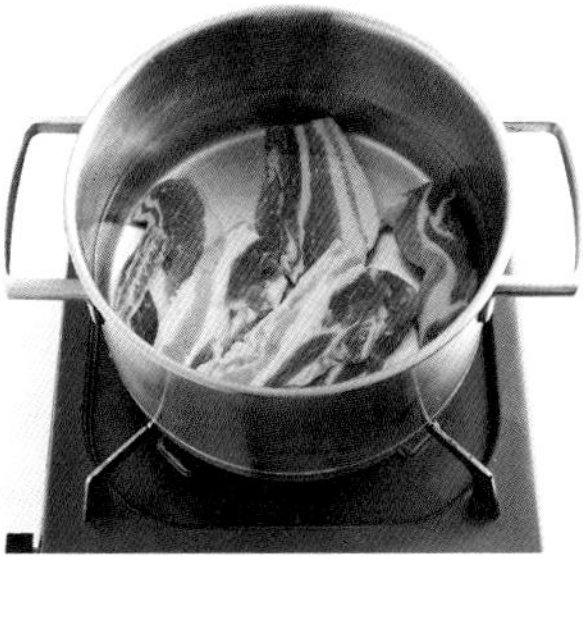

❸ 煮立ったら中火にして、アクをとる。

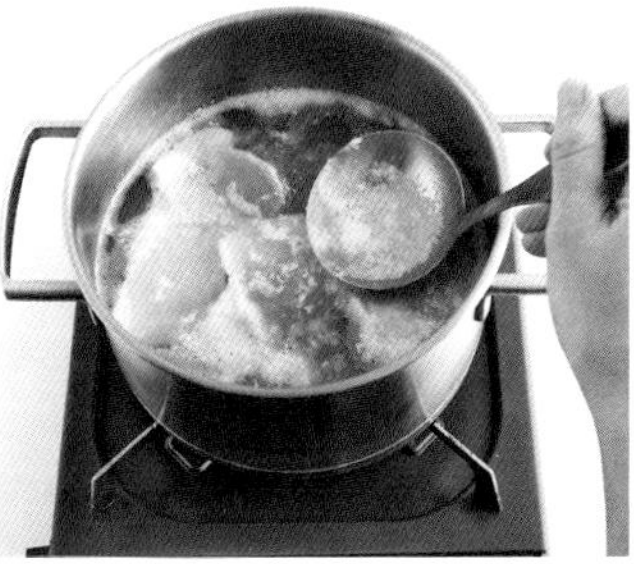

❹ 大根、れんこん、玉ねぎ、じゃがいも、昆布、ベイリーフ、黒こしょうを入れる。

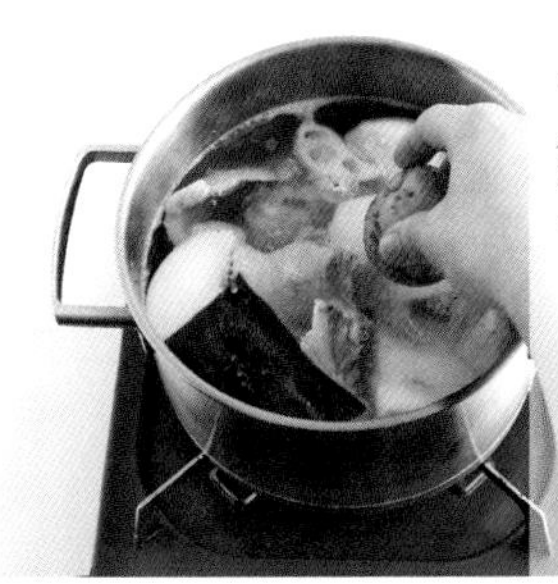

❺ 弱火（ミジョテ）で20分煮る。

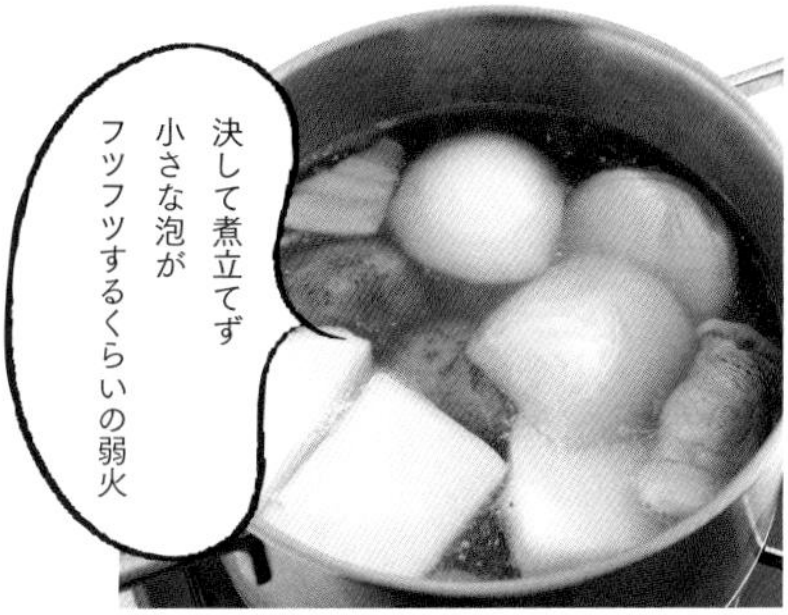
決して煮立てず
小さな泡が
フツフツするくらいの弱火

❻ ブロッコリーを入れ、同じくやさしい弱火（ミジョテ）で5分煮る。

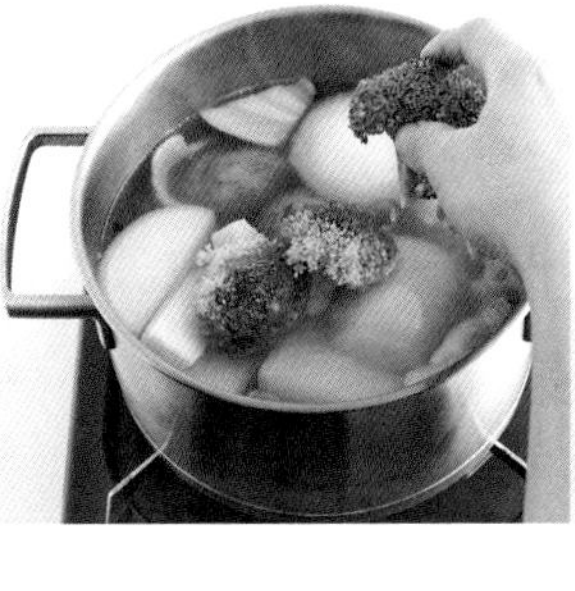

❼ じゃがいもに竹串を刺して、すっと通れば完成。

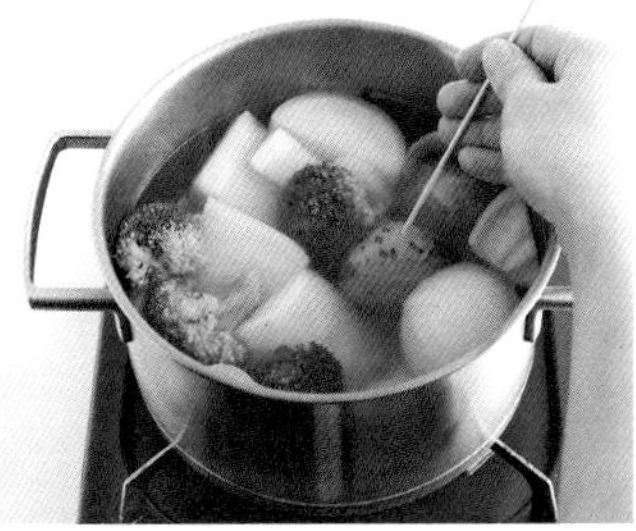

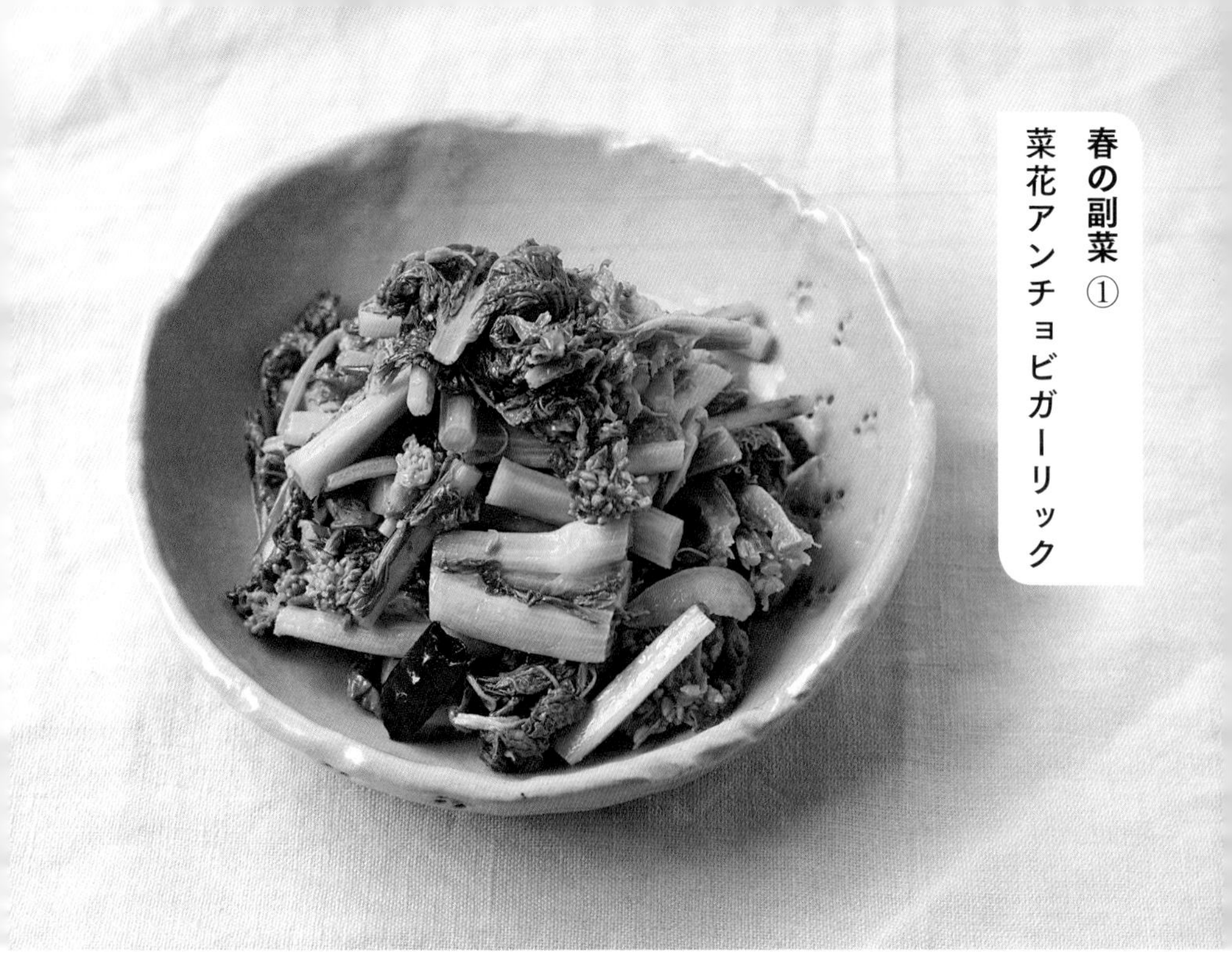

春の副菜①　菜花アンチョビガーリック

芽吹く力で体が目覚める

・菜花はアブラナ科の菜の総称で、いろんな野菜の菜花があります。私は白菜の菜花が好きです。
・味つけはアンチョビの塩味のみ。

材料［2人分］

菜花……1束
ニンニク……1/2片
アンチョビ……1枚
赤唐辛子（乾燥）……1/2本
オリーブオイル……大さじ1

❶ 菜花を洗って5cm幅に切る（水気はそのままに）。ニンニクは芽をとり、つぶす。赤唐辛子は種を抜く。

❷ フライパンにニンニク、赤唐辛子、アンチョビ、オリーブオイルを入れ中火にかける。

❸ ニンニクに色がついたら水気がついた菜花を入れ中火で4分炒める（水気が少ないなら大さじ1の水を足す）。

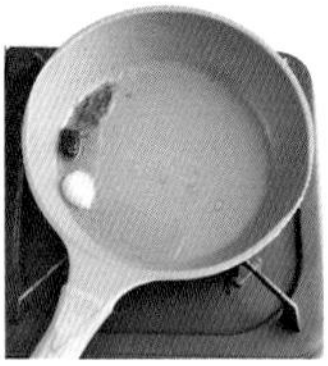
油にしっかり香りをうつす。

春の副菜②
かつお納豆

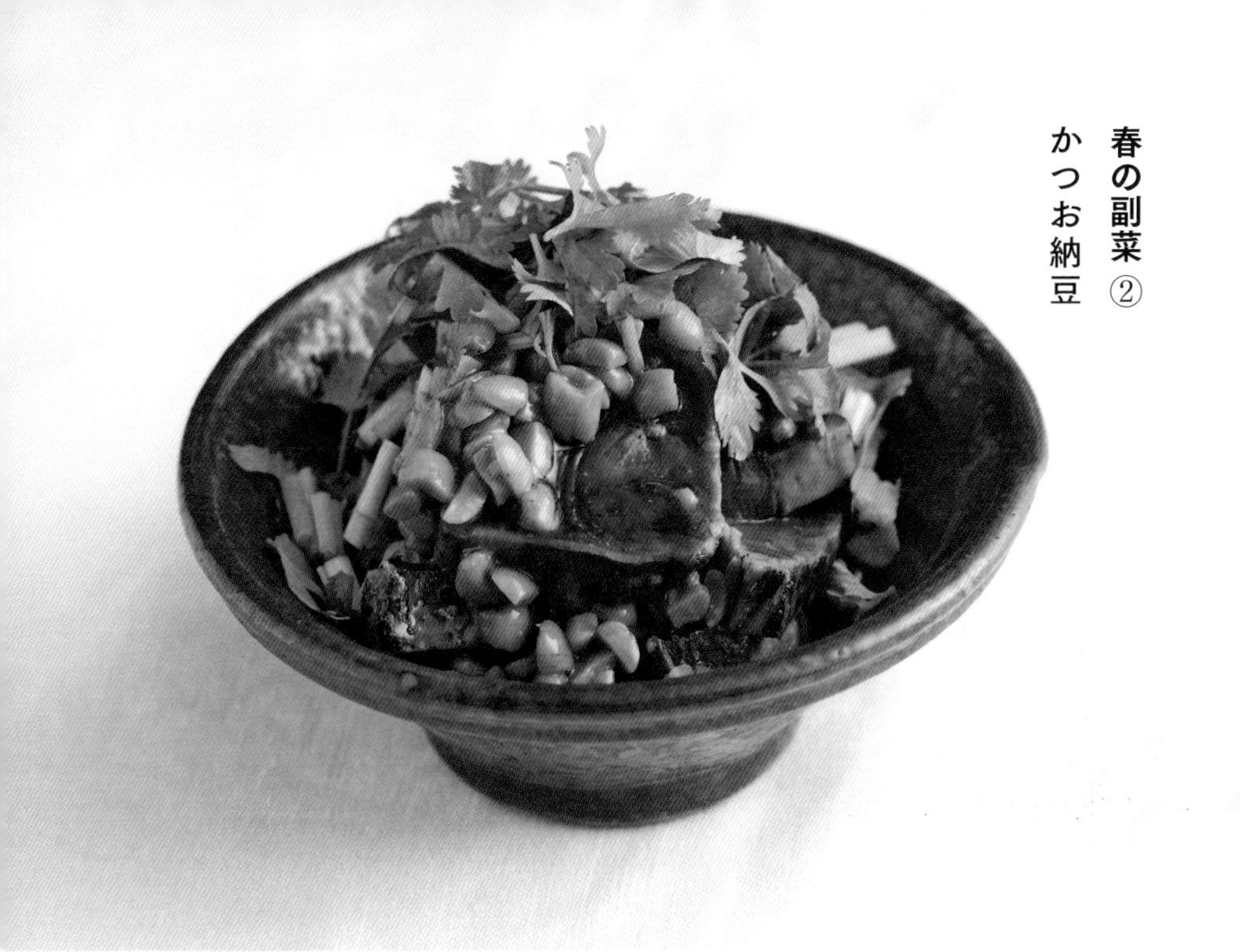

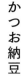

赤身たんぱく質で疲労回復

・かつおは春から秋まで出回りますが、初がつおはさっぱりと味わえます。
・かつおに含まれるトリプトファンは不眠に効果があります。
・ごはんにのせてどんぶりにしても◎。

材料［２人分］

かつお（刺身用）
　スライス……100g
ひきわり納豆……１パック
しょうゆ……小さじ２
からし（チューブ）……1cm
パクチー（みつば・
　万能ねぎでも可）……２本
ごま油……大さじ１

❶ 納豆にしょうゆ（小さじ１）、からしを入れ白っぽくフワフワになるまで混ぜる。
❷ パクチーは根を切り、葉とくきを１cm幅に切る。
❸ ボールにかつお・しょうゆ（小さじ１）を入れなじませる。
❹ ③に①を入れ軽く和えてうつわに盛り、パクチーをのせる。
❺ 仕上げに、ごま油を回しかける。

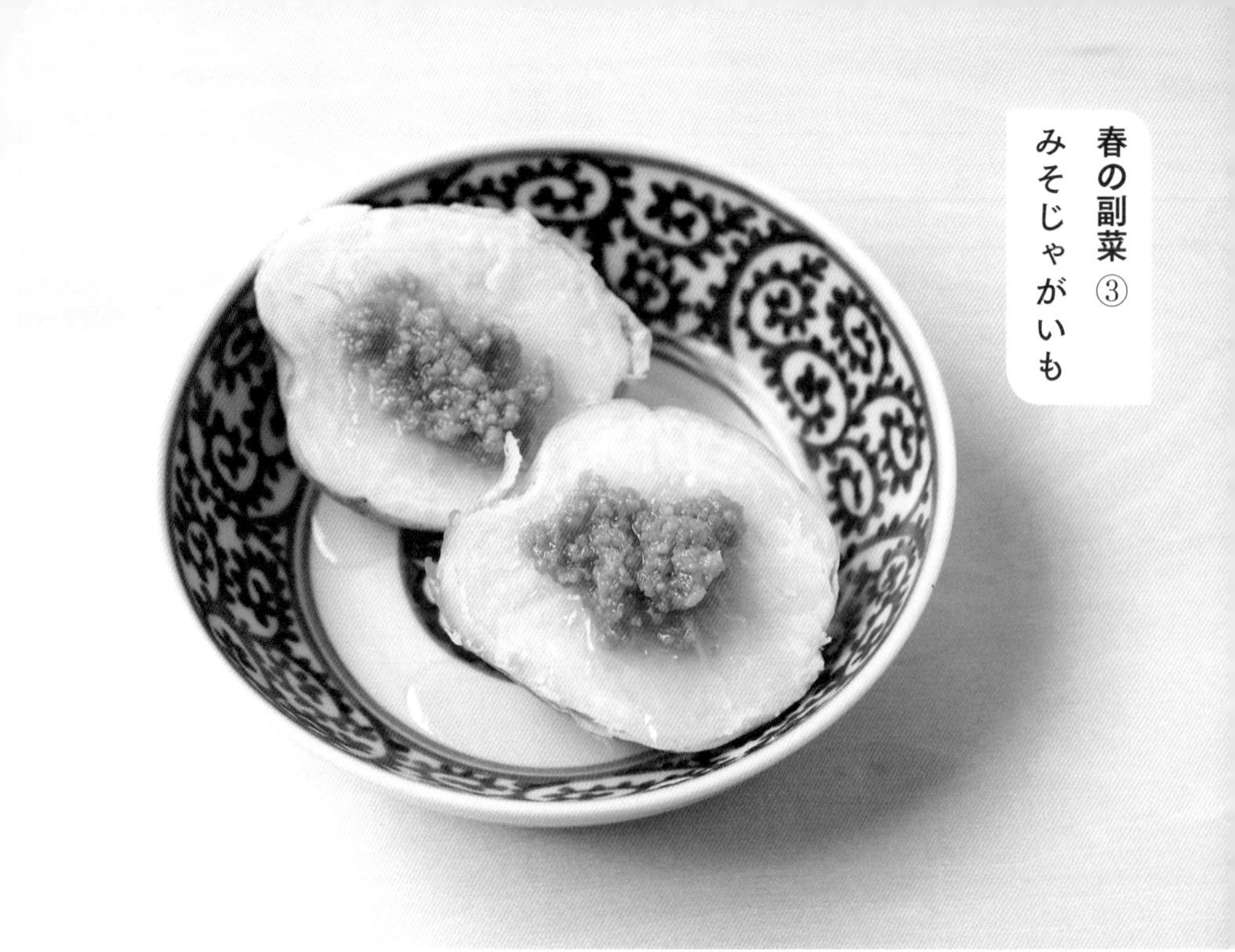

春の副菜③
みそじゃがいも

みそ＆オイルで満足度の高い間食にもなる

・1年じゅうおいしいおかずですが、春の新じゃがはビタミンCが多くて特におすすめ。

材料［作りやすい分量］

じゃがいも……1個
みそ……小さじ2
オリーブオイル……大さじ1

❶ じゃがいもを皮ごと洗う。緑色になっている部分は厚く削る。

❷ 鍋にじゃがいもを入れ、かぶるくらい水を入れる。弱めの中火で30〜40分ゆでる。竹串が中心までスッとさされればOK。

❸ じゃがいもを半分に切り、みそをぬってオリーブオイルをかける。

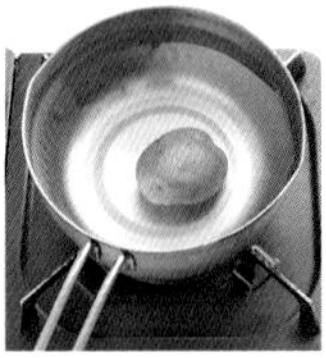

水からゆっくりゆでると甘くなる。じゃがいもはゆで方で味がまったく違います。

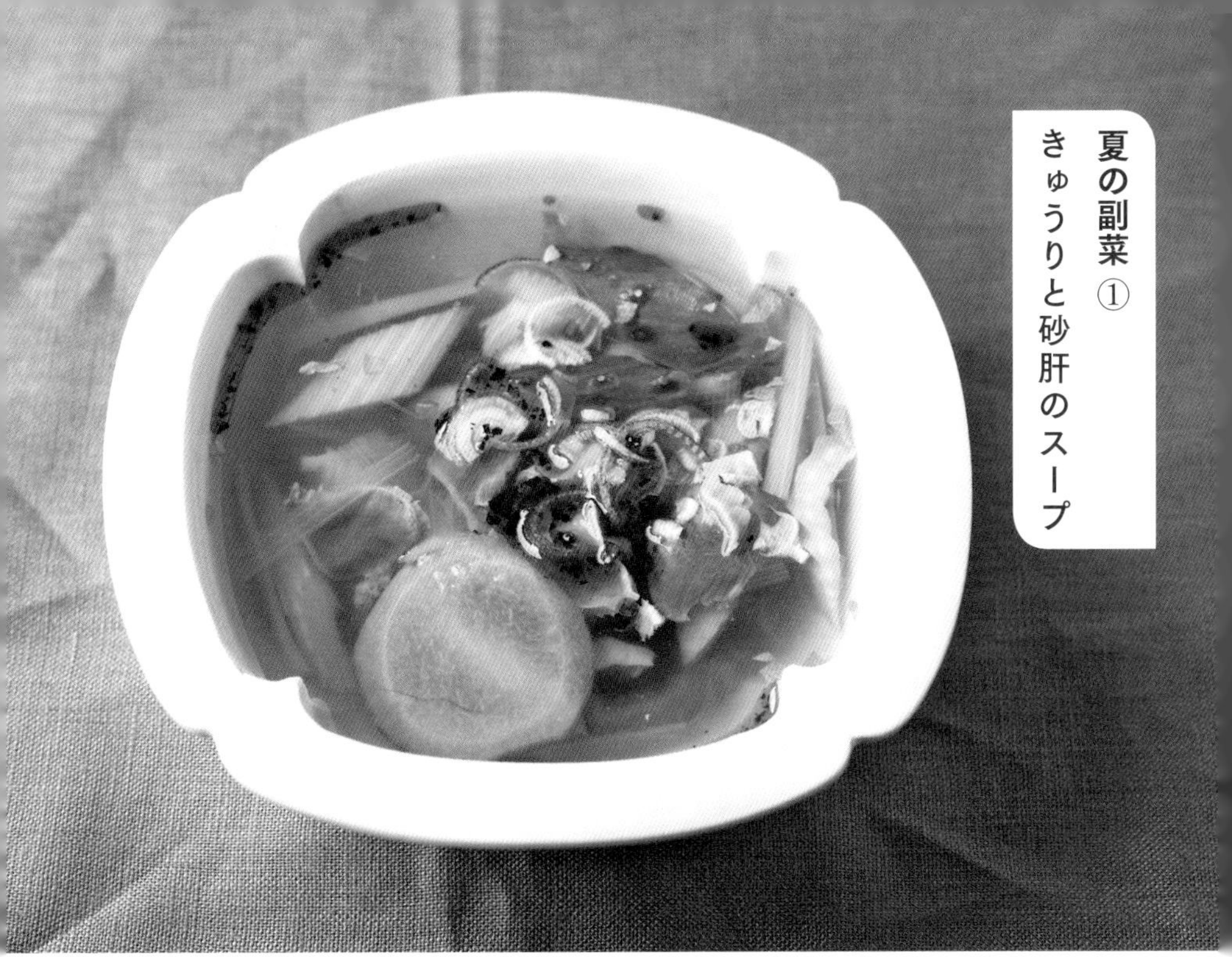

夏の副菜①
きゅうりと砂肝のスープ

夏の不調時の絶対的味方

・きゅうり、セロリ、みょうがは、体内の水分バランスを調整してくれる野菜です。
・砂肝は鉄分（貧血予防）と亜鉛が豊富な食材。

材料［2人分］

きゅうり……1本
砂肝……100g
長ねぎ／セロリ（葉があれば2枝分ほど入れる）……1/2本
みょうが……1本
しょうが……1片
水……1000ml
しょうゆ……大さじ1
塩／ラー油……各小さじ1

1. 野菜を切る。砂肝は薄切りに。
2. 鍋に水と砂肝を入れ中火にかける。煮立ったらアクをとり、10分弱火で煮る。
3. 長ねぎ、しょうが、セロリを入れ弱火で5分煮る。
4. きゅうりを加え煮立たせ、しょうゆと塩で味を整える。
5. みょうがとラー油をのせる。

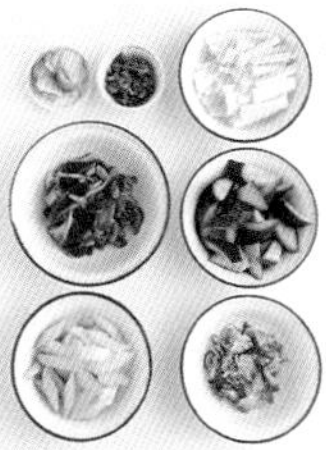

砂肝は薄くスライスするとやわらかく食べられます。

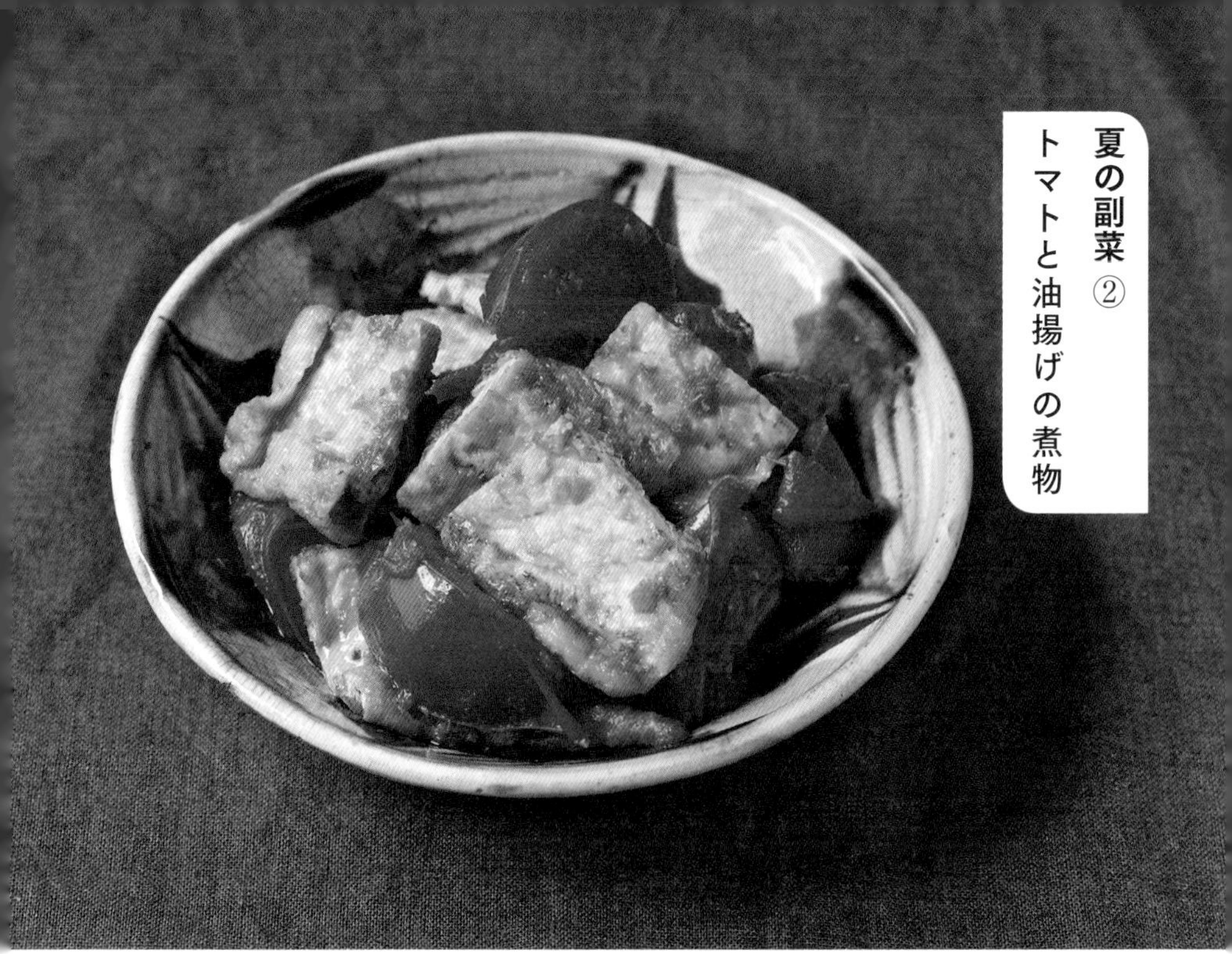

しっかりしたうま味でごはんが進む

・子ども料理教室で大評判だったメニュー。
・水っぽいトマトでも加熱すると甘くなります。

材料［作りやすい分量］

- トマト……2個
- 油揚げ……2枚
- かつおぶし……2パック(5g)
- みりん……大さじ2
- しょうゆ……大さじ1

❶トマトはヘタを取り除き、8等分のくし切りに。

❷油揚げをキッチンペーパーで挟んで軽く押す（余分な油をとる）。ひと口大に切る。

❸鍋に油揚げを入れ中火で軽く炒めて油を出す（焼き色がつくくらい）。

❹③にみりん、しょうゆ、かつおぶしを入れ、軽く和える。

❺トマトを加え弱火で3分煮て、水分が少し出てきたら火を止める（煮すぎると溶けてソースになってしまうので注意）。

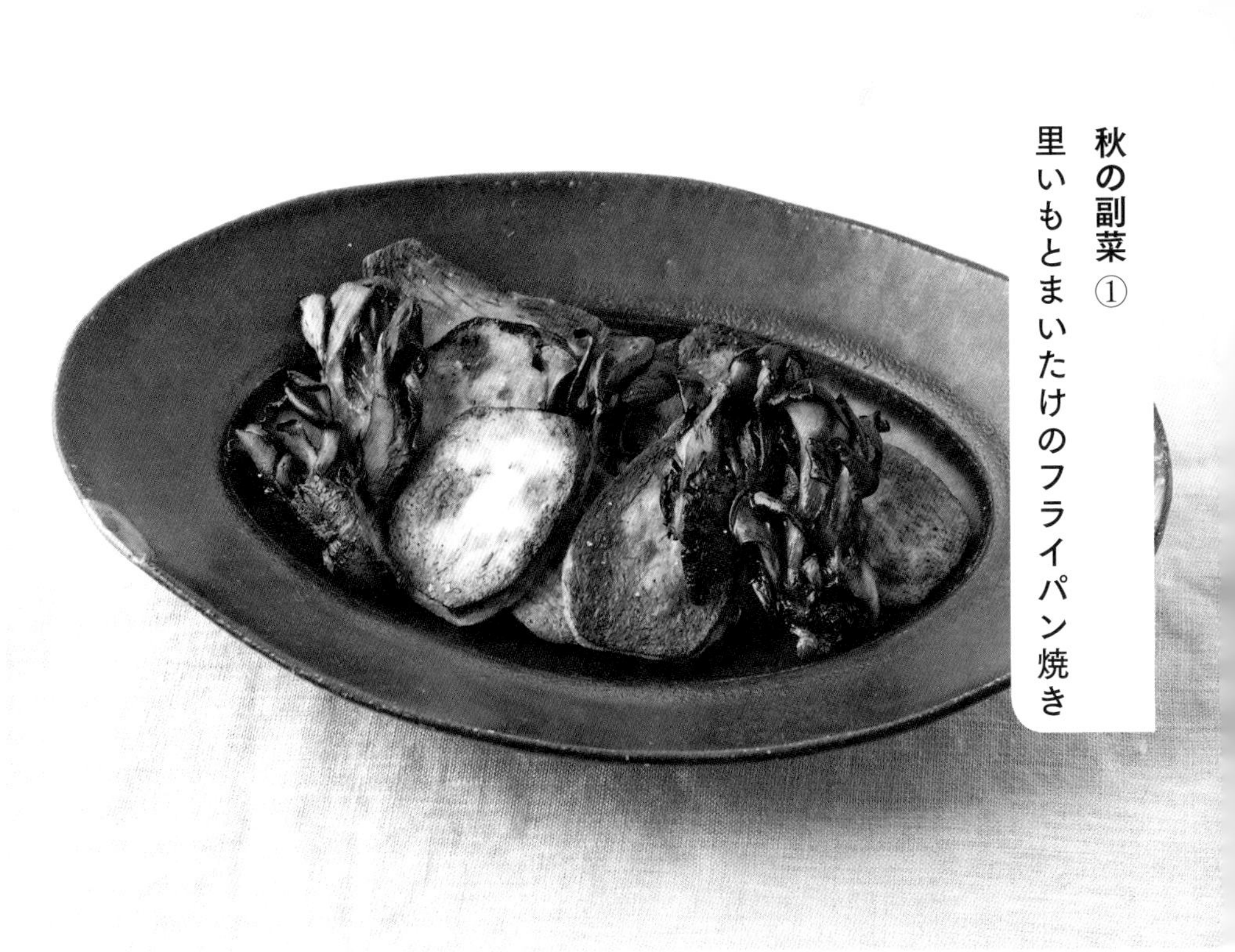

秋の副菜①
里いもとまいたけのフライパン焼き

乾燥の秋は、ねばねば野菜

・里いもやれんこんは腸や粘膜の乾燥を防ぎます。
・まいたけはたんぱく質の消化を助けてくれます。

材料［作りやすい分量］

- 里いも……3～4個
- まいたけ……1パック
- オリーブオイル……大さじ2
- 塩……小さじ1

❶ 里いもは皮をむいて2cm幅に切る。

❷ まいたけは石づきをとり、小房に分けておく。

❸ フライパンにオリーブオイルを引き、里いもとまいたけを入れ、弱めの中火で6分焼く。

❹ 裏返して、中火で4分焼き、塩を振って完成。

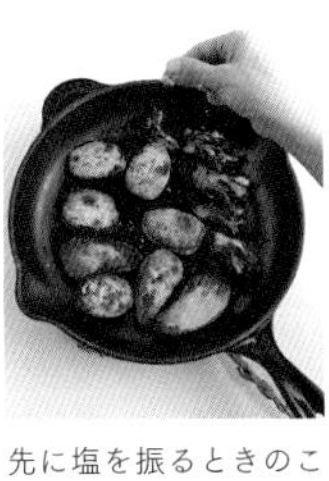

先に塩を振るときのこから水分が出て水っぽくなる。仕上げに塩を振ること。

秋の副菜②
マッシュルームのマリネ

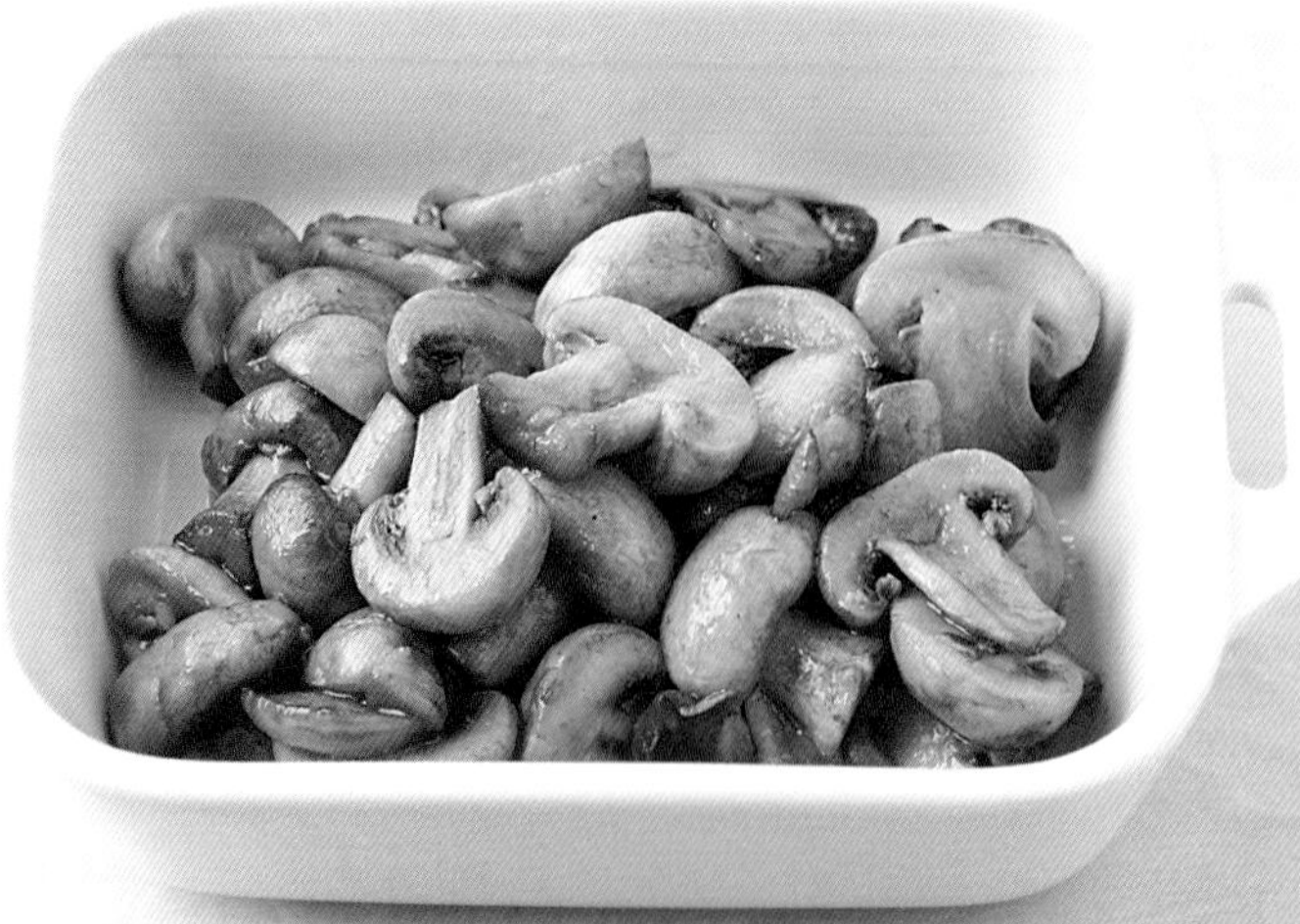

酸味とうま味がマッチ
冷蔵庫で5日保存OK

・専門学校の実習で作ったマリネをアレンジしたもの。当時「ニンニクときのこを炒めるだけでこんなにおいしいんだ!」と大感動しました。

材料［作りやすい分量］

マッシュルーム……1パック（しめじ、まいたけなどで作ってもよい）
ニンニク……1/2片
米酢……大さじ1
塩……1つまみ
オリーブオイル……大さじ1.5

❶ マッシュルームに土がついていたら取り除き（水で洗わないこと）半分に切る。大きい場合は4等分に。ニンニクは芽をとり、つぶす。

❷ 鍋にニンニクとオリーブオイルを入れ、軽く色づくまで中火で加熱する。

❸ ②にマッシュルームを入れ、強火で軽く炒める。

❹ 米酢と塩を加え、水分が半分になるまで中火で煮つめる。

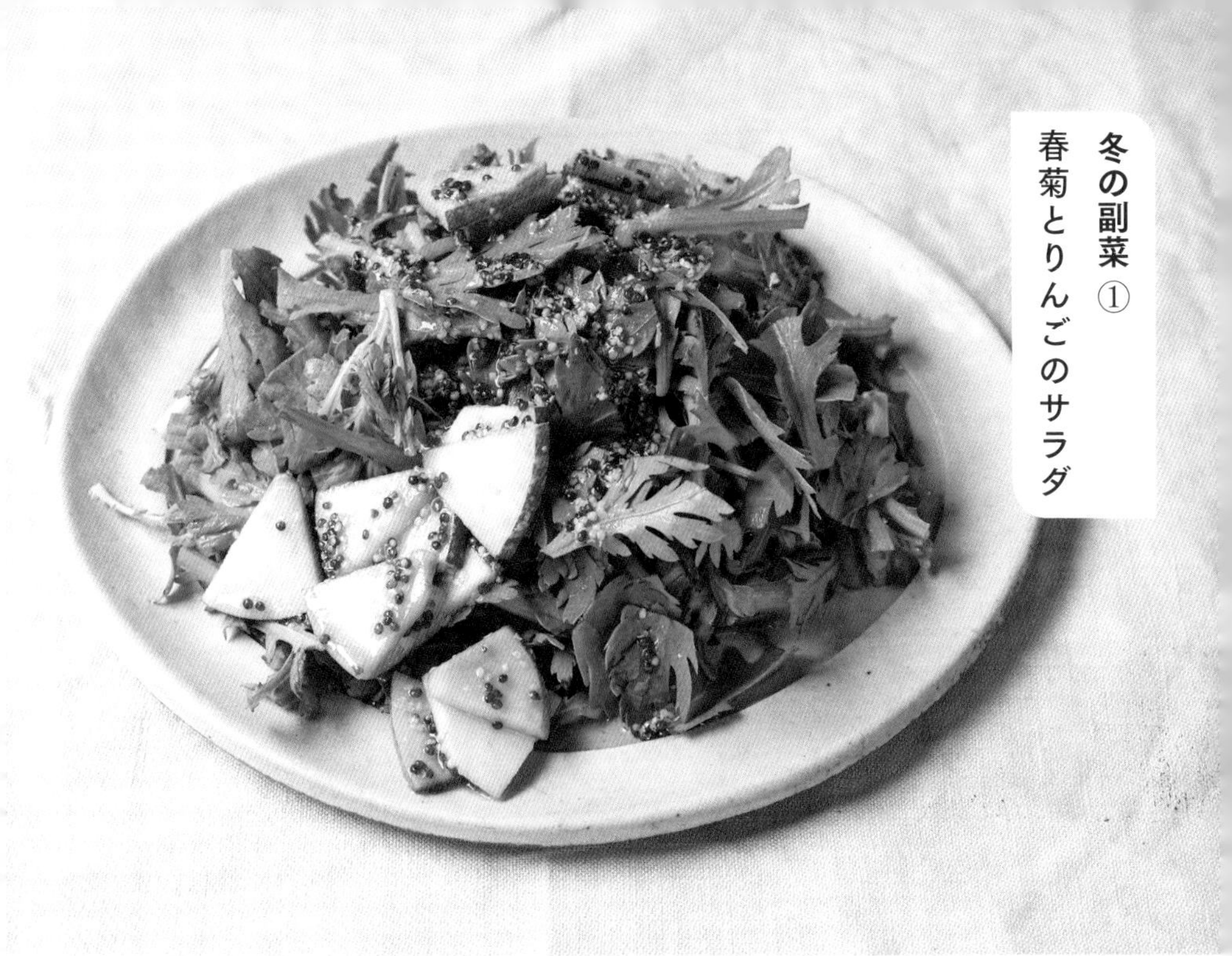

冬の副菜①
春菊とりんごのサラダ

春菊の濃厚な味をりんごでさわやかに仕上げる

・寒さに耐えた春菊は味がしっかりしていてビタミンも濃厚。
・仕上げにナッツやはちみつをかけてもおいしい。

材料［作りやすい分量］

春菊……1束
りんご……1/4個
米酢……大さじ1
粒マスタード……大さじ1
しょうゆ……小さじ2
オリーブオイル……大さじ1と1/2

❶春菊を4㎝幅に切り、さっと洗って水切りしておく（ビタミンが抜けるので水にさらさない）。りんごはいちょう切りに。

❷ボールに調味料を混ぜ、りんごを和えてから、オリーブオイルを入れ軽く混ぜる。

❸春菊をうつわに盛り、②を回しかける。

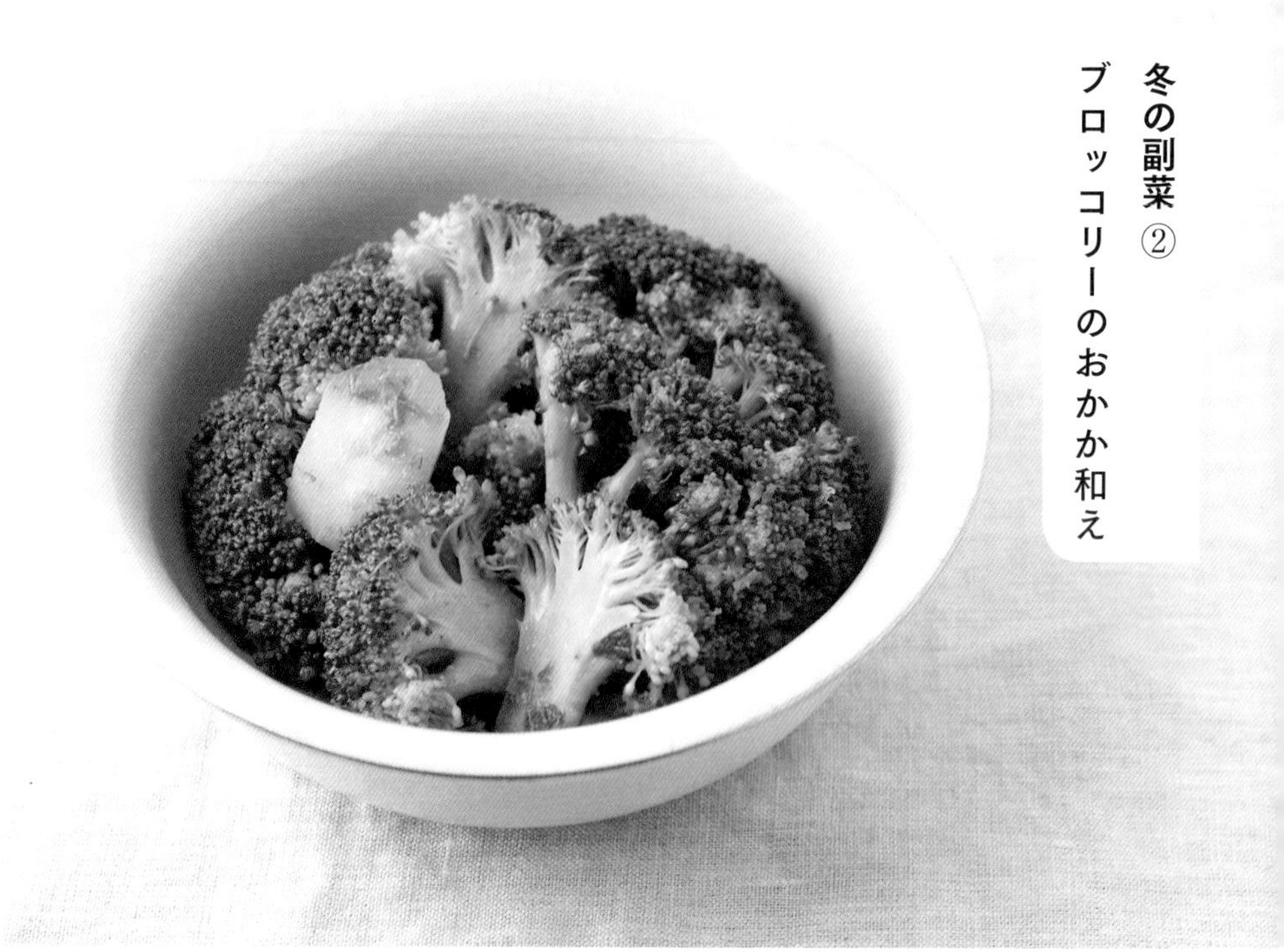

冬の副菜②
ブロッコリーのおかか和え

冬の風邪予防になるビタミンおかず

・ビタミンC、カリウム、鉄分、葉酸など、冬場に必要な栄養素がすべてつまっています。
・食育教室で作ったら、マヨネーズとブロッコリーが苦手な子がパクパク食べてくれました。

材料［作りやすい分量］

ブロッコリー……1個
かつおぶし……2パック(5g)
しょうゆ……小さじ1
オリーブオイル……小さじ3
塩……水1ℓに小さじ2程度

❶ブロッコリーを芯からはずし、小房に分ける。芯は外側の厚い皮をむいて切る。

❷鍋に水と塩を入れ、沸騰したらブロッコリーを3分ゆで、ザルに上げておく。

❸ボールに、かつおぶし、しょうゆ、ブロッコリーを入れ和える。

❹オリーブオイルをたらし、さっと和える。

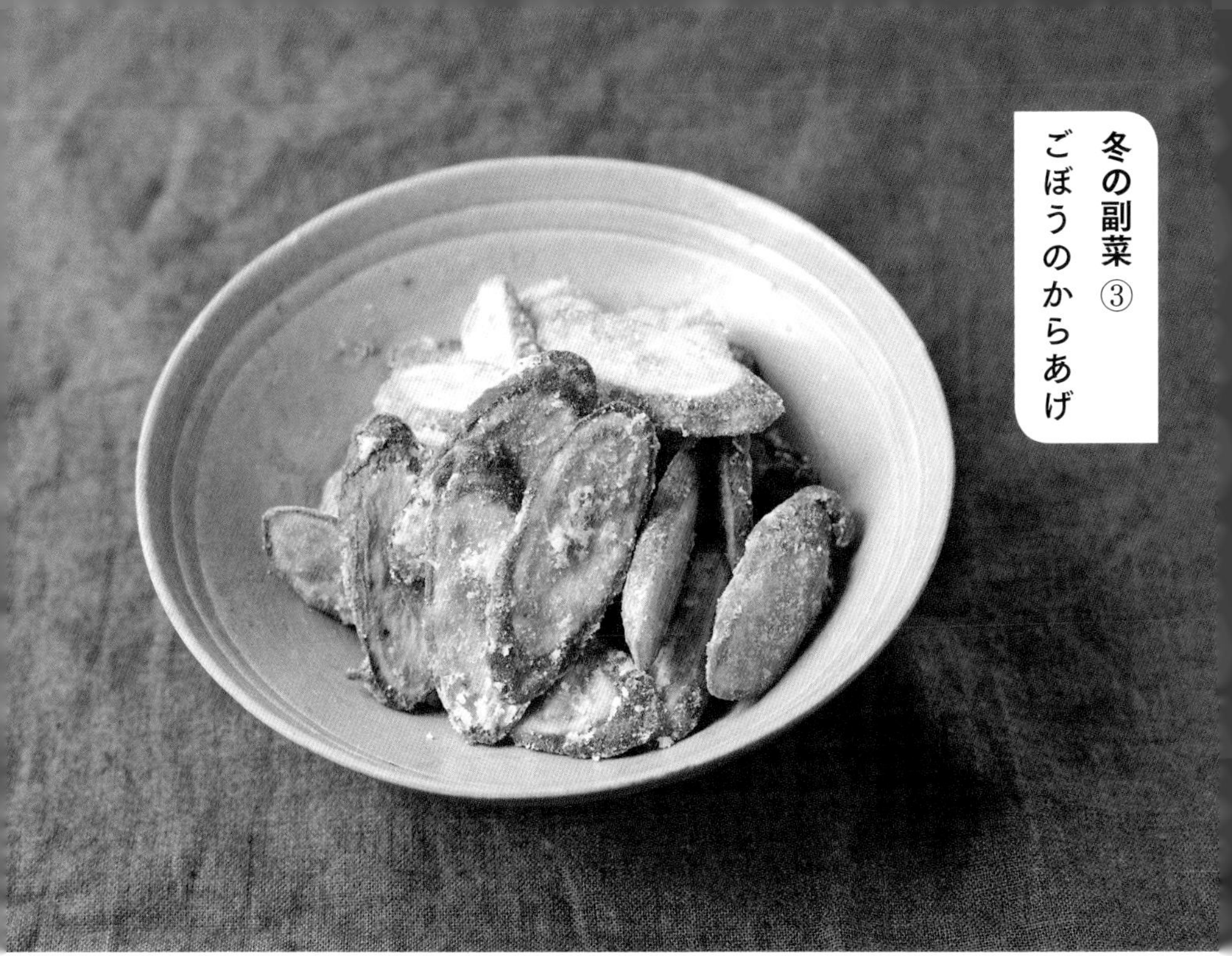

冬の副菜③ ごぼうのからあげ

「ポテチが食べたい！」を満たしてくれる

・体をあたためる根菜がスナック感覚でとれます。
・ごぼうは水溶性・不溶性両方の食物繊維が豊富で腸内環境を整え、便にかさを出してくれます。

材料［作りやすい分量］

ごぼう……1本
しょうゆ……大さじ1
片栗粉……適量
太白ごま油（なければサラダ油）……適量

❶ ごぼうはタワシで洗ってななめ1㎝幅に切る。

❷ ボールにごぼうとしょうゆを入れ、よく混ぜてごぼうにしょうゆを吸わせる。

❸ 片栗粉をまんべんなくつけて、180度をキープした油で揚げる。裏返して、衣がカリッとしたら引き上げる。

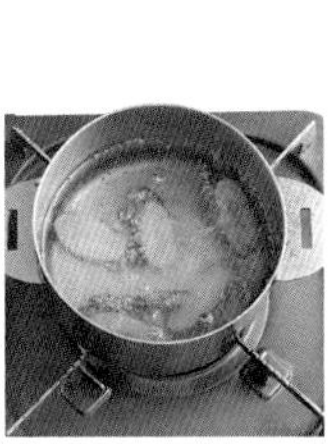

1回に入れるごぼうを少なめにするとカリッと仕上がります。

繰り返し、繰り返し、同じものを

家庭の献立で、次から次へと新しいメニューを作る必要はありません。自分と家族が好きなもの、体が欲するものを定番化し、繰り返し作ればいいのではないでしょうか。定番にたどりつくまでは、いろいろと試さなければならないでしょうが、栄養があっておいしい料理を、各季節に5品ほど覚えていれば、料理に対するハードルがぐっと下がります。

料理が苦手な人は意外なほど多く、苦手意識から「料理が苦痛」とおっしゃる方もいます。私は料理人ですから、調理作業をほぼ失敗なくできますが、なぜできるようになったかというと、繰り返したからにほかなりません。

18歳で調理師専門学校に入学し、私の料理人生がスタートしました。最初にやることはオムレツ作り。テストのたびに何百回とオムレツを焼き、繰り返すことで腕が慣れていきました。マヨネーズの乳化や大根の桂むき、火入れの加減も何回も何回も。

子どものための食育教室で指導するなかでも、「繰り返し」の大切さを実感しています。子どもたちが料理を覚えていく様子を横で見ていると、やはり反復することで自信がついていくようです。繰り返すことで、食材も使い慣れていくし、同じ作業を何回か体験することが料理へのハードルを下げます。

簡単な料理に心をこめる

「献立」をむずかしく考えないでほしい。そう思って本章では、プロセスも材料も限りなく少ないものを紹介しました。

「さっと夕飯を作る」という体験を通して、料理への気負いをなくしてほしいのです。おいしくて、体にいい料理は、さっとできるのです。毎日、さっと自分自身を癒やす料理ができたら、体は変わります。

とはいえ、適当に作っては元気になれません。心をこめることが大切です。むずかしいことではありません。

「この料理を食べた私が元気になるように」

「この料理を食べた人が喜んでくれるように」

そんなふうに、料理と食事のその先を、少しだけ想像できるといいなと思います。

凝った料理や新しいメニューを疲れきった気持ちで作るより、簡単な料理に心をこめましょう。

1秒でも一瞬でも「おいしく食べて、元気になりたい」と思って料理できたら、それはもう「新しい体」を作るためのパワー料理です。そして、心をこめたらかならずおいしくなります。本当のことです。

第6章

ワクワクするメニュー

○「おいしそう!」と気持ちが盛り上がるのが大切
○ときどき「手間ひま」かけて自分を喜ばせる

がっつり食べても体にやさしい

からあげ、コロッケ、ポテトサラダ。子どもも大人も大好きなメニューです。この章では、そんな「おいしそう！」と気持ちが盛り上がるメニューをご紹介していきます。

実は当初はこの本に入れる予定ではありませんでした。体調が悪いときには、油分少な目で最小限のプロセスが何より大切だと思ったからです。でも、編集者さんとふたり、「体にいい」に徹したレシピ案を見ながら「なんだか、ワクワクしない……」と少しさみしい気持ちに(笑)。元気がないとき（特に心が弱っているとき）に、がっつり食べて元気を出す！というのは大切ですし。

そういうわけで、ここで紹介するのは、ワクワクする人気メニューを、できる限り体によく、プロセスをシンプルにしたものです。すべてグルテンフリー&白砂糖カットのメニューですので、安心して召し上がってください。

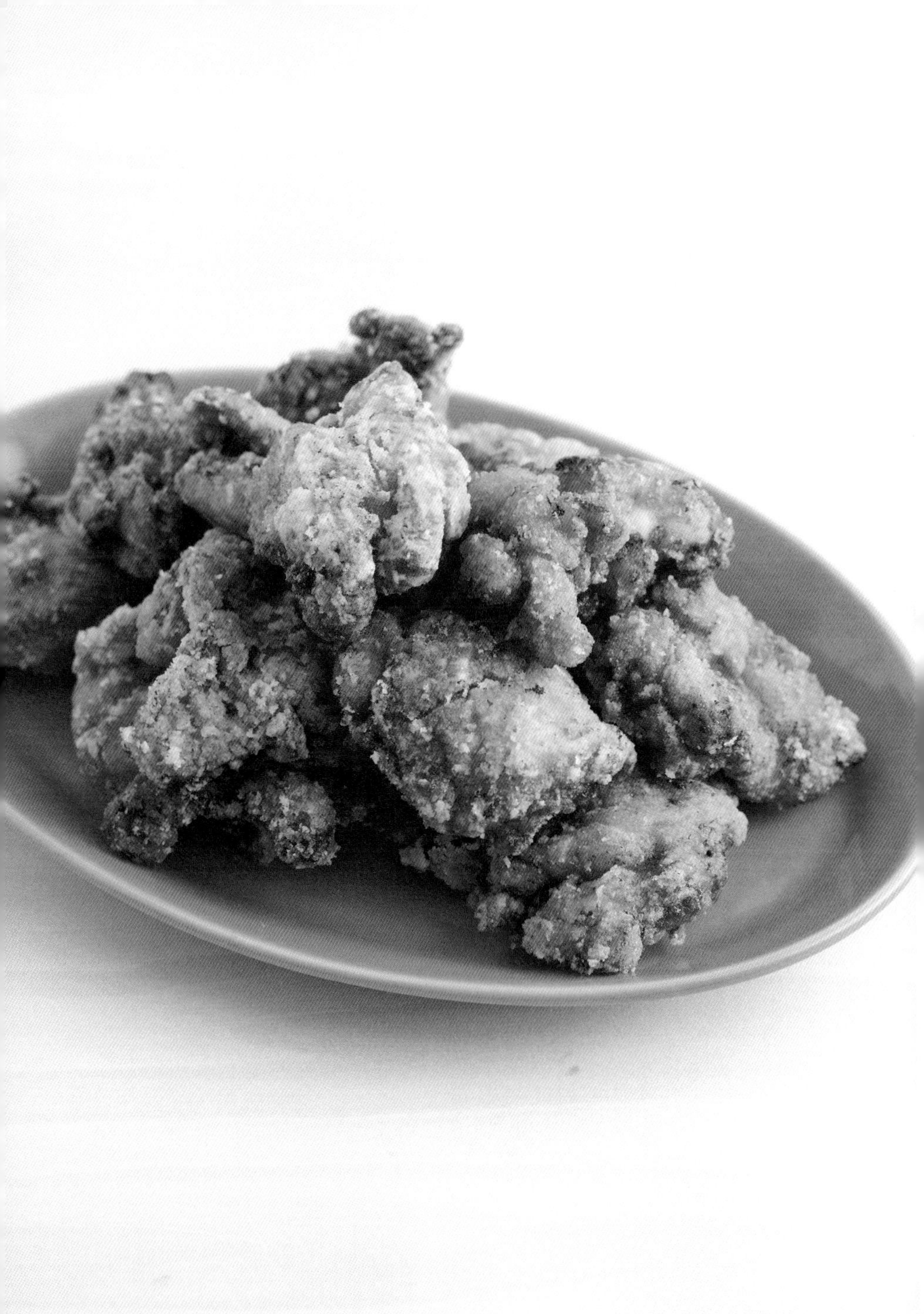

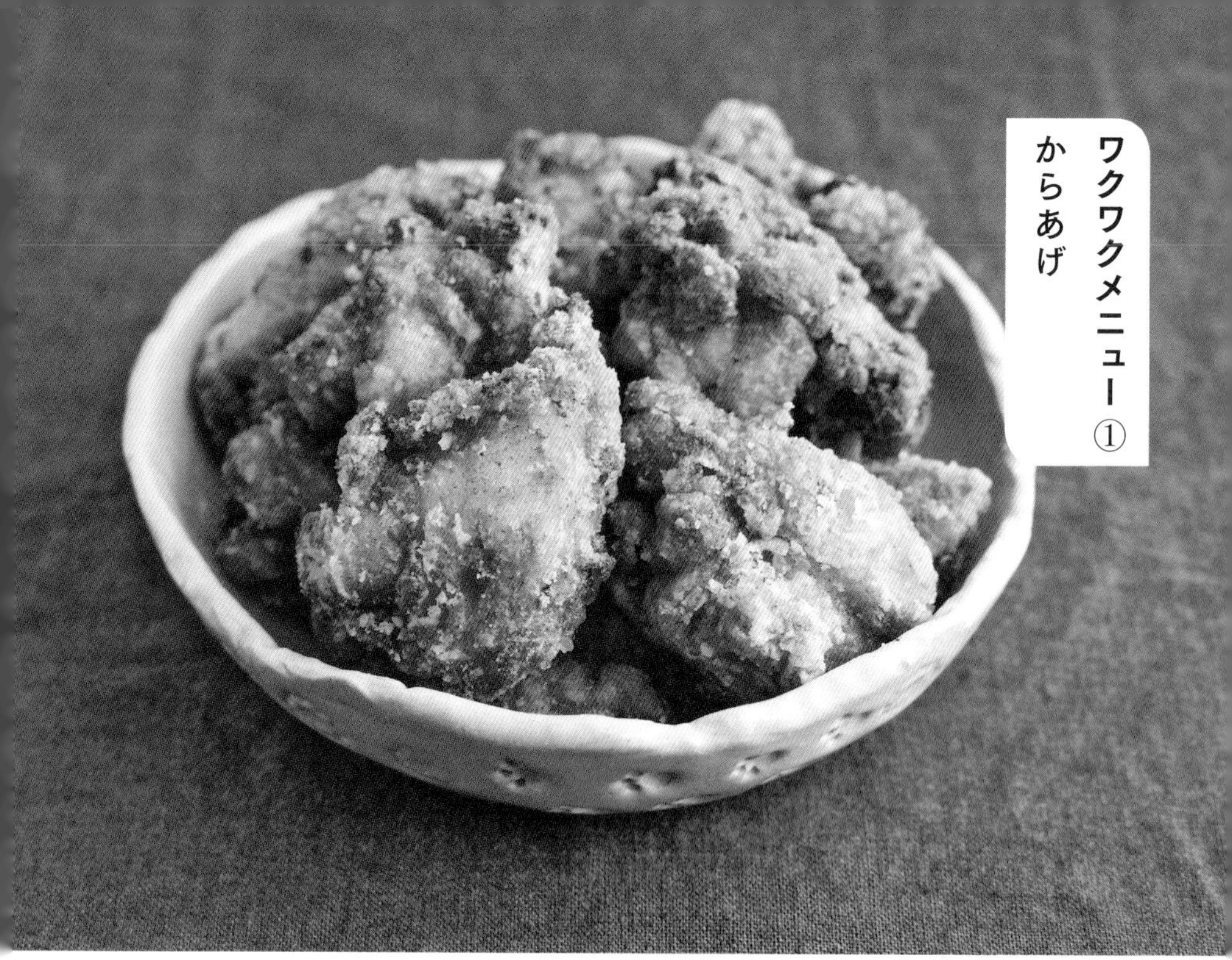

みんな大好きからあげ 体が重だるいときは 油を変える

・太白ごま油やオリーブオイルで揚げると胃もたれしません。調子が悪いときはお試しを。
・カリっと揚げるには小鍋を利用しましょう。少ない油で高さが出るので揚げものがラクになります。

効能メモ

塩こうじが腸内環境を整えます。しょうがやネギなどの香味野菜は殺菌効果があるので、腸内の悪玉菌の増加をおさえてくれます。

材料［2～3人分］

鶏もも肉……2枚
A しょうが（すりおろし）……大さじ1
しょうゆ……大さじ2
塩こうじ……大さじ1
ねぎの青い部分（あれば）……2本分
片栗粉……大さじ5
サラダ油……適宜（体が重いときは太白ごま油かオリーブオイル）

1 ビニール袋にひと口大に切った鶏肉とAを入れ、もみこんで30分おく。

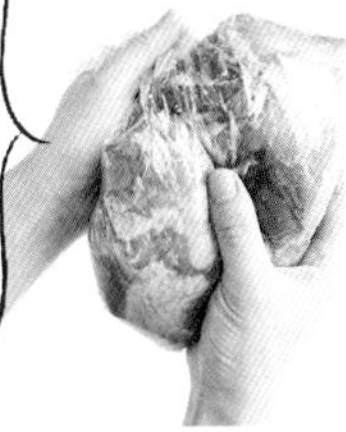

前の晩から漬けておくとより味がしみるので◎

2 片栗粉をまぶす。

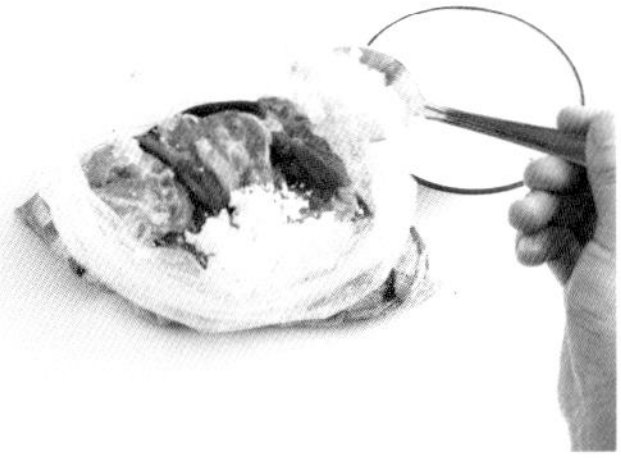

3 小鍋に油を入れ180度程度にあたため、鶏肉を入れる。

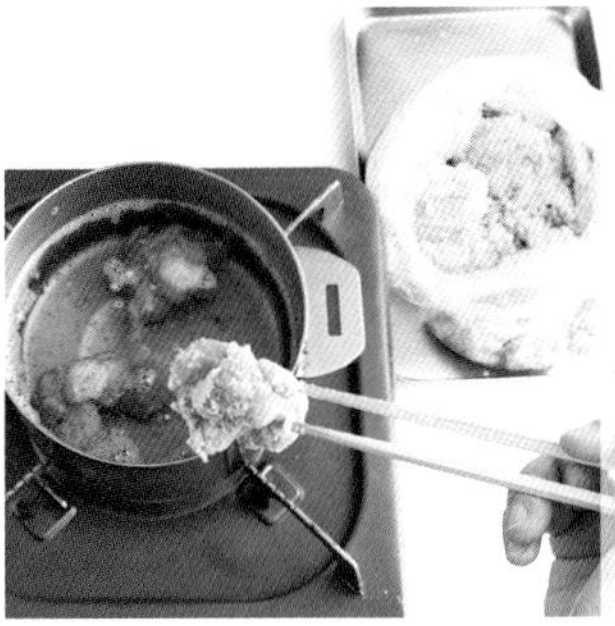

4 中火にして4分、裏返して2分程度そっとしておく。

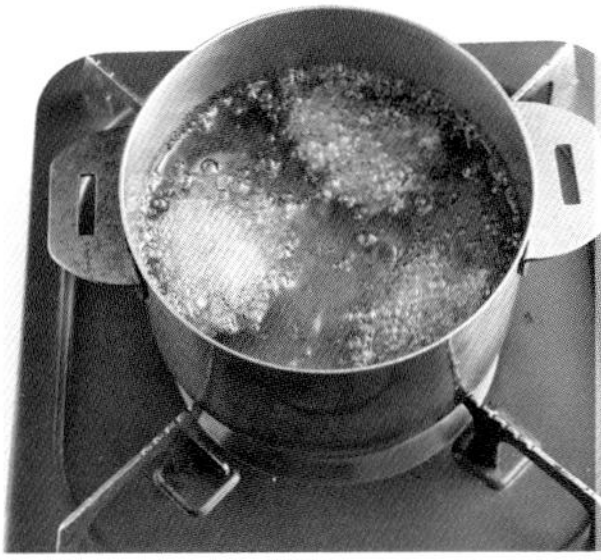

目一杯入れると温度が下がり
衣がベタつくので、
すきまを空けること。

5 はしやトングでつかんでみて、表面がカリッとしていたら引き上げる。

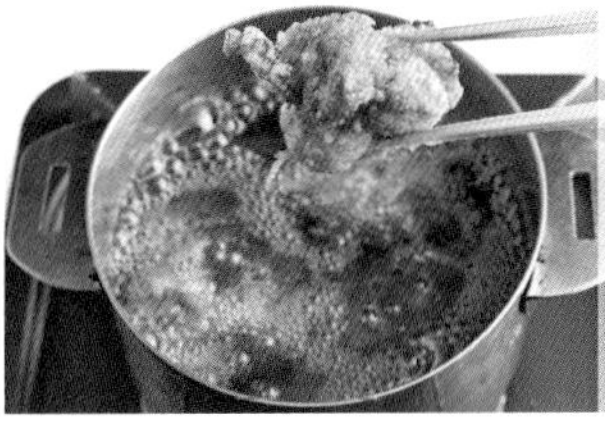

いつも中が生焼けになる方、
お弁当に入れたい方は、
一度引き上げてから
油を高温（200度程度）に
上げて、15秒程度
さっと二度揚げすると
安心です。

<思い出>

母が作るからあげが私のレシピの基本。ねぎ、しょうが、ニンニク、酒、しょうゆを入れたボールに肉を漬け込んでいる台所風景にウキウキしたものです。いろいろなからあげを作るのですが、しょうがが効いているのが断然好みです。

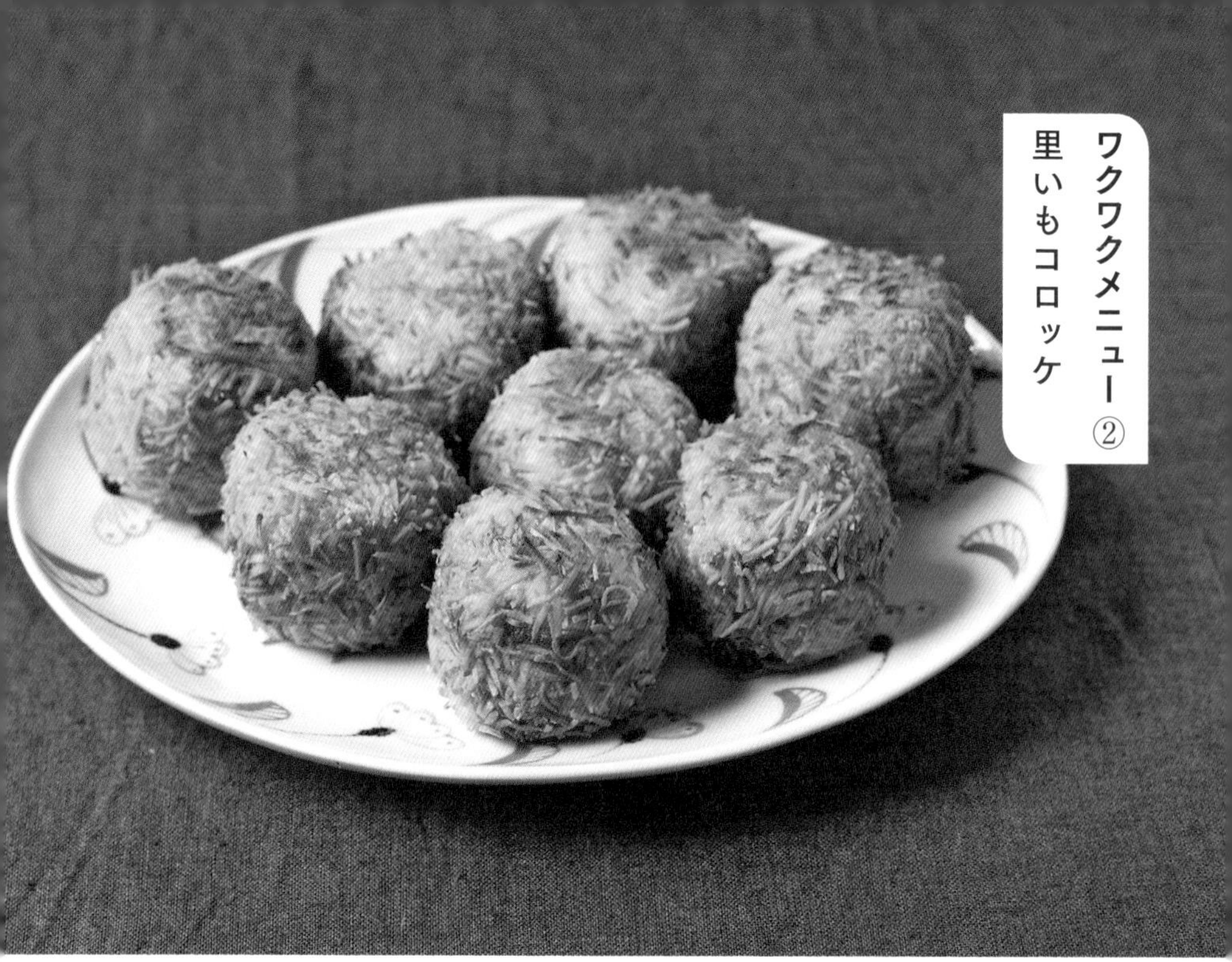

ワクワクメニュー②
里いもコロッケ

手作りコロッケは「愛」

・コロッケを作るって、愛がないとできません。自分への愛、家族への愛、食べる人への愛。

・じゃがいも、長いも、さつまいも、かぼちゃで作ってもおいしくできます。

効能メモ

里いもは水溶性の食物繊維が豊富で、腸内環境を整えます。カレー粉は食欲増進に。

材料［2〜3人分］

- 里いも……5個
- 豚ひき肉……100g
- 玉ねぎ……1/2個
- カレー粉……小さじ1
- 塩……小さじ1
- ココナッツファイン（米粉パン粉でも可）……適量
- 卵……1個
- 片栗粉……適量
- サラダ油（体が重いときは太白ごま油・オリーブオイルを使う）……適量

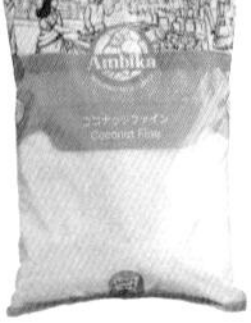

パン粉の代わりにココナッツファインを使います。

❶ 里いもを中火でゆでる。竹串がスッと刺さったら冷ましておく。

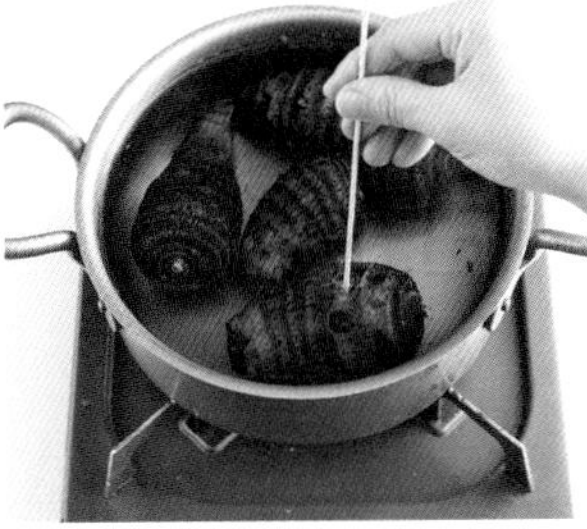

❷ 玉ねぎをみじん切りにする。卵をボールにとく。

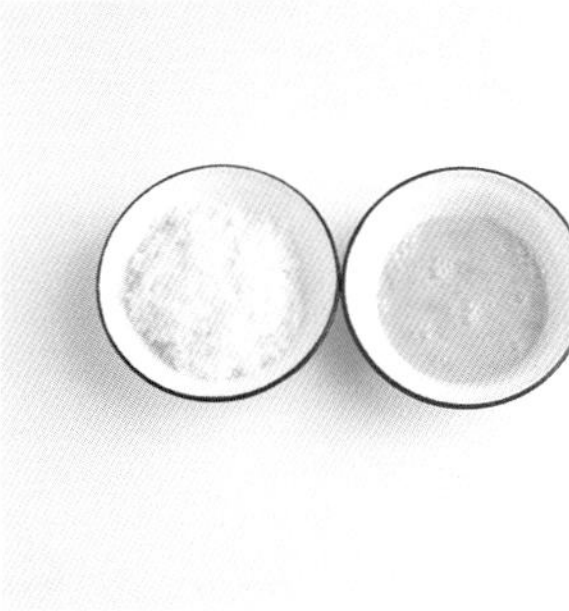

❸ ひき肉、塩、カレー粉を中火で炒める。さらに玉ねぎを加え透明になるまで炒める。

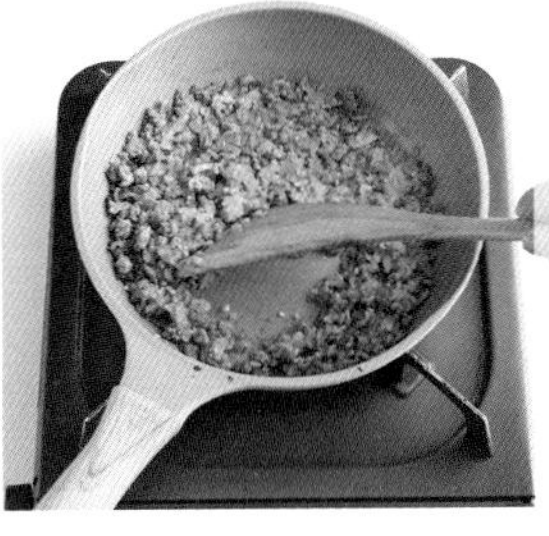

❹ ③を冷ましているあいだに、里いもの皮をむく。

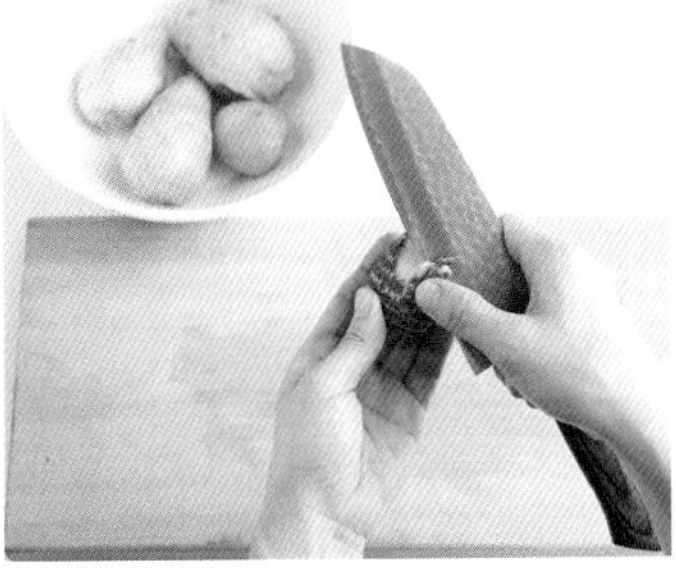

❺ 里いもを③に入れヘラでつぶしながら混ぜる。

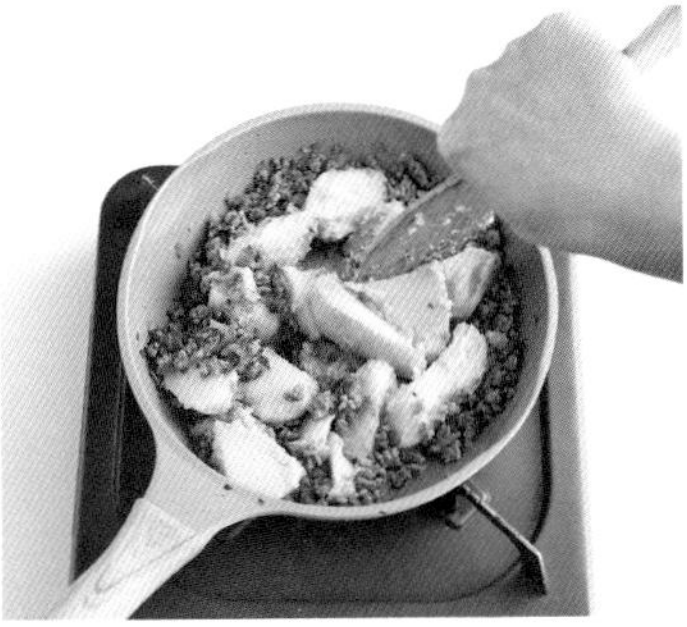

❻ ⑤を8等分程度に分けて好きな形に整形する。

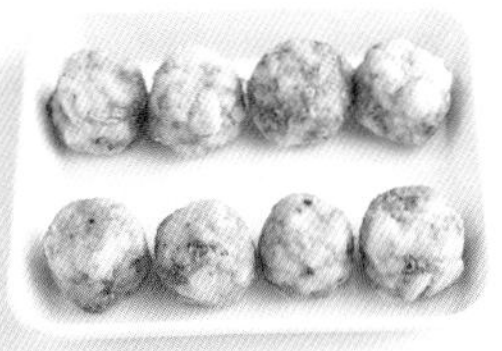

❼ 片栗粉→卵液→ココナッツファインをまぶす。

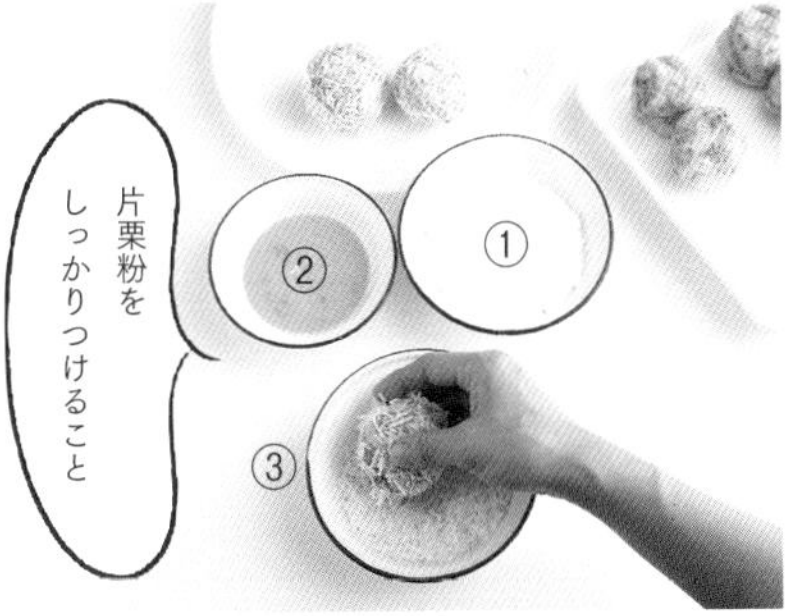

❽ 190度の油で数個ずつ揚げる。キツネ色になったら裏返す。

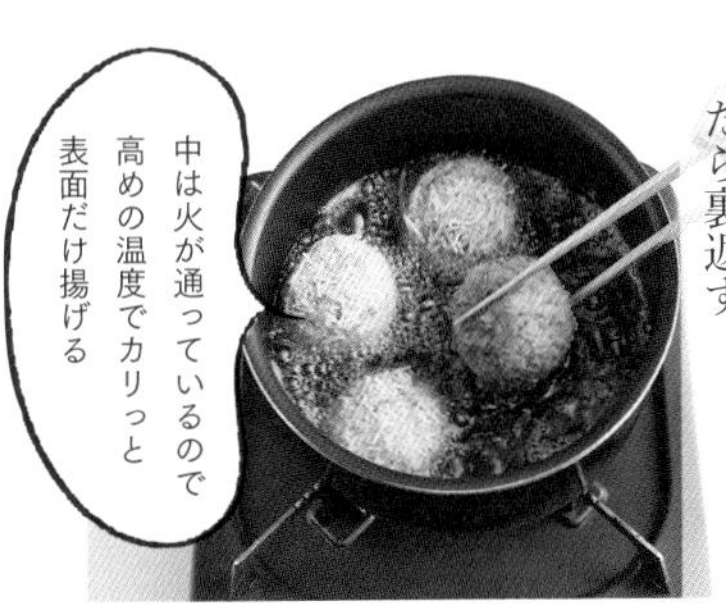
中は火が通っているので
高めの温度でカリっと
表面だけ揚げる

ワクワクメニュー③
ポテトサラダ

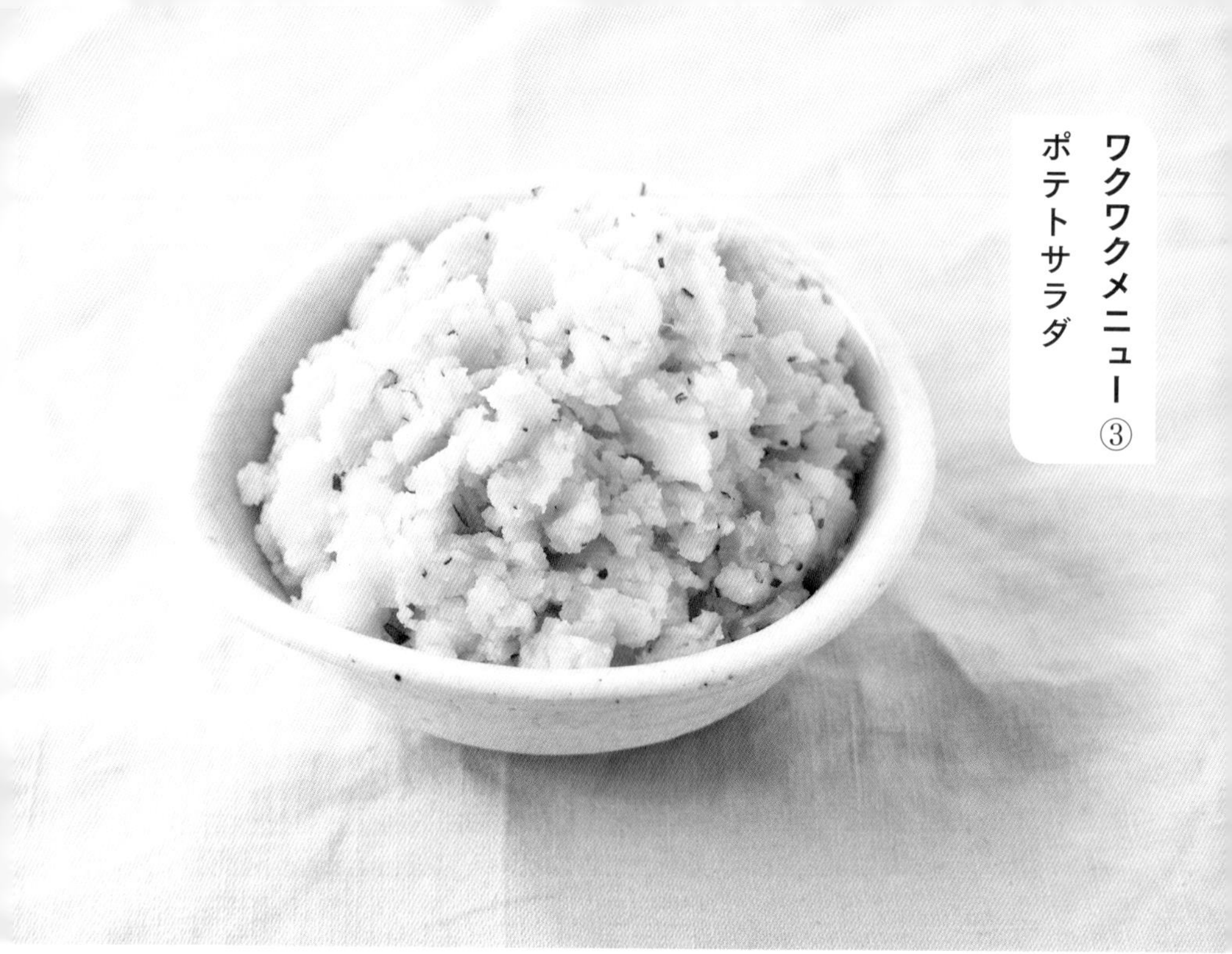

ピンク色の点々が
かわいいサラダ
レモンの香りでリフレッシュ

・赤玉ねぎはお酢を足すとピンク色になります。かわいい料理で目を喜ばせましょう。
・マヨネーズを使わないレシピですが、お好みで大さじ1ほど足してもおいしいです。

効能メモ

じゃがいもに含まれるカリウムは、人体では作れないので貴重な摂取源。体内の余分な水分を外に出す働きがあります。

材料［2人分］

じゃがいも……3個
赤玉ねぎ
（なければふつうの玉ねぎ）
……1/4個
国産レモン……1/2個
オリーブオイル
……大さじ2
米酢……大さじ1
塩……小さじ1/2

1 じゃがいもを洗い、水から弱火で30～40分じっくりゆでる。

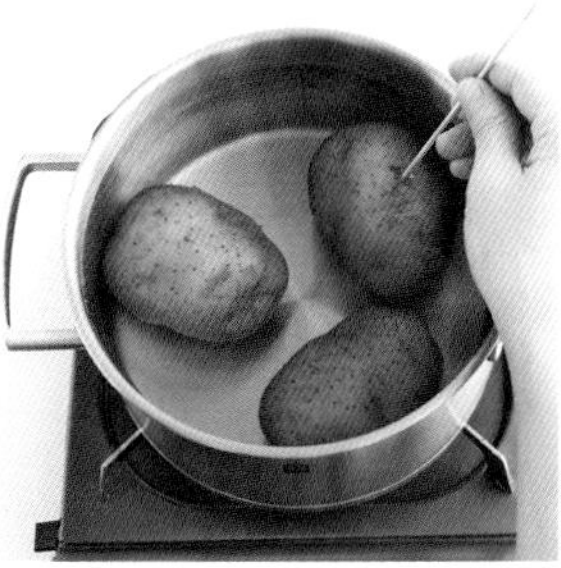

時間をかけてゆでると
甘みが増します。
竹串がスッとさせたら
引き上げ、熱いうちに
皮をむくこと。

2 じゃがいもをゆでているあいだに赤玉ねぎをみじん切りにして、塩をなじませる。

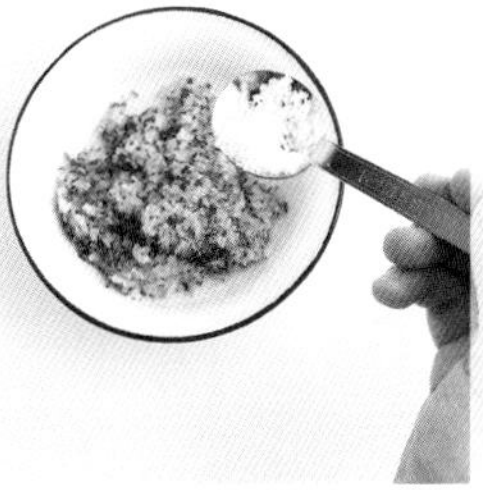

3 レモンの皮を削り、みじん切りにする。

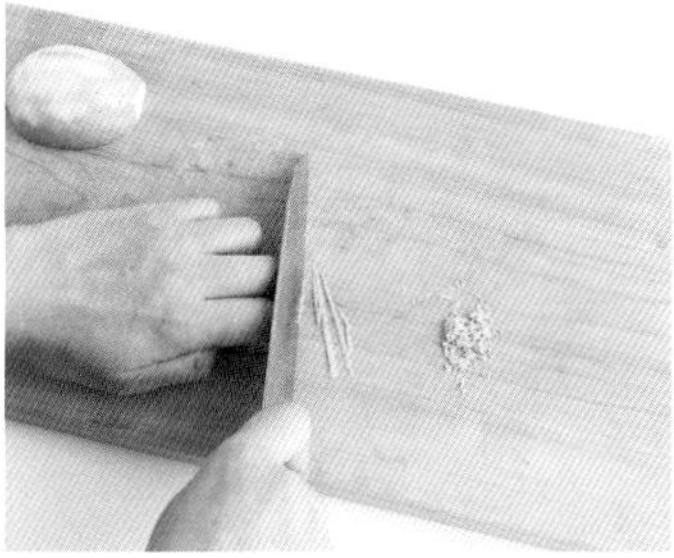

4 果汁は絞っておく。

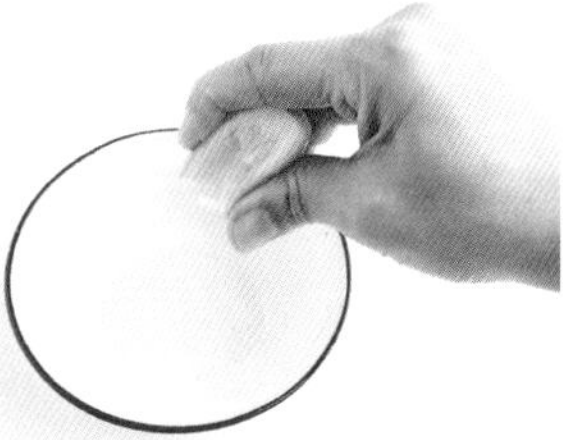

5 ボールに皮をむいたじゃがいもを入れ、熱いうちに軽くつぶす。

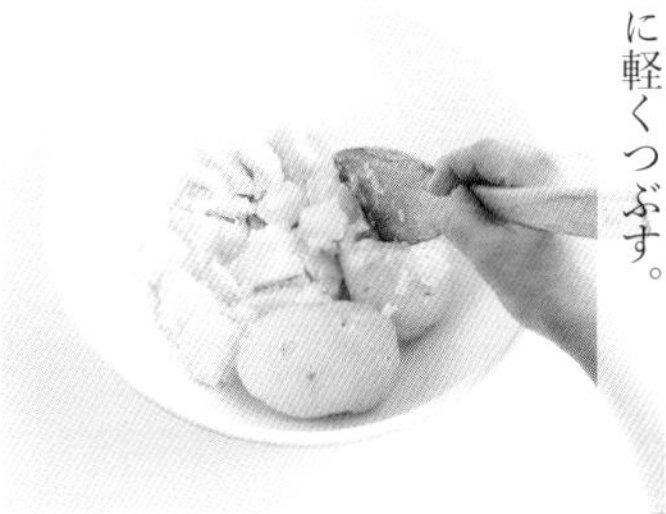

6 ⑤に赤玉ねぎ、米酢、レモン汁、レモンの皮を入れ混ぜる。

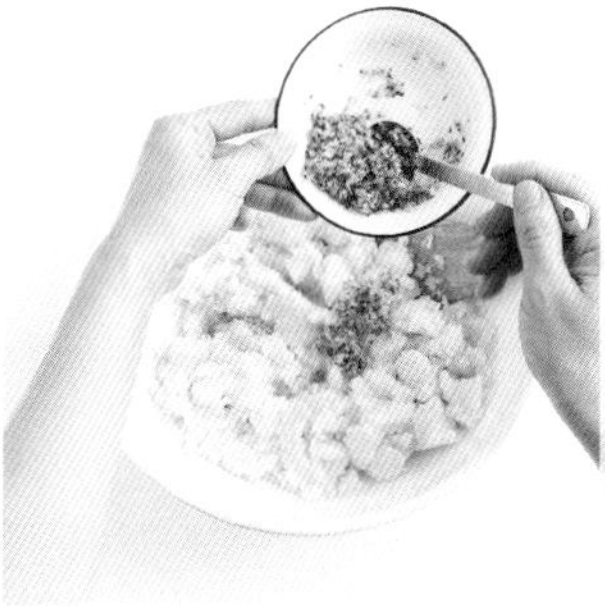

7 オリーブオイルを入れ、混ぜて味見。塩が足りなければ足す。

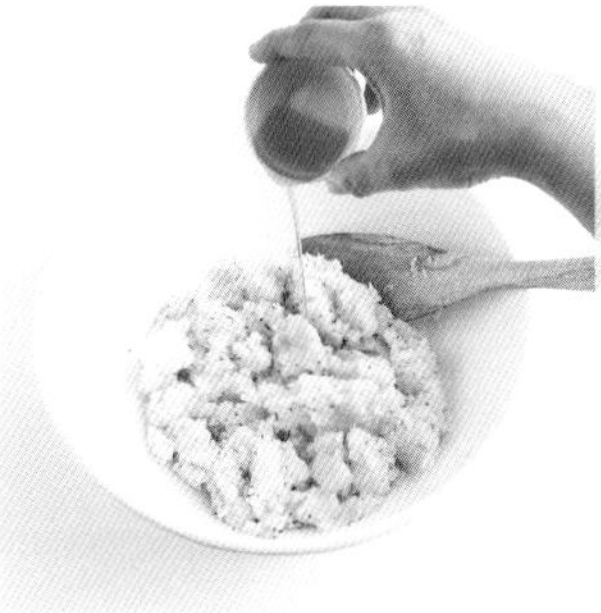

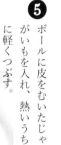

ワクワクメニュー④
梅干し茶椀蒸し

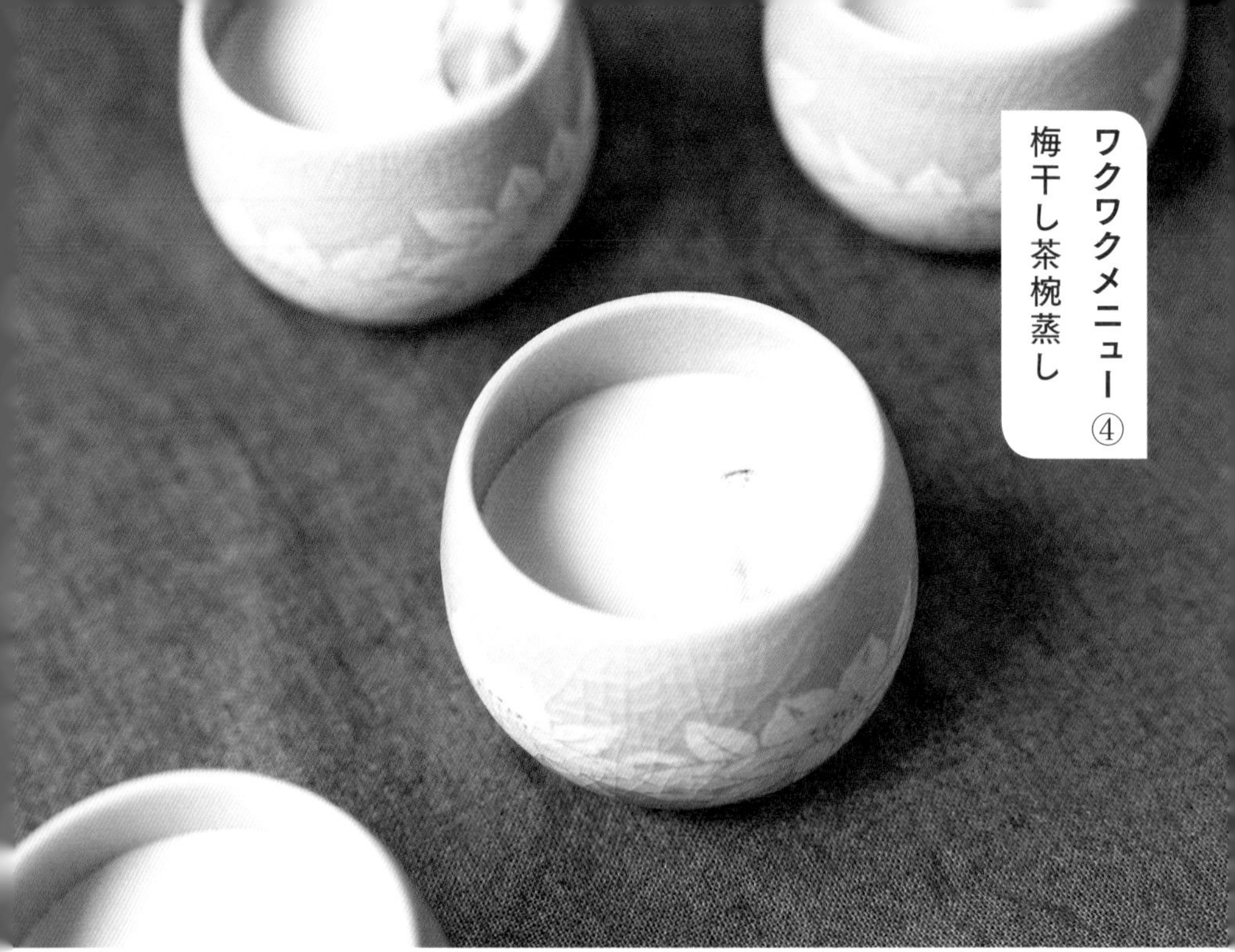

だし、梅、卵のうまさがつまった栄養も味も完璧な料理！

・私の大・大・大好きなメニュー。どんぶりでも食べられます。
・多めに作って翌日に冷やし茶椀蒸しとして食べるのもおすすめ。おいしいです。

効能メモ

梅干しは疲労回復、食欲増進、殺菌、整腸などの効用があります。干ししいたけは、神経のバランスを整えるセロトニンの働きを調整するので、日照時間が短い冬におすすめの食材です。

材料［5個分］

- 卵……2個
- 梅干し……1～2個（大きさや塩分で調整）
- かつおぶし……2パック（5g）
- 干ししいたけ（スライス）……2g
- 水……400ml
- しょうゆ……小さじ1
- 塩……2つまみ

1 梅干しをちぎってうつわの底にしいておく。

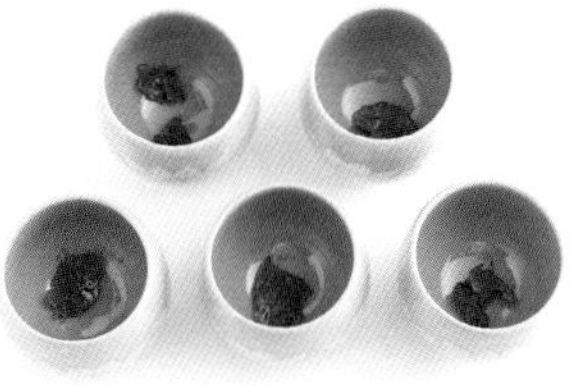

2 鍋に分量の水を入れ干ししいたけをもどす。火にかける前に干ししいたけを出し、うつわにしく。

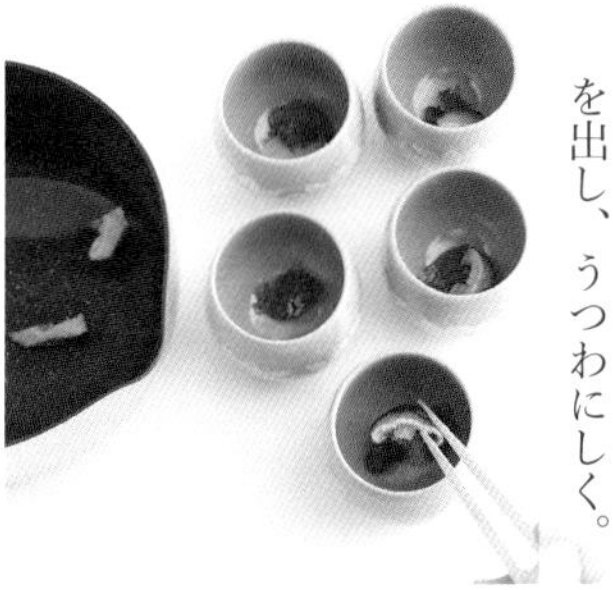

3 鍋を沸騰させ、かつおぶしを入れ火を止める。粗熱がとれたら、かつおぶしを取り出す。

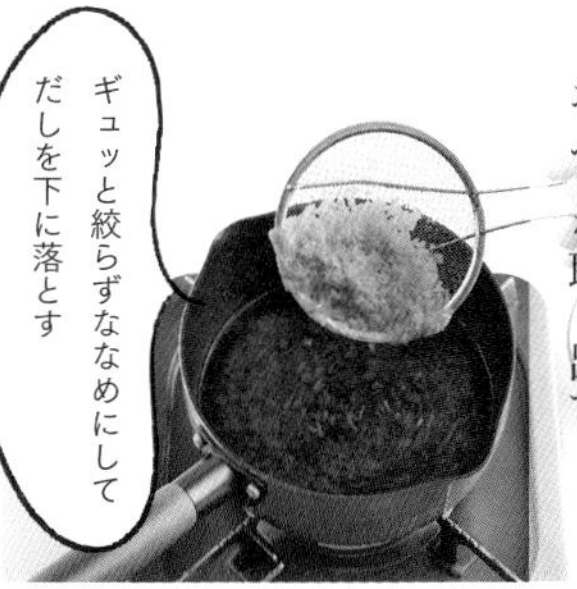
ギュッと絞らずななめにして
だしを下に落とす

4 卵を切るように混ぜる。しょうゆと塩を加えさらに混ぜ、③のだしを少しずつ入れのばしていく（これが卵液）。

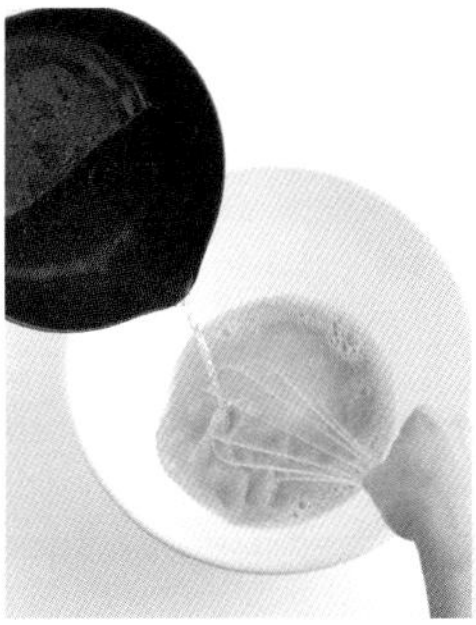

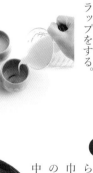

5 茶こしで卵液をこす。

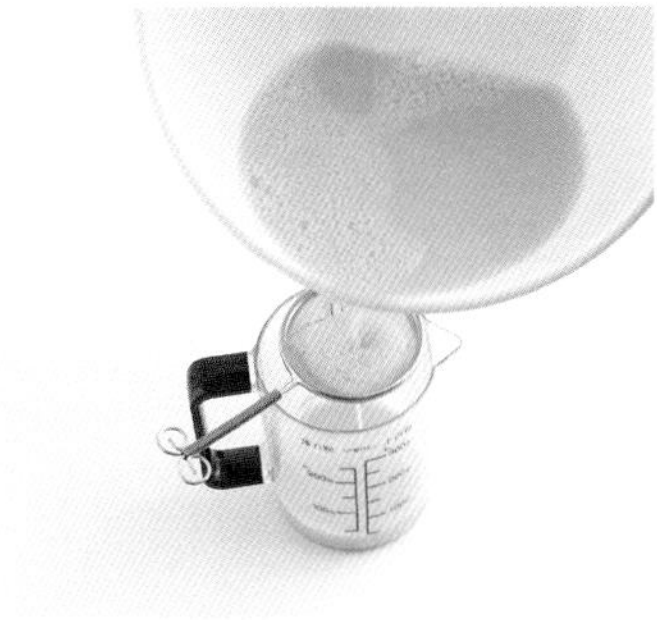

6 うつわに卵液を注ぎ、ラップをする。

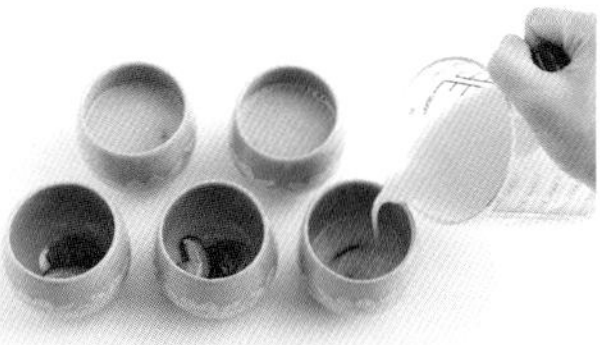

7 うつわが入る鍋に4割くらいの湯を張る。綿の布巾をしいた上にうつわをのせ、フタをして弱めの中火で16分蒸す。

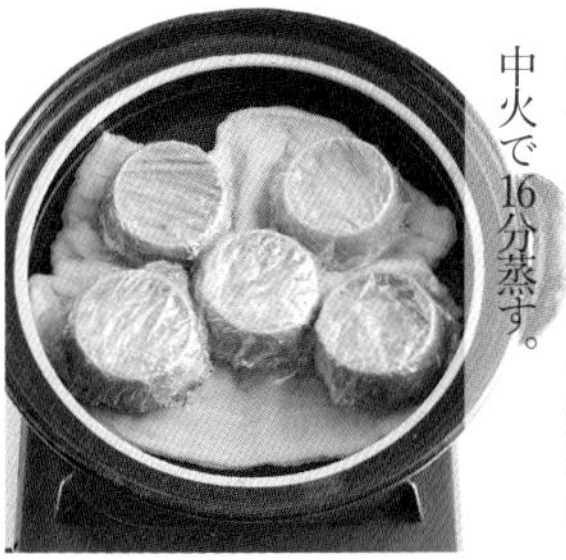

8 鍋横をトンっとたたき、かたまっていれば完成。

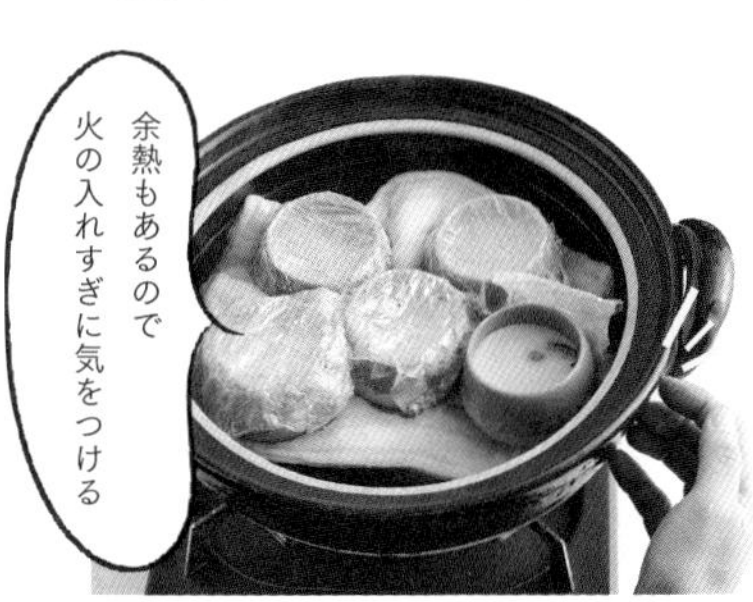
余熱もあるので
火の入れすぎに気をつける

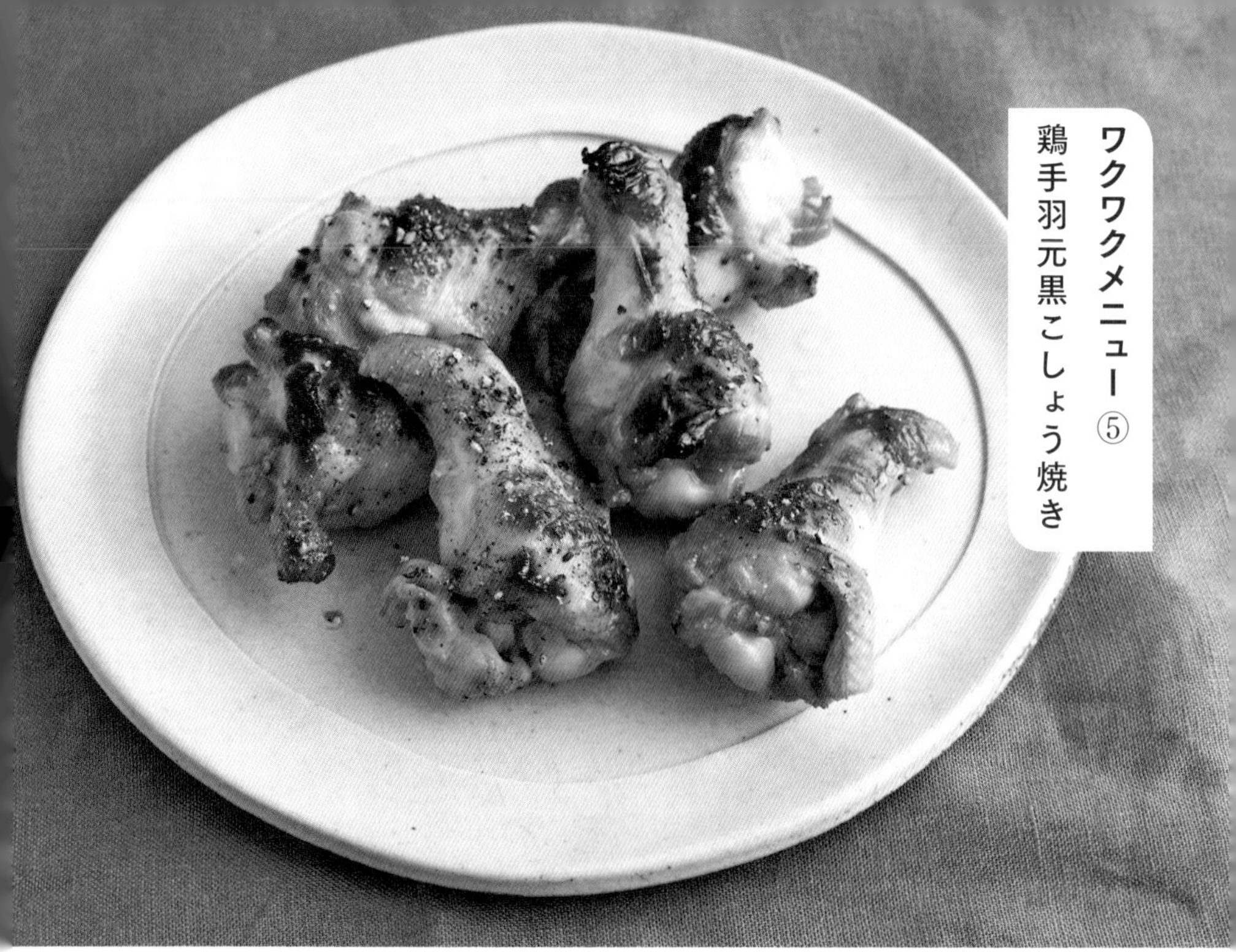

ワクワクメニュー⑤
鶏手羽元黒こしょう焼き

一晩漬けこんでオーブントースターで焼くだけ

・焼きたてはジューシー、冷めてもおいしくお弁当のおかずにもおすすめです。
・てんさい糖の代わりにはちみつや柑橘系のジャムでもおいしくなります。

効能メモ

鶏手羽元には、免疫力アップ、疲労回復、精神安定の効果があります。コラーゲンもたっぷりで美肌効果も。

材料［2人分］

- 鶏手羽元……6本
- 塩こうじ……大さじ1
- しょうゆ……大さじ1
- てんさい糖（はちみつでも可）……大さじ1
- 米酢……大さじ1
- 黒こしょう……小さじ1

1 ビニール袋に鶏手羽元、塩こうじ、米酢、てんさい糖、しょうゆを入れる。

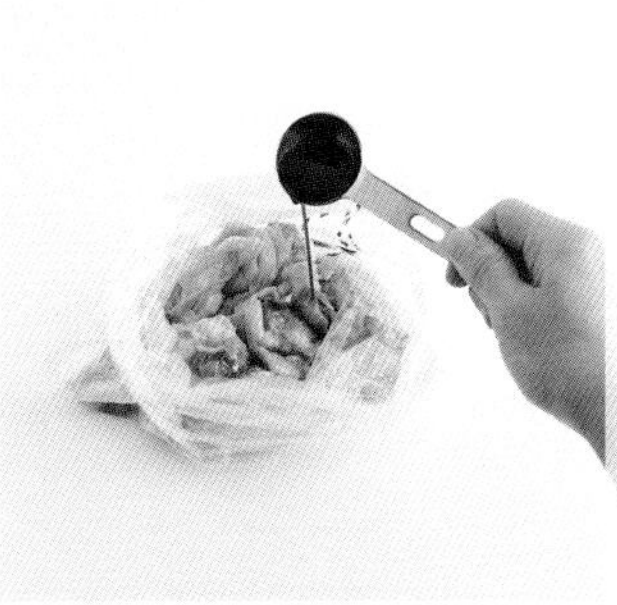

2 よくもみこみ、冷蔵庫で一晩漬けこむ（当日なら最低30分）。

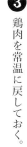

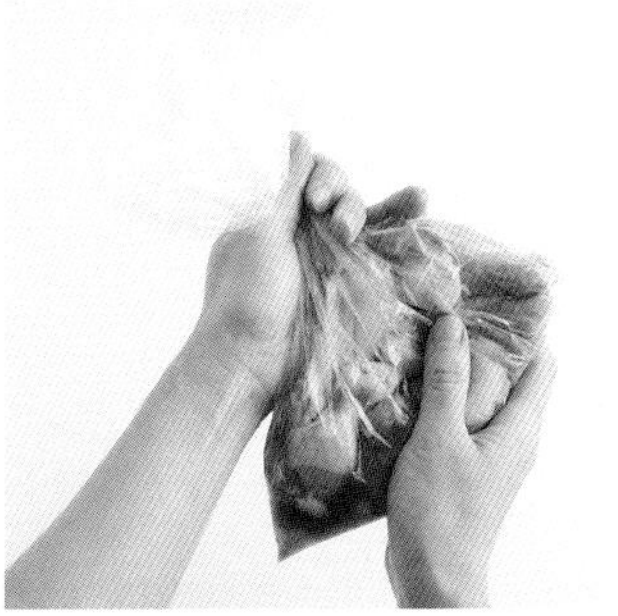

3 鶏肉を常温に戻しておく。

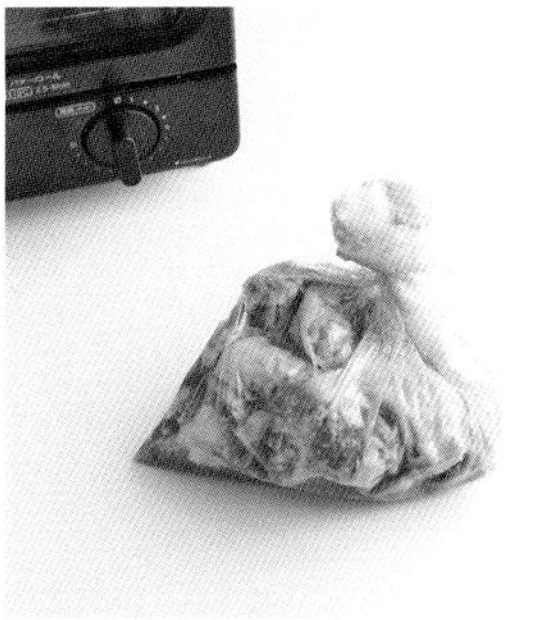

4 オーブントースターのトレイにアルミホイルをしく。

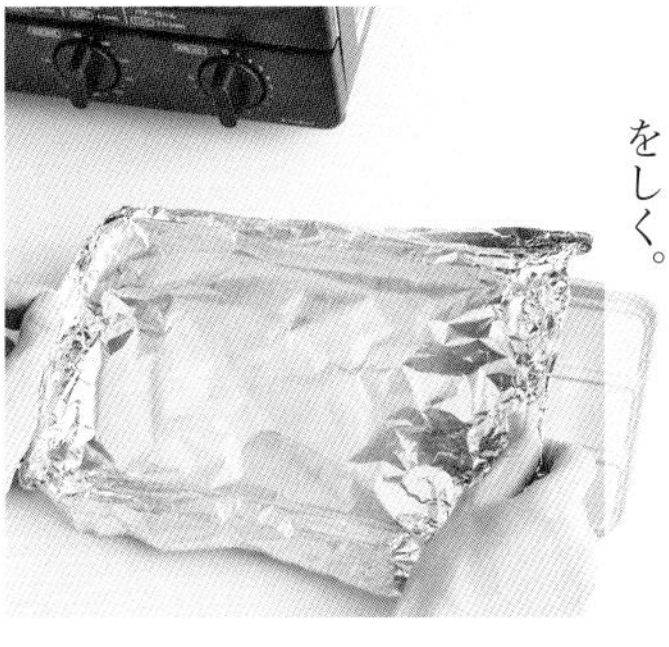

5 ④に鶏肉を並べ、多めにこしょうを引く。

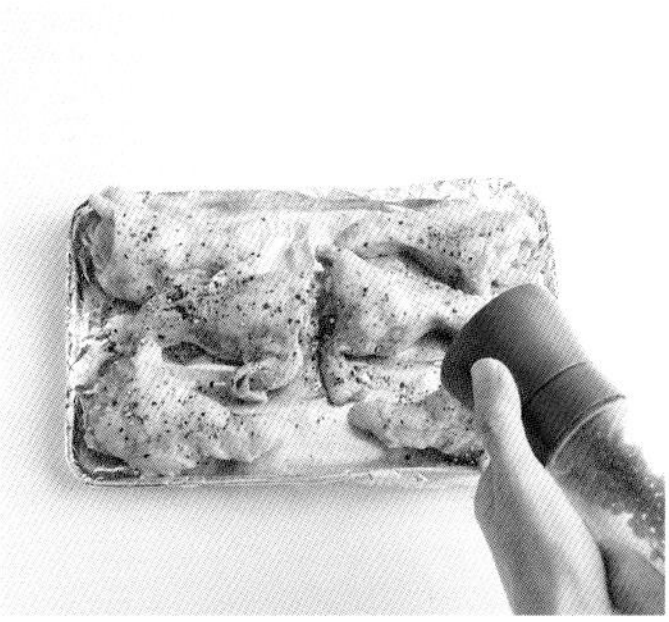

6 鶏肉の皮目を上にしてトレイにのせて焼く。

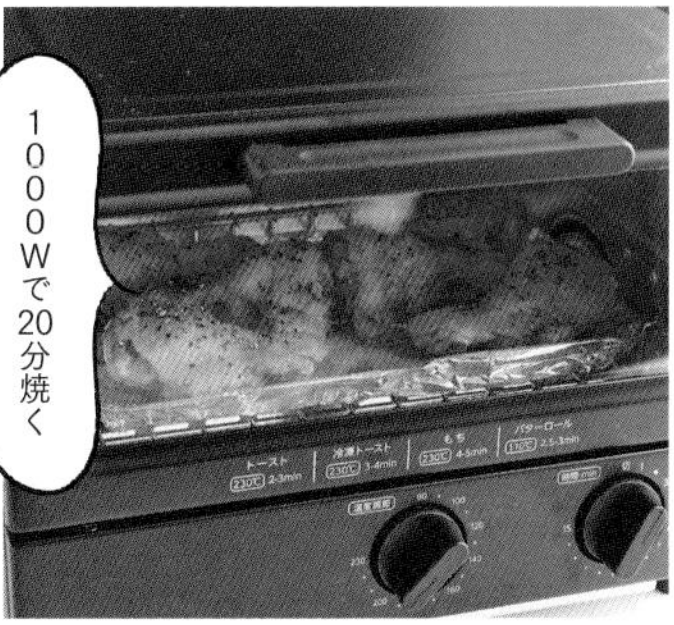
1000Wで20分焼く

7 焦げ目がついたら肉汁を確認。

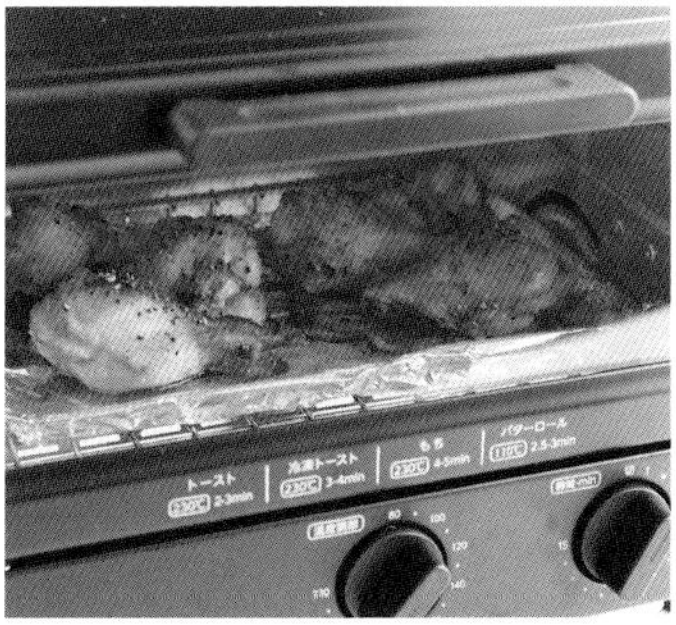

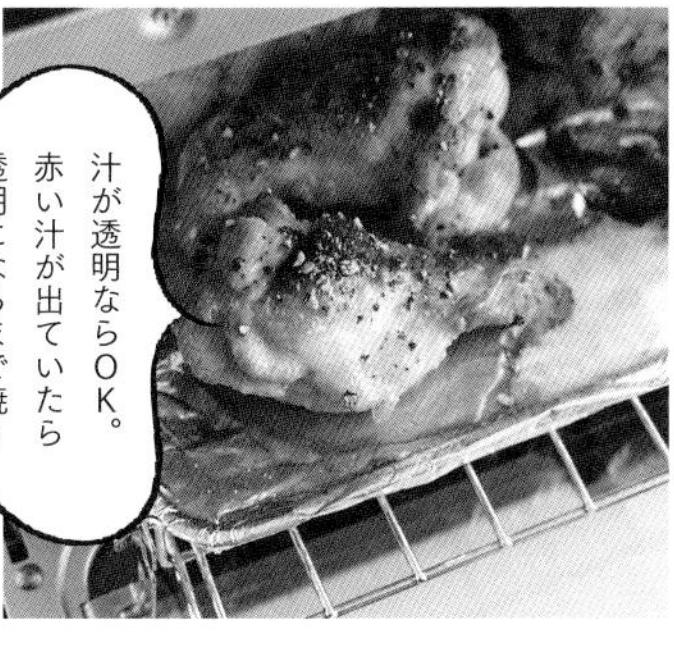
汁が透明ならOK。
赤い汁が出ていたら
透明になるまで焼く

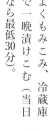

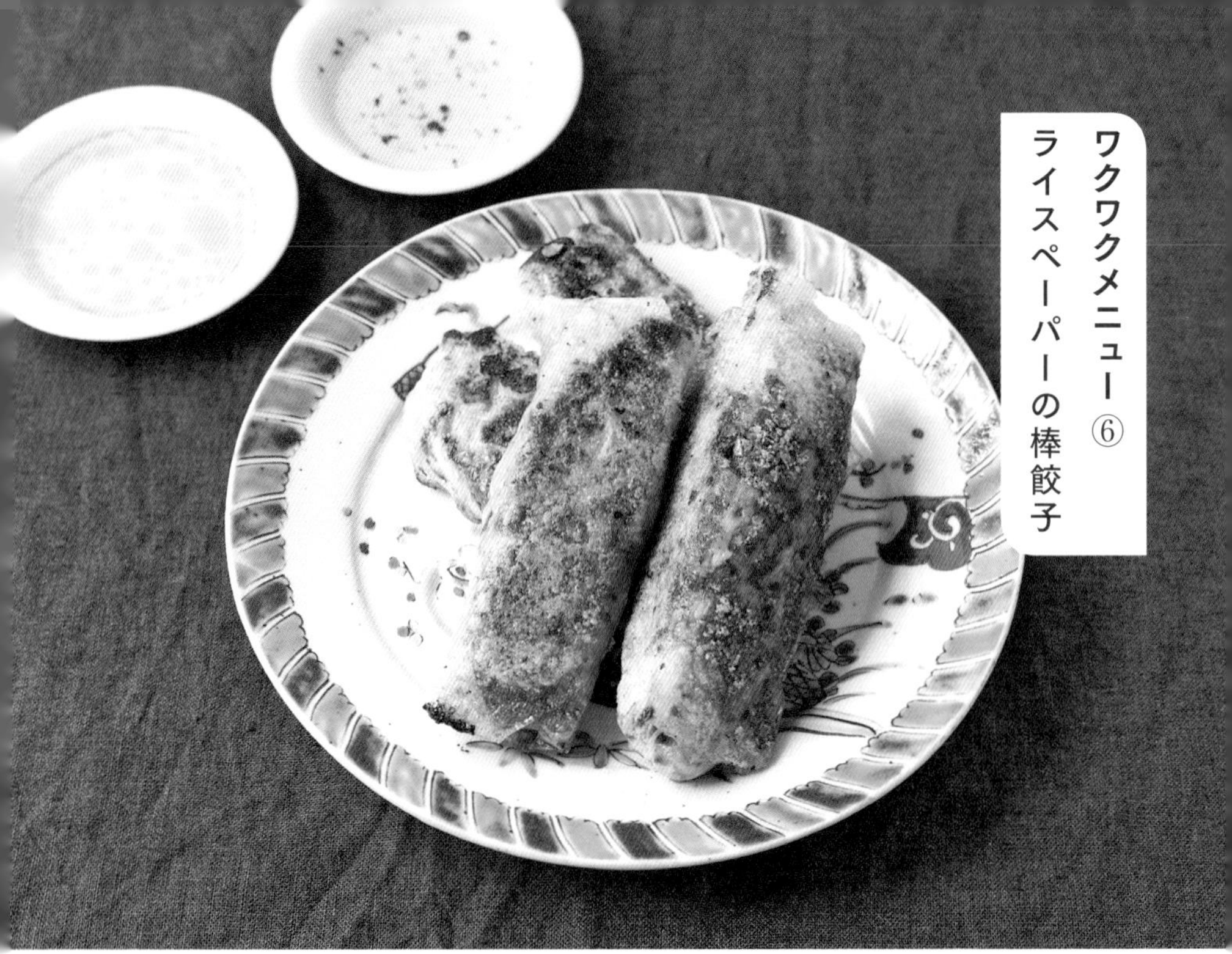

ワクワクメニュー⑥ ライスペーパーの棒餃子

もやしのシャキシャキ感が食欲を誘うグルテンフリー生活の味方

・ライスペーパーで作る食べ疲れない餃子です。
・酢&黒こしょう、酢&ラー油がよく合います。
・冷めてもおいしいので、お弁当のおかずにも◎

効能メモ

ニラは疲労回復、血流をスムーズにする働きがあります。もやしは体内の水分調整をしてくれるので、夏バテやむくみ、口の渇きを補います。

材料［8個分］

- ライスペーパー（28cm）……8枚
- 豚ひき肉……200g
- もやし……1パック
- ニラ……1/2束
- しょうが……1片
- 卵……1個
- みりん……大さじ2
- 片栗粉……大さじ2
- しょうゆ……大さじ1
- 塩……小さじ1/2
- シナモンパウダー（なければこしょう）……2振り
- ごま油……適量

❶ ニラをこまかく切る。しょうがをみじん切りにする。

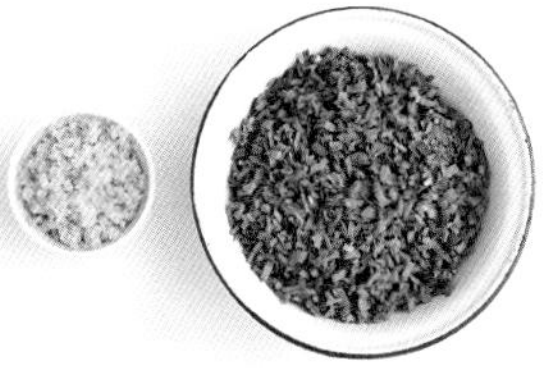

❷ ボールにひき肉と塩を入れて粘りが出るまで混ぜる。

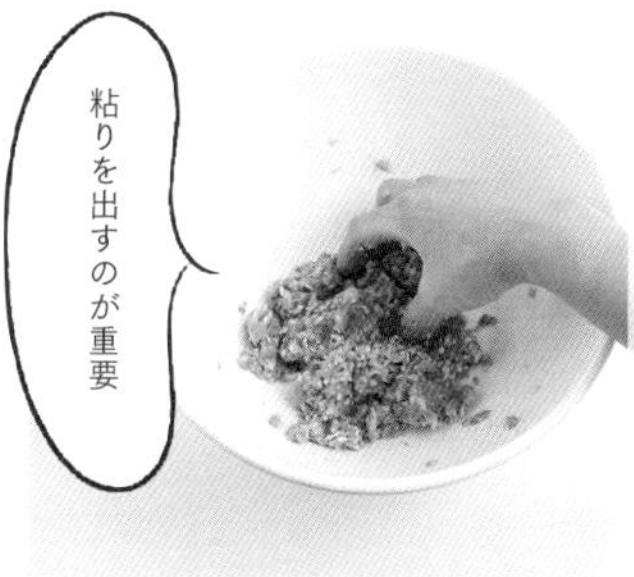
粘りを出すのが重要

❸ ②にみりん、しょうゆ、シナモン、卵を加えて混ぜる。さらに片栗粉を加えて混ぜる。

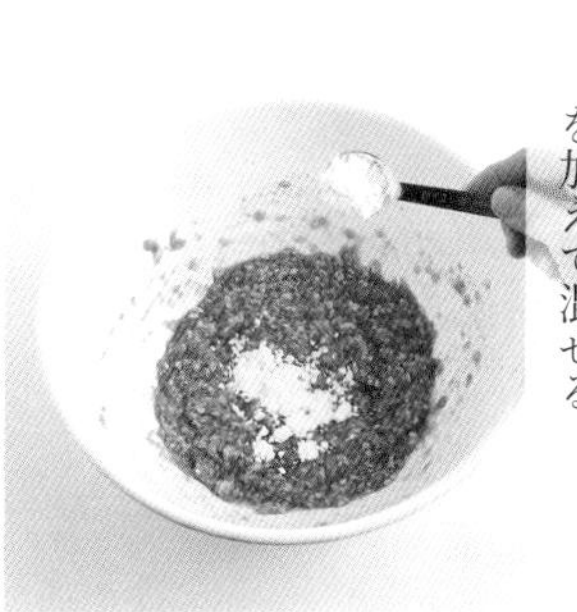

❹ ③にニラとしょうがを入れ混ぜ、もやしを切らずに入れ、軽くつぶしながら混ぜる。

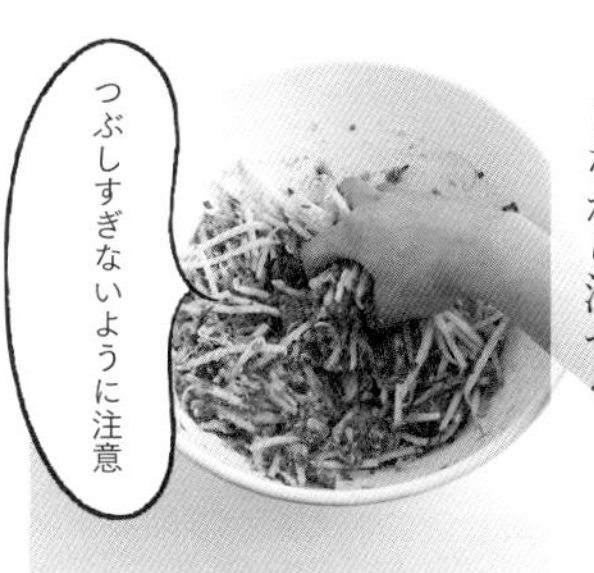
つぶしすぎないように注意

❺ 作業台にアルコールスプレーをして、ラップをしく。ライスペーパーを水にくぐらせ、広げる。

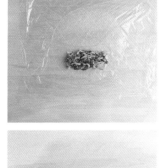

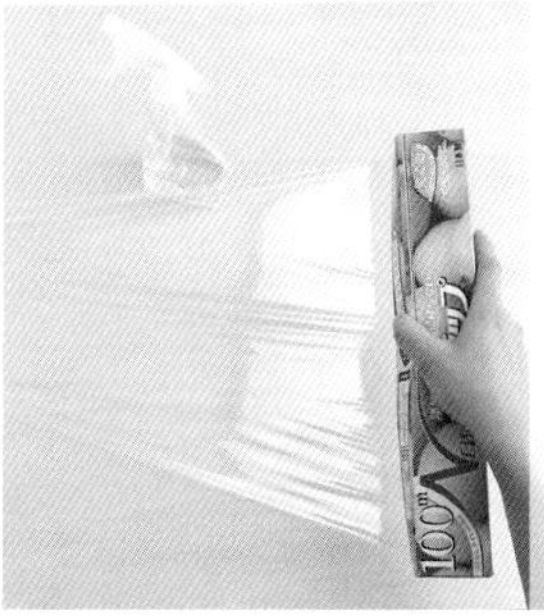

❻ ④の肉だねを8等分してライスペーパーにのせる。

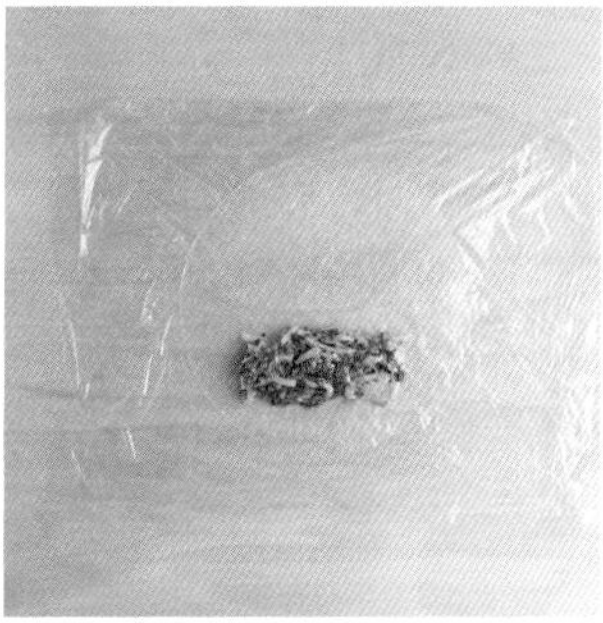

❼ 手前から巻き込み、横を内側に折り長方形に仕上げる。

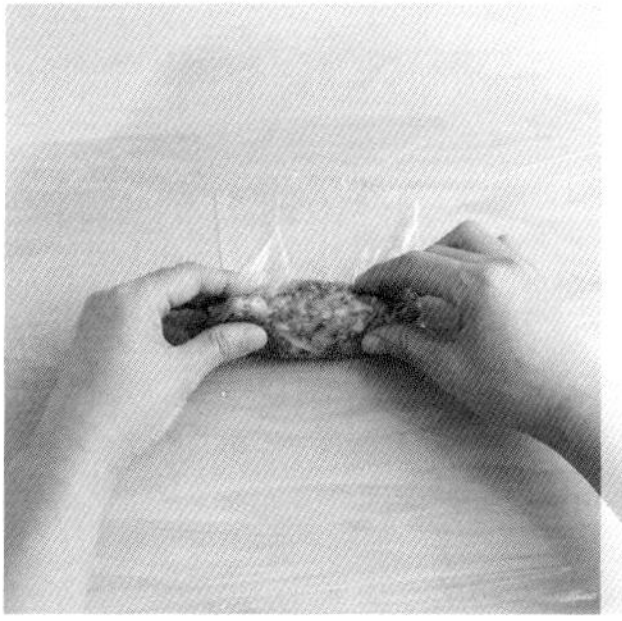

❽ ごま油を熱し、中火で5分、裏返して3分焼く。

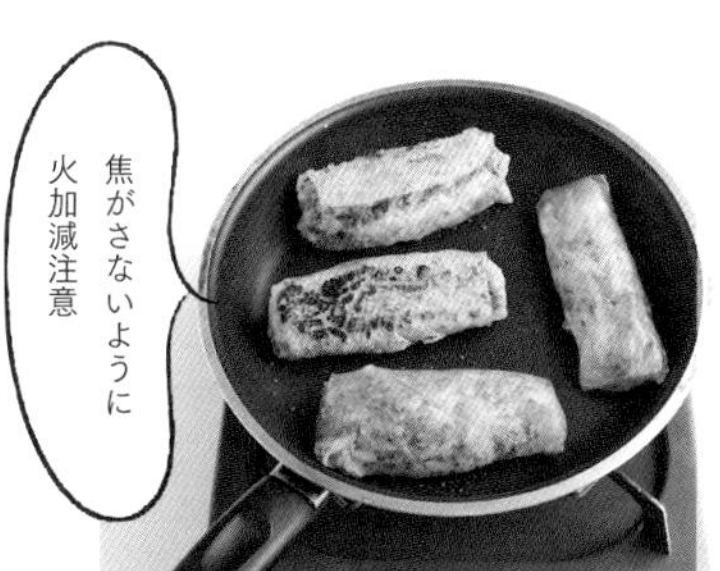
焦がさないように
火加減注意

ワクワクメニュー⑦
トマトソース

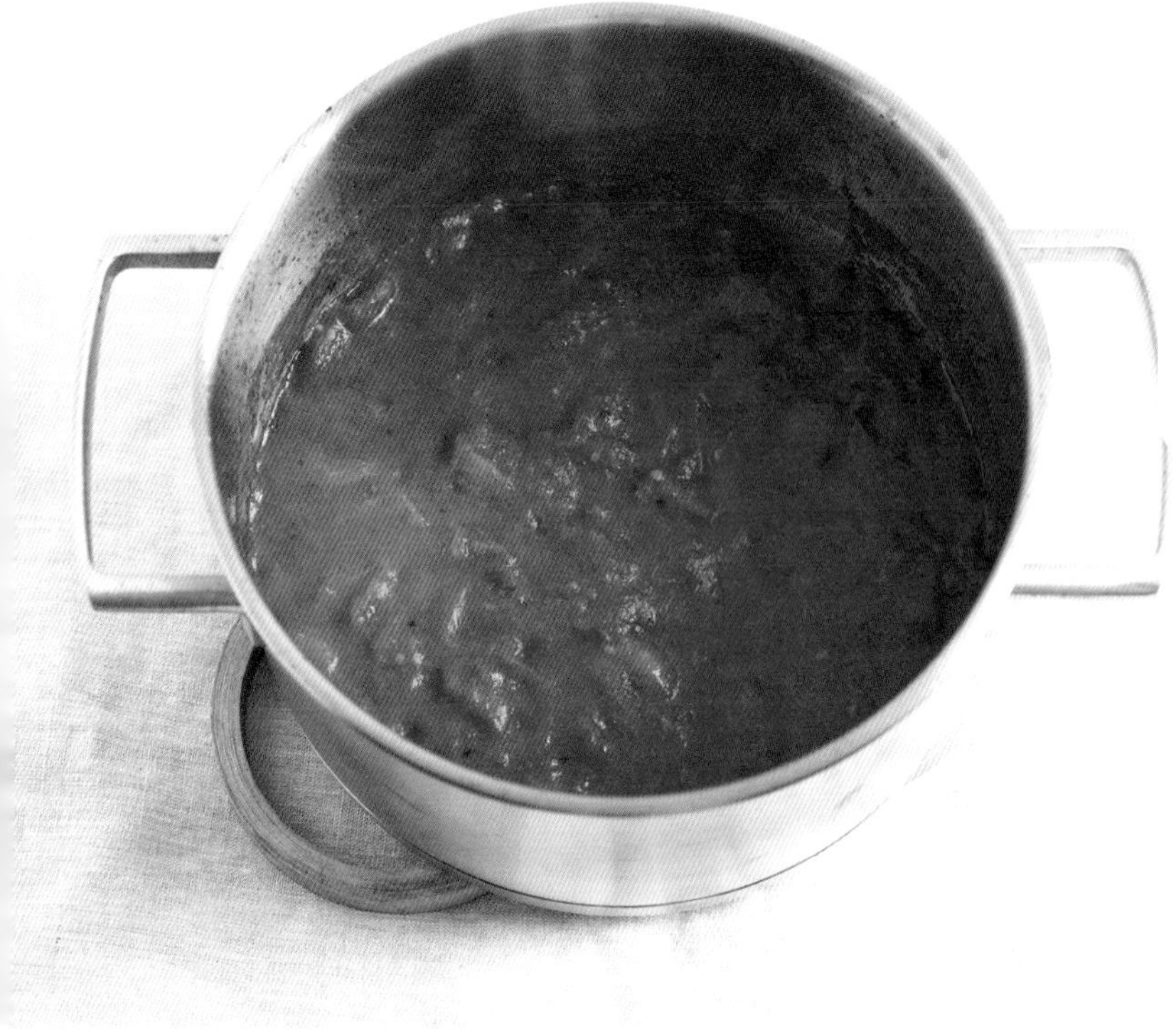

無限に応用できるスーパーソース！

＊応用レシピは162～165ページ

・生のトマトと缶詰を併用します。生トマトはみずみずしく酸味があります。缶詰のトマトは加熱用の品種なのでコクが深く栄養価も高いので、合わせると味のバランスがよくなります。どちらか片方だけ使ってもおいしくできます。

効能メモ

トマトの栄養成分であるリコピンは熱に強いので、ソースにすると体内吸収がアップします。カリウムも豊富でむくみ改善にも◎。

材料［作りやすい分量］

- トマト……2個（ミニトマト1パックでも可）
- ホールトマト……1缶（400g）
- ニンニク……1片
- オリーブオイル……大さじ2
- 唐辛子……1/2本（種は除く）
- オレガノ（ドライ）（バジル・タイムなどでも可）……1つまみ
- 塩……小さじ1

❶ トマトをざく切りにする（ミニトマトを使う場合は半割）。

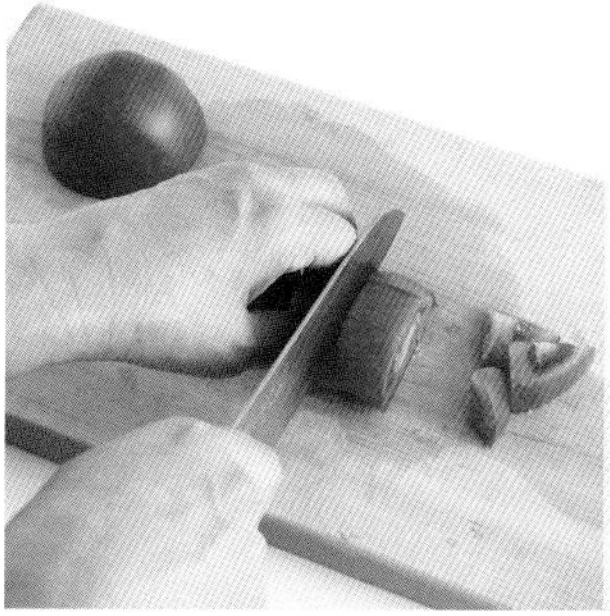

❷ ニンニクを、粗めのみじん切りにする。

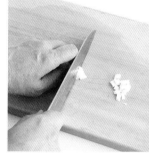

❸ 鍋にオリーブオイルとニンニクを入れ、こんがりするまで中火で加熱する。

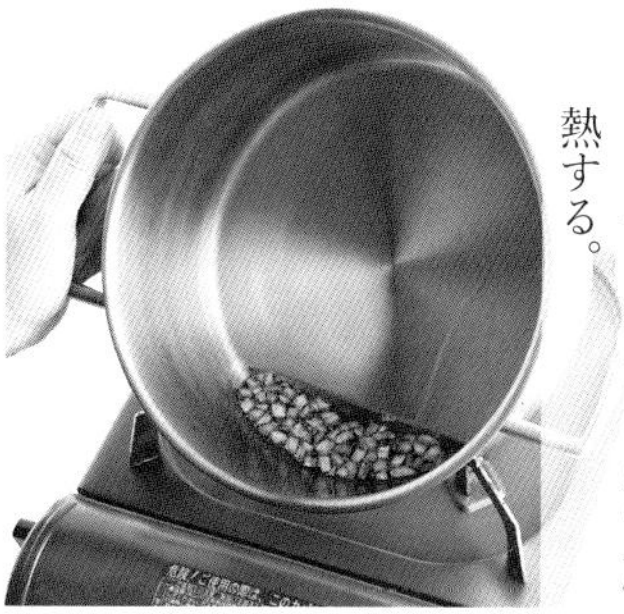

ここでしっかり
色をつけるのが重要！

❹ トマト、塩、オレガノを熱々の鍋に同時に入れる。

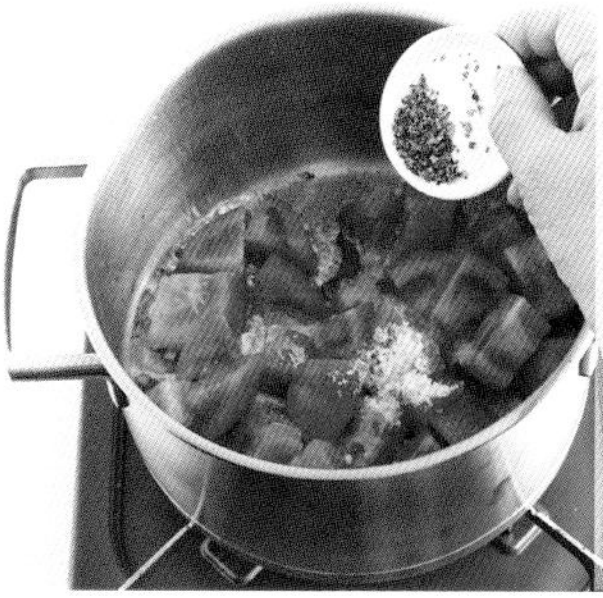

ジュワッと音がするくらい
熱々の油に入れること。

❺ 唐辛子を入れ、半分になるまで煮つめる。

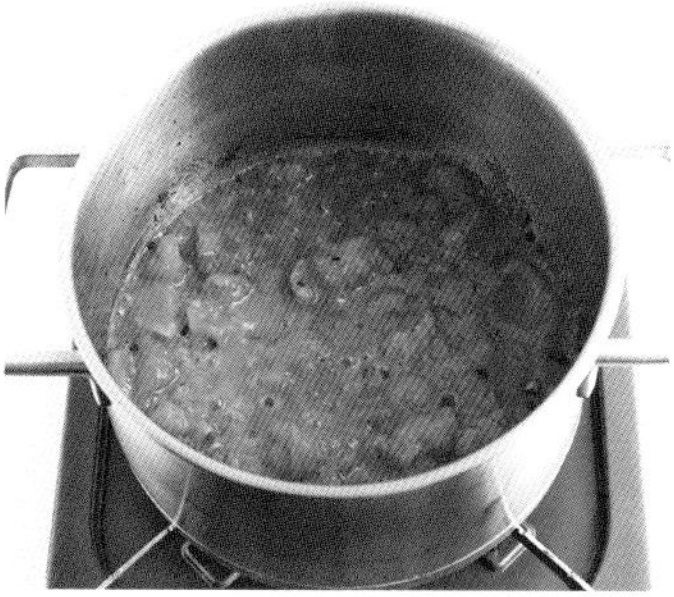

❻ ホールトマトを入れてつぶし、10分程度弱火で煮つめる。

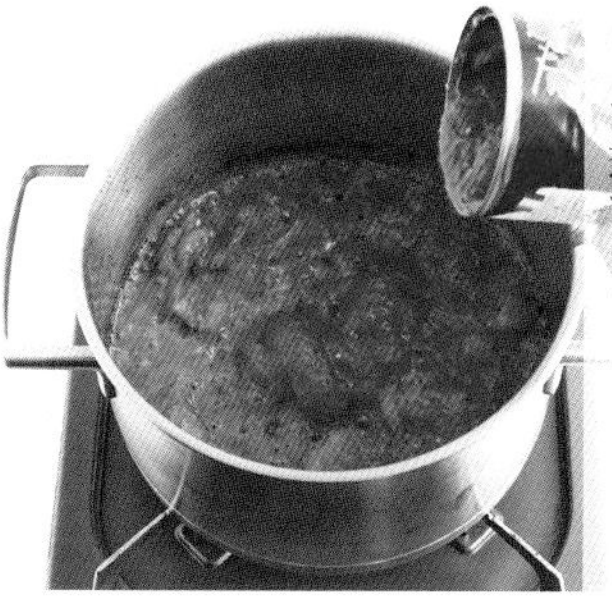

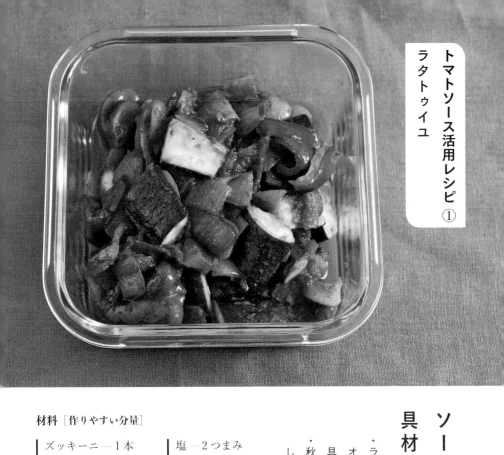

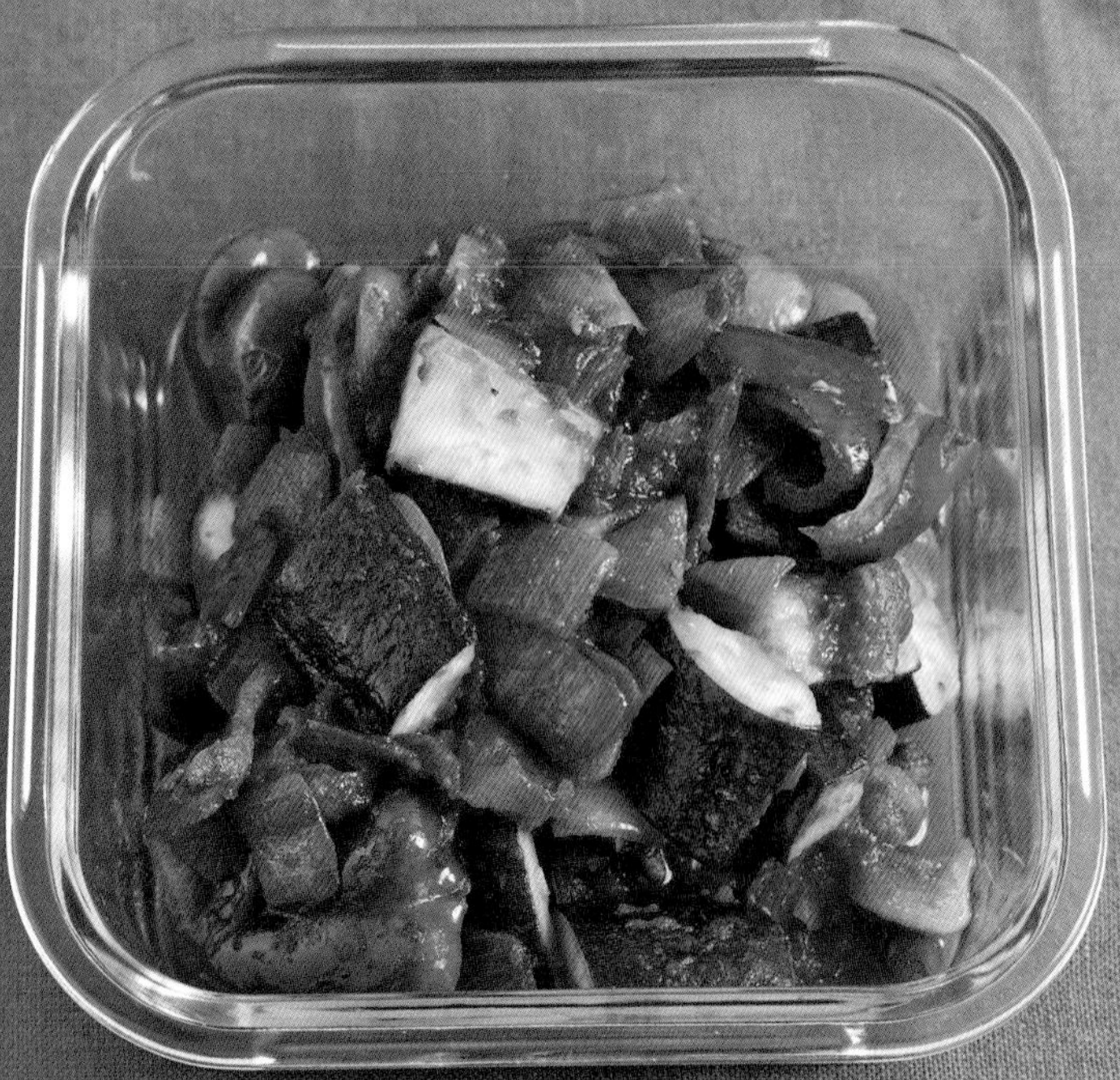

トマトソース活用レシピ①
ラタトゥイユ

ソース活用で短時間完成 具材は旬のものを自由に!

・ラタトゥイユは勤めた職場ごとに具材が違い、オリジナルな味がありました。家庭でも好きな具材で作って「うちの定番」にしましょう。

・秋はレンコンやごぼう、冬は玉ねぎを長ねぎにしてもおいしいです。

材料［作りやすい分量］

- ズッキーニ……1本
- ピーマン……2個
- 玉ねぎ……1/4個
- トマトソース……200ml（160ページ）
- 塩……2つまみ
- オリーブオイル……小さじ2

1. ズッキーニを食べやすい大きさに切る。
2. ピーマンを乱切りにする。
3. 玉ねぎは芯をとり、2cm角に切る。芯はこまかく切る。
4. 鍋にオリーブオイルを熱し、玉ねぎと塩を入れて半透明になるまで炒める。
5. ズッキーニとピーマンを入れてくったりするまで炒めたら、トマトソースを加え弱火で5分煮る。

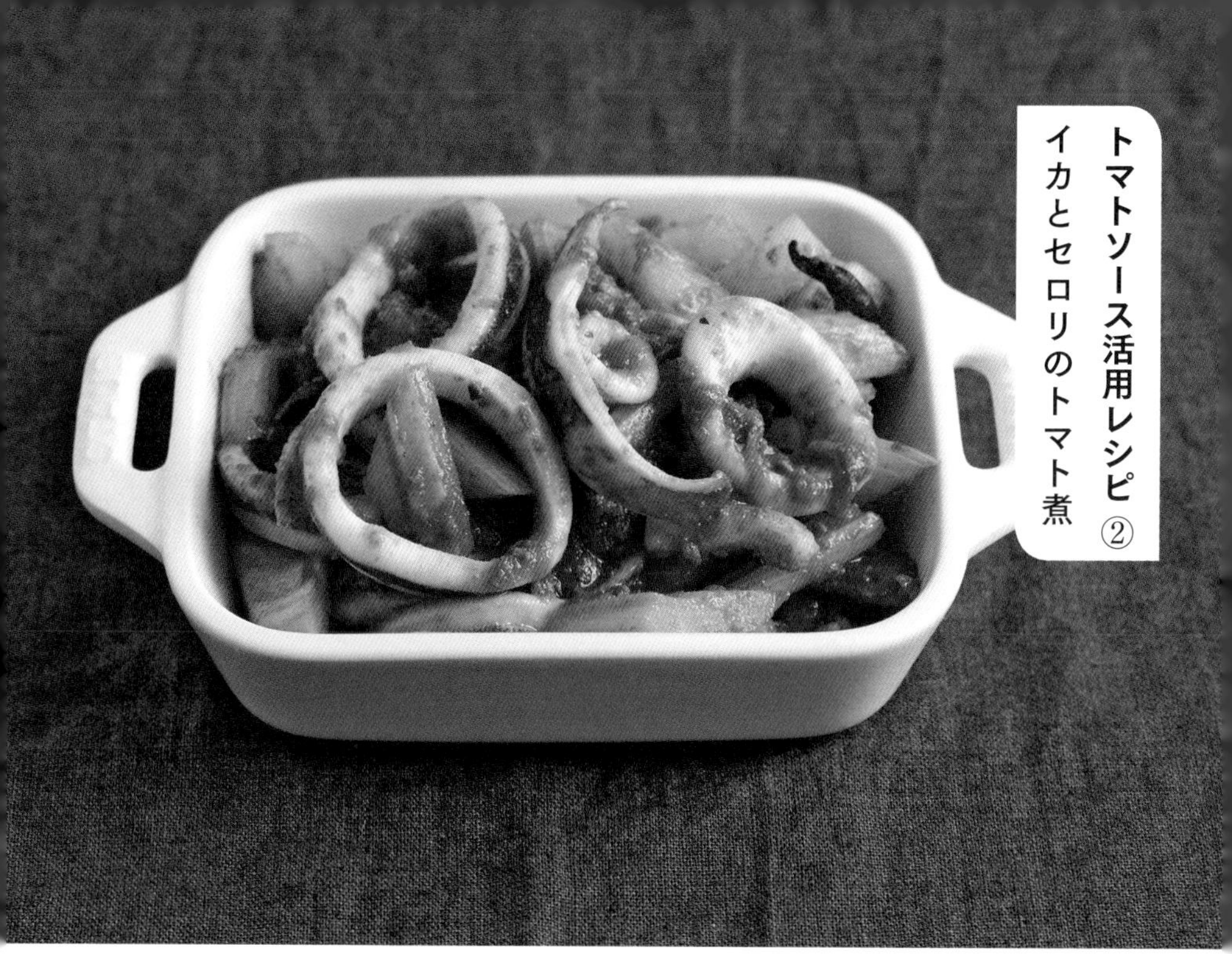

トマトソース活用レシピ②
イカとセロリのトマト煮

ワインにもごはんにも合う気取らない田舎料理

・できたてはもちろん、冷めてもおいしいレシピ。
・イカは疲労回復・老化予防の効用があり、貧血など女性の不調にもおすすめの食材です。

材料［作りやすい分量］

生イカ……1～2杯(300g程度)
セロリ……1本
トマトソース（160ページ）……150ml
オリーブオイル……小さじ2
塩　ひとつまみ

❶ イカの内臓と軟骨を取り、胴を輪切り、ゲソはひと口サイズに。肝は別にしておく。

❷ セロリの筋を取り、乱切りに。

❸ フライパンにオリーブオイルと肝を入れ、ピュレ状になるまでよく炒める。

❹ ③にイカ、セロリ、塩を入れて炒め、トマトソースを加え4分弱火で煮る。水っぽいときはさらに煮つめる。

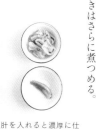

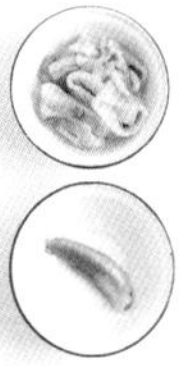
肝を入れると濃厚に仕上がります。

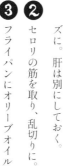

トマトソース活用レシピ③
鶏むね肉のピカタ　トマトソースがけ

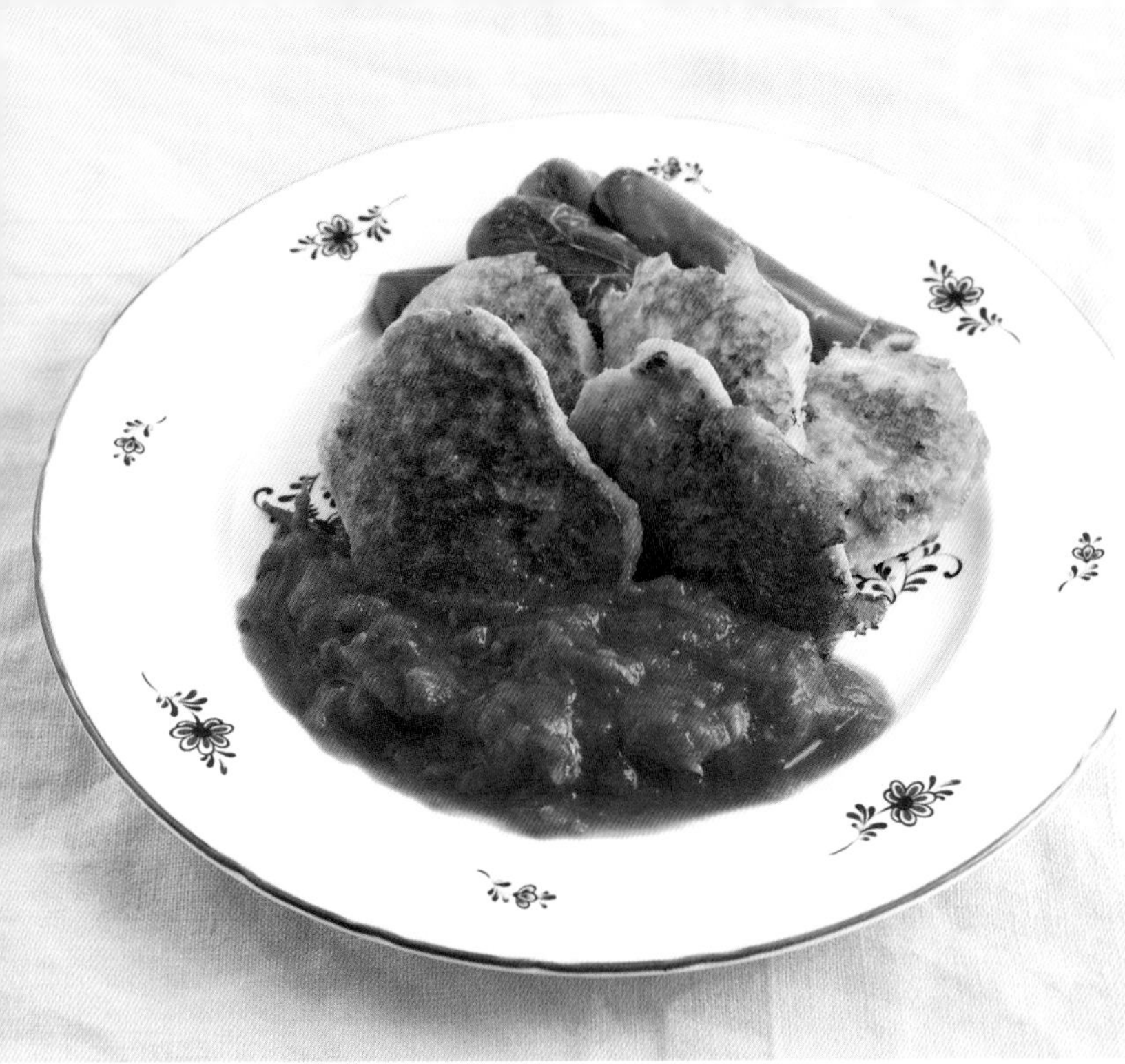

幸せに眠れる快眠メニュー

・ココナッツファインと卵の衣がトマトソースとよく合います。外はサクサクで中はしっとりジューシーに仕上がります。

・つけ合わせはピーマン・ルッコラなどが合います。

効能メモ

鶏むね肉には幸せホルモンを作るトリプトファンが豊富で不眠の改善に効果があります。セロトニンも増えるので、雨の日続きで気持ちが沈むようなときに元気が出るメニューです。

材料［2人分］

- 鶏むね肉……1枚（200g程度）
- 塩こうじ……大さじ1
- 卵……1個
- 片栗粉（米粉でも）……適量
- ココナッツファイン（米粉パン粉でも可）……大さじ2
- 塩……ひとつまみ
- こしょう……少々
- オリーブオイル……大さじ1
- ピーマン（つけ合わせ。なくても可）……2個

❶ 皮をとった鶏むね肉をそぎ切りにする。

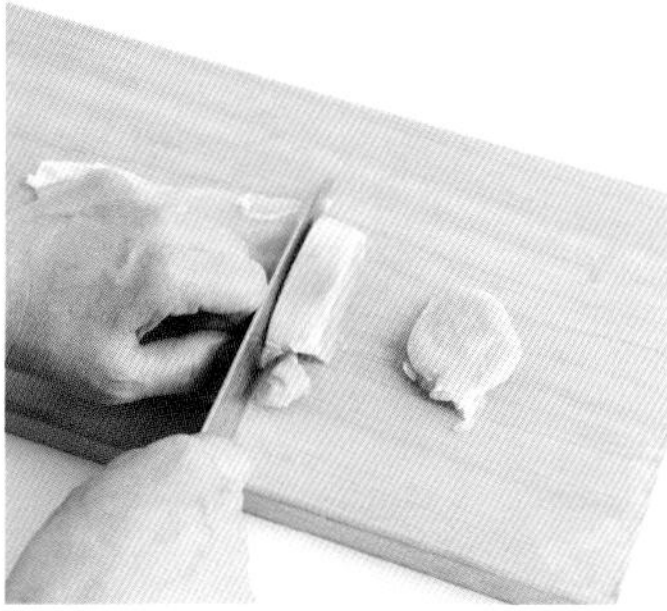

❷ 鶏肉を塩こうじに漬けて15分ほどおく。

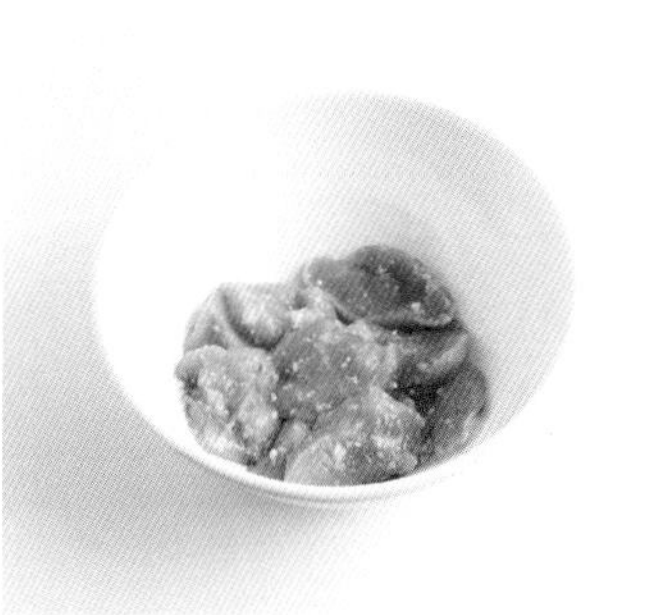

❸ ボールに卵を割り入れ、塩とココナッツファインを入れて混ぜる。

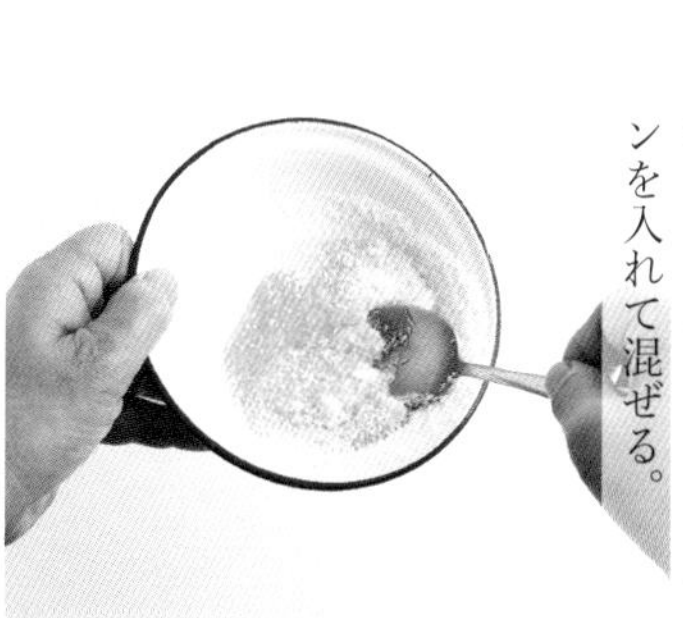

❹ 鶏肉にこしょうを振る。

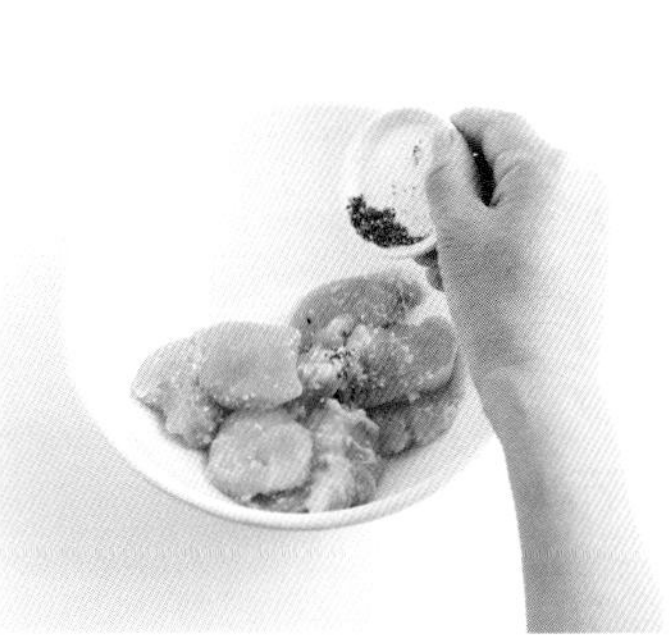

❺ 鶏肉に片栗粉をまぶす。

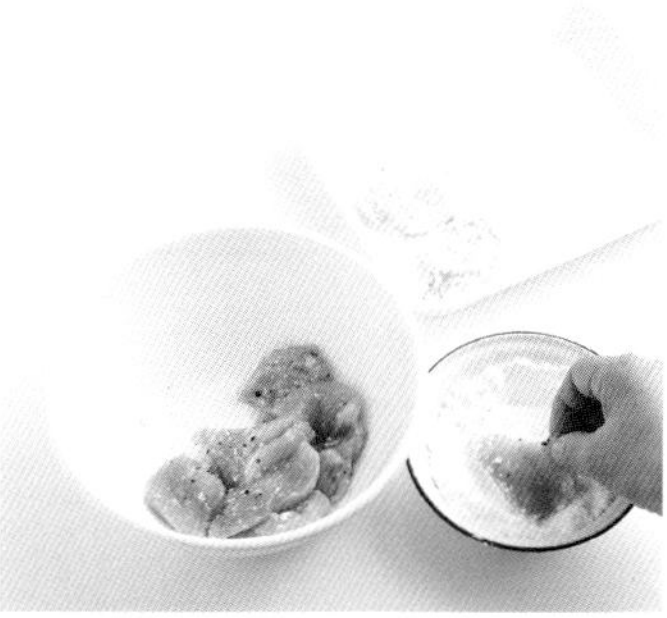

❻ オリーブオイルを熱し、鶏肉を③の衣にからめて弱めの中火で3分焼く。

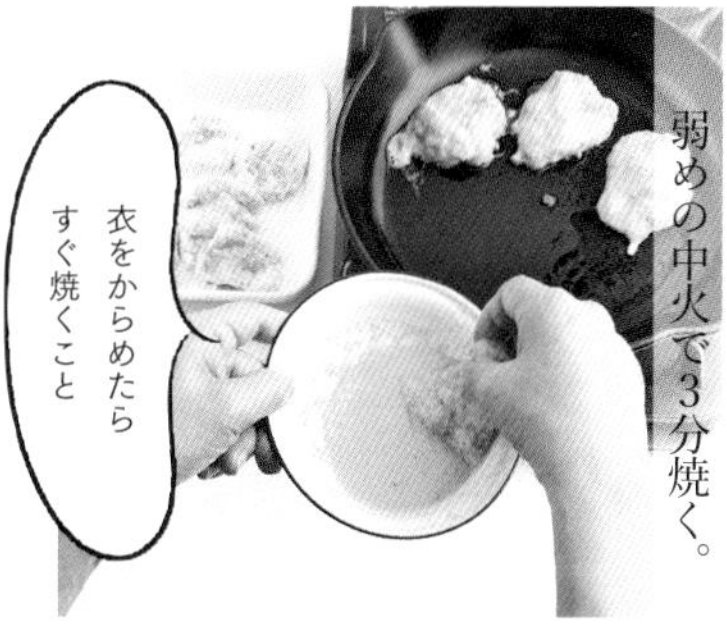

❼ 裏返してさらに2分焼く。鶏肉の横でピーマンの焼き目をつける。

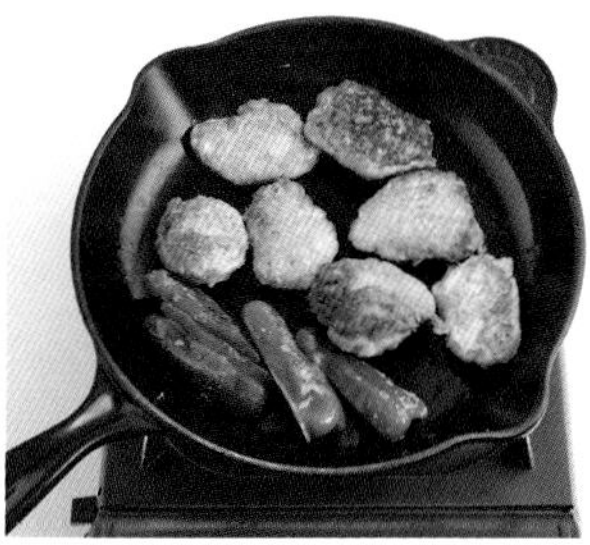

❽ 皿に盛り、あたためたトマトソース（160ページ）をかける。

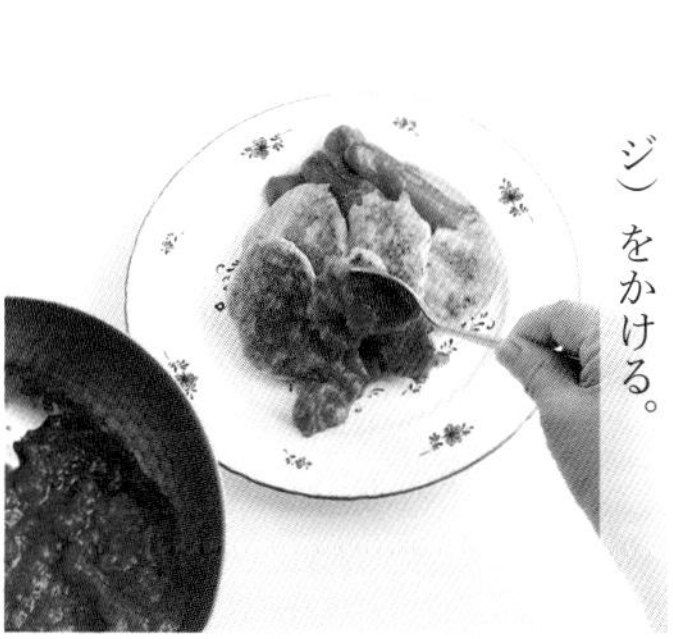

コラム 3 買い物が大切

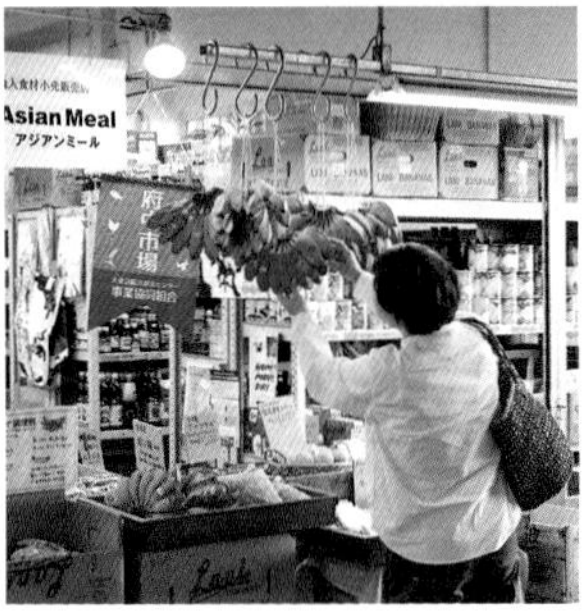

疲れて体力がない人や仕事や家事で忙しい人が、体にいい食生活を続けるためにいちばん大切なのは、買い物です。

まずは、近所にお気に入りのお店を作りましょう。新鮮な野菜が並ぶ八百屋さん、昔ながらの豆腐屋さん、スーパーの産直コーナーがいい感じ！というのもOK。「まとめ買い→作り置き」というのが忙しい人の常識になりつつあるようですが、店先で「あ、菜花や鰆が出てきた、春だなあ」と季節を感じたり、「おお！　めっちゃ元気なピーマン発見！　今日はこれをしょうゆ炒めにしよう！」とワクワクすることが、どれだけ体と心に栄養を与えるか、その豊かさははかりしれません。

ワクワク買い物→新鮮食材でさっと料理。

この流れを生活に組み込むといい食生活が自然に続けられます。料理が苦しくなくなります。買い物がすべての料理のはじまりです。まずはいいお店探しから！

おわりに

この本を手に取ってくださったみなさまへ。

ギリギリのところでふんばっている方に向けてここまで書いてきましたが、本当にこの本を届けたいのは、不調に苦しんでいたかつての私なのかもしれません。

あのころ、自分をコントロールできない焦りと怒りでイライラしていました。まわりの人への不満も抱え、感謝の気持ちも持てず、そうなると何もかもうまくいきません。まさに負のスパイラルの渦中にいました。

もがいて、もがいて、抜け出したくて、ジタバタする日々のなかで、一筋の光とともにヒントが舞い降りてくる「蜘蛛の糸」のような体験をしました。それがグルテン、白砂糖、カゼイン、カフェインを断つメソッドとの出会いでした。

「とりあえず試してみよう！　人体実験してみよう！」と、ゲーム感覚で素直に新しい食生活を実践してみました。そのおかげで、

「体は食べたもので作られる」

という原点に戻ることができました。

毎日の食事に時間も労力もかけられない方が多いかと思います。仕事優先、育児優先、他人優先。私もそうでした。自分のことをあとまわしにしているうちに、限界になってしまっていたのに、そのことに気がついたのは、ずいぶん時間が経ってからでした。私にとっては、毎日の食事を作ることが、自分にできる唯一のやさしさです。自分にやさしくできるようになりたい。そう思って心をこめて料理するようになりました。

すると、余裕が生まれました。

体調、心、時間、周囲への気持ち。

すべてにおいてギリギリ感が減ったのです。

苦しかった毎日が、息がしやすい日々になると、まわりもおのずと変わっていきます。いえ、まわりが変わったというよりも、自分のほうに周囲のやさしさを感じられる余裕ができたのだと思います。

今は、体も心も元気で、「笑い声でどこにいるかわかる」とみんなに言われるほど笑顔でいますし、何より周囲への感謝の気持ちであふれています。

本書では、読者の方が本当に元気になれるよう、実際に作っていただけるようレシピを考え、料理人としての知恵をすべて出し切りました。

本文中にも書きましたが、ストイックに食生活の改善に取り組む必要はありません。気が向いたら試してみる、おいしそうだから作ってみる。そんな軽い感覚ではじめてみていただけたらうれしいです。

続けていくと、ちょっと疲れにくくなっていることに気がつけたり、やる気が出てきたなと感じたり、掃除ができたりと、何かが少し変わります。

その変化を実感できたら、さらに体にいいものが食べたくなる、添加物を避けたくなるという、ふしぎな連鎖が起こります。そこまでくればもう大丈夫です。ときどきスイーツやジャンキーなものを食べ過ぎても、また戻っていけます。だから、どうぞ無理なくマイペースに試してみてください！

最後に、この本をつくるにあたり、尽力してくださったプロフェッショナルなみなさまに、心より感謝申し上げます。そして、ずっと寄り添い、いっしょに歩き続けてくださったすみれ書房の飛田さん、本当にありがとうございました。

いつもがんばっているあなたの「蜘蛛の糸」となる本になりますよう、祈りをこめて。

たかせさと美

主材料別さくいん

五十音順

主材料が複数ある場合は重複して記しています。

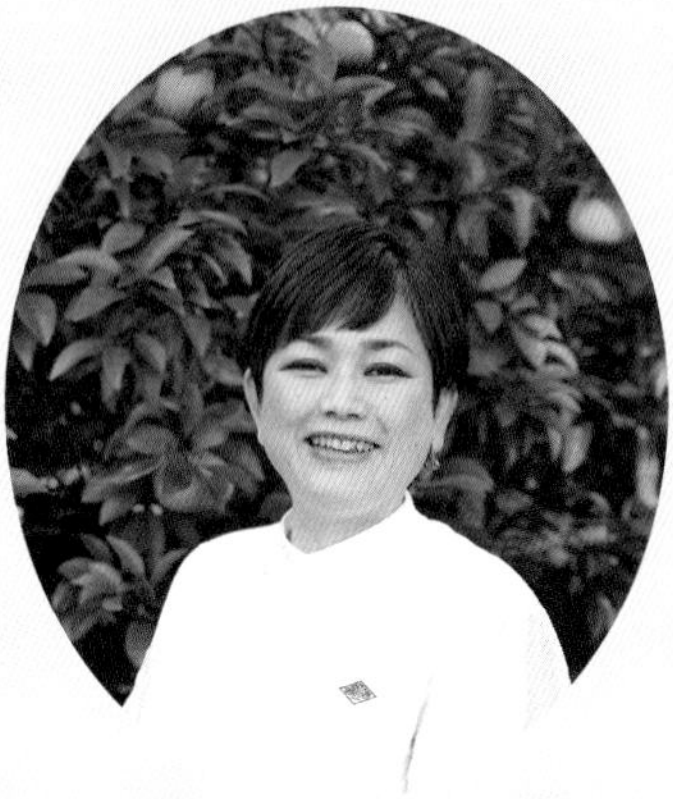

たかせ さと美

料理人。調理師専門学校で基礎を学んだ後、外資系ホテル、個人オーナー店、ナチュラルフレンチ店等で研鑽を積む。自身の体調不良の経験からグルテンフリーのレシピ研究に取り組み、薬膳食の学びを深める。

「食で人を助ける」ことにみずからの使命を見出し、グルテンフリーのケータリング「kizagisu」を主宰しているほか、食育料理教室 écolle ocatte を開講し、地域の子どもに食文化の大切さを伝えている。先日は徳島県の小学校で郷土料理「でこまわし」についての食育授業を行い、子どもたちの食への純粋な関心に魅了された。今後、食育活動を全国に広げていくのが夢。

HP：https://kizagisu.com

撮影　公文美和

デザイン　嶌村美里（studio nines）

カバーイラスト　本田亮

校正　山崎潤子

うつわ協力　古道具イエノコモノ

撮影協力　南極堂・アジアンミール

thanks to（五十音順 / 敬称略）
海野陽子　海野博士　遠藤ちえ　落合敬子　影山暁子
神成美緒　小林家　杉崎日菜子　髙瀬トミ子　高畑勝
谷綾子　千葉満　藤本玄太　山本由佳　吉永真康

< 本書で使った用紙 >

本　文　b7 トラネクスト

カバー　エアラス　スーパーホワイト

帯　　　エアラス　スーパーホワイト

表　紙　色上質　やまぶき

見返し　色上質　やまぶき

新しい体を作る料理

「いつも疲れてだるい」から、やる気に満ちた明るい体へ

2023年 6 月 8 日　第 1 版第 1 刷発行
2023年 12月 13日　第 1 版第 6 刷発行

著　者　たかせさと美
発行者　樋口裕二
発行所　すみれ書房株式会社
〒151-0071　東京都渋谷区本町 6-9-15
https://sumire-shobo.com/
info@sumire-shobo.com〔お問い合わせ〕

ＤＴＰ　株式会社グレン
印　刷　中央精版印刷株式会社
製　本　古宮製本株式会社

ISBN978-4-909957-28-3　c2077
Printed in Japan
NDC596 175p 20㎝